空军飞行学员医学选拔丛书

空军飞行学员医学选拔
眼科分册

总主编　吉保民　邹志康

主　编　田　青

科学出版社

北京

内 容 简 介

　　本书主要阐述眼科体检中常见疾病症状与体征及流行病学，以眼科疾病的预后及转归为重点，为客观、准确评价眼科问题提供依据；诊断及鉴别诊断，力求深入把握各种眼科疾病的特点，避免漏诊、误诊；航空医学考虑，结合航空环境特点及对视觉功能的影响，重在保障飞行安全；体检方法，依据招飞体检标准，突出检查要点和易疏漏的注意事项，指导具体工作；图谱，体现疾病特征，协助诊断和鉴别诊断。

　　本书主要供我军及民航招收飞行学员医学选拔眼科工作人员使用，也可作为航空医学专业的辅助教材。

图书在版编目 (CIP) 数据

　　空军飞行学员医学选拔·眼科分册 / 吉保民，邹志康总主编；田青主编 . —北京：科学出版社，2020.8
　　ISBN 978-7-03-065776-3

　　Ⅰ.空… Ⅱ.①吉… ②邹… ③田… Ⅲ.空军－飞行人员－眼病－临床医学选拔 Ⅳ.R82

　　中国版本图书馆 CIP 数据核字 (2020) 第 146512 号

责任编辑：肖　芳　梁紫岩　杨卫华 / 责任校对：张林红
责任印制：赵　博 / 封面设计：吴朝洪

科 学 出 版 社 出版
北京东黄城根北街 16 号
邮政编码：100717
http://www.sciencep.com

三河市春园印刷有限公司 印刷
科学出版社发行　各地新华书店经销
*
2020 年 8 月第 一 版　开本：787×1092　1/16
2020 年 8 月第一次印刷　印张：16
字数：340 000
定价：148.00 元
（如有印装质量问题，我社负责调换）

丛书编委会名单

分册编委会名单

主　编　田　青

副主编　齐林嵩　吴腾云　杨庆红

编　者　（以姓氏汉语拼音为序）

鲍　莉	陈　威	丁　丁	段祥龙
贾　明	姜彩辉	金　玲	李　伟
林　海	刘　蕊	刘　勇	罗寿夫
齐林嵩	邱　俊	孙　楠	孙连军
唐　燕	田　青	王　华	王　磊
王　权	王　洋	王恩普	吴腾云
熊万里	许唫唫	杨庆红	姚　璐
张　威	张　湘	张卫兵	张小广
赵　晨	赵　琤	赵　蓉	周　凯
周　琪	周　星		

丛 书 序

  飞行学员选拔是空军主体战斗力生成的基础性、源头性工作，其中医学选拔又是选拔工作中的基础性、关键性维度。空军招收飞行学员体格检查（简称招飞体检）系统的数十名专家经过 3 年多艰苦努力和科研攻关，编写了这套"空军飞行学员医学选拔丛书"，这是近年来空军飞行学员医学选拔逐步从传统专家经验模式向现代科学精准模式转变的一个标志性成果，是国内外飞行学员医学选拔研究前沿的综合集成，是60 多年来飞行学员医学选拔科技创新的全景展现。该丛书的出版和推广应用，为持续提升空军招收飞行学员综合素质奠定了技术基础。

  近年来，国民综合身体素质的变化对空军招收飞行学员提出了新的挑战，如何精准评价优质生源身体适应性成为医学选拔的重要课题。"空军飞行学员医学选拔丛书"作为我国飞行学员医学选拔的首套专著，着眼于战斗力提升，适应新形势变化，注重传承与创新。该丛书归纳起来主要有以下五个特点：一是内容系统全面，构建了空军飞行学员医学选拔管理、人才培养、航空医学基础、前沿进展及各医学专业常见的200 余种异常情况的完整体系，内容全面，重点突出，是各类从业人员必须掌握的专业知识与技能；二是科学依据充分，研究成果先后获得多项全军后勤科研重大课题、重点课题支持，主要内容来源于空军飞行学员前瞻性医学选拔与飞行适应性评价研究，中国、美国、韩国飞行学员医学选拔标准对照实证研究，飞行学员医学选拔综合评定关键技术系列研究，飞行学员医学选拔国内外大批量文献综述研究，飞行部队全系列机种调查研究及大规模专家咨询，循证依据级别很高；三是内容针对性强，着眼于降低飞行学员医学选拔漏诊率和误淘率，系统阐明医学选拔过程中面临的 200 余种异常情况，对每种异常情况的流行情况、诊断与鉴别诊断、预后判断、体检方法、航空医学考虑、边缘图谱进行了详细分析，完整解决了传统医学选拔中存在的主要问题；四是注重历史传承，鉴于飞行学员医学选拔工作对战斗力的直接影响，该丛书本着战斗力是唯一标准的原则，对 60 多年来飞行学员医学选拔过程中形成的有效做法、基本经验进行了归纳总结和系统展现，对现代医学研究结论尚不充分的内容依然延续了既往标准，确保内容的权威性和安全性；五是突出模式转变，着眼于未来作战发展形势，将精准选拔作为未来研究发展的主要方向，将高效训练作为医学选拔的出发点和着眼点，对青少年航空学校建设、抗荷体质训练、全样本多阶段精准选拔等进行了介绍，指出了下一步创新发展方向。

  "空军飞行学员医学选拔丛书"是中国空军的开创性工作，提高招飞整体质量的重要系列专著。空军飞行学员选拔相关部门要自觉学习该丛书先进理论，掌握现代选拔知识，加大推广应用力度，努力将该丛书的先进理念、理论、技术和方法应用到飞行学员选拔实践中，破解制约招飞质量持续提升的重点、难点问题，积极推进中国空军飞行学员医学选拔从传统专家经验模式向现代科学精准模式转变，切实肩负起选准未来空军建设领军人、空军作战指挥员、能打胜仗战斗员的光荣使命。

李中华

2020 年 1 月

丛书前言

经过 60 多年的建设发展,空军飞行学员医学选拔工作取得了显著成绩,总结选拔经验,借鉴国外做法,经过 10 余次的研究修订,建立了比较全面的飞行学员医学选拔标准体系。但是,飞行学员医学选拔是一项系统工程,涉及医学、流行病学、航空医学、数理统计学等多学科专业理论,需要针对实际工作建立完善的理论、标准、技术、方法和操作规范体系,实现招飞标准、飞行学员标准和飞行人员标准体系之间的有机衔接。如果标准体系之外相关内容缺失,医学选拔质量将难以得到长期有效地控制,医学选拔边缘性问题处理尺度也就容易出现明显变化,一定程度上影响招飞质量的持续提升。因此,全面吸收国内外先进研究成果,系统研究中国空军飞行学员医学选拔经验,尽快形成具有中国特色的现代空军飞行学员医学选拔理论技术体系,是巩固国家空天安全的重要之举。

作为航空医学的重要领域,近年来以美国为代表的西方发达国家在飞行学员医学选拔领域的研究十分活跃。一是建立了涵盖招飞、飞行员选拔鉴定在内的分类特许标准指南,160 种选拔鉴定异常情况的依据、标准、原则十分明确,科学依据充分,并结合实际工作需求实时更新,最快 3 个月即更新一次,体现了飞行学员医学选拔工作的规范性和严肃性;二是现代医学研究成果及时在选拔鉴定中得到充分应用,现代脑功能成像技术、运动功能评估技术及循证医学研究成果都及时转化为医学选拔实践,有效扩大了优质生源,减少了误淘率、漏诊率;三是医学选拔鉴定理论研究有所突破,阐明并建立了 6 项飞行选拔鉴定的基本原则,明确了医学选拔鉴定中病史、体征、检验、检查及航空医学考虑的意义,对传统医学选拔标准进行了逐一阐述,推动了飞行员选拔鉴定工作从简单执行标准到综合运用临床医学、航空医学、流行病学、数理统计学等多学科理论的转变。

对医学选拔工作的变革和创新,既要考虑技术本身的准确性,也要考虑选拔实践的可行性。因循守旧不可取,照搬国外的做法也不可行。近年来,在医院的组织下空军飞行学员医学选拔中心开展了飞行学员前瞻性医学选拔与飞行适应性评价研究,飞行学员医学选拔综合评定关键技术研究,青少年航空学校航空医学干预关键技术研究,中、美、韩飞行学员医学选拔对照实证研究,积累了大量飞行学员医学选拔数据,对传统医学选拔存在的不足进行了系统调研分析,提出了推进传统经验医学选拔向现代精准医学选拔转变的策略,适应了空军精英飞行员队伍选拔、培养的发展趋势。集成近年来科学研究成果,形成具有我军特色的医学选拔专著,必将推动空军飞行学员选拔质量迈上一个新的台阶,同时对航空医学的发展也必将起到良好的推动和示范作用。

"空军飞行学员医学选拔丛书"历经 3 年多的时间编著完成,编委会的数十人付出了大量个人时间,无论是国外文献的整理,还是研究成果的梳理,工作量都非常大,丛书的编写倾注了编者大量的心血。在此，对大家表示衷心的感谢。对本丛书存在的不足，本着持续改进的精神，希望再版时进行改进。真诚希望本丛书的出版能够给医学选拔工作者、航空医学专业人员及相关机关领导干部以启发、帮助和提高，对我国空军飞行学员医学选拔迈向国际化有所帮助。

吉保民　邹志康

2020 年 1 月

前　言

伴随着科学技术的迅猛发展，航空航天医学领域和其他临床学科一样在各方面都取得了长足的进步，研究范围也日益广泛。虽然已有《航空航天医学全书》《飞行人员疾病诊疗规范》等系统专著问世，但至今仍没有一部关于飞行学员医学选拔的专著出版。这使得长期以来招飞体检领域更多的是单纯依据现有招飞体检标准和凭借以往的工作经验、专业认知界定等方式处理边缘及疑难问题。因此亟须本学科系统专业理论指导、病种转归预后昭示及国内外研究进展等理论知识和最新研究。

眼科在"空军飞行学员医学选拔丛书"中独立成册有诸多原因。其一，在飞行所需要的各种信息中，视觉信息总是居主导地位。虽然各种新型战机导航系统和电子设备的使用可以实施"超视距"条件飞行，能提高作训能力，但在整个飞行过程中，飞行员的一切操纵几乎都是在视觉控制下完成的。视觉质量对飞行及飞行安全至关重要。其二，眼组织结构精细、功能复杂、招飞体检中涉及问题繁多，不仅需要人工检查及考量，还要借助各种仪器设备辅助诊断才能得出结论，需要阐述的内容较多。其三，历年来眼科总体淘汰率均居各科之首，其最终评定结果直接影响整体招飞的数量和质量。检查方法的疏于规范、病变表象的认识肤浅及体检标准的把握不当，都会直接导致误淘，甚至漏淘。规范检查方法，知其然更应知其所以然，知其现状更应知其未来和发展变化，真正做到合格有把握、淘汰有依据，结合航空医学特点，科学、合理、准确的选拔和评价是眼科招飞体检工作的迫切需要。

为此，我们组织长期致力于招飞体检工作且具有丰富选拔鉴定经验的空军特色医学中心体检队及七大军区空军体检队和空军特色医学中心眼科的部分专家，并参阅国内外相关文献和专著，结合招飞体检工作实际需求，共同编著了这本《空军飞行学员医学选拔·眼科分册》，力求填补该领域的空白，并使本书具有系统性、实用性和指导性，也由衷地希望能对眼科招飞体检医学选拔有所裨益。

本书具有以下特点：①力求通过对国内外近期文献资料的参阅，提取最新研究成果，掌握相对全面的流行病学特点，特别是疾病的预后及转归信息，为客观准确地评价眼科专业问题提供可靠依据；②力求在深入理解和掌握相关疾病的基础上，突出重点，简明扼要地介绍相关疾病的诊断与鉴别诊断，注重实用性和便捷性；③结合航空医学特点，审慎进行医学鉴定，避免遗留影响视功能及飞行工作的潜在隐患，全力保障飞行安全是眼科医学选拔的考量重点；④体检方法方面，突出对应检查方法和要点，结合航空医学特点和疾病的预后转归，依据招飞体检标准，客观评价和综合考量，以保障招飞生源的数量和质量为宗旨；⑤提供招飞体检有关图片，力求图文并茂，掌握疾病特征和表象，切实有助于诊断和鉴别诊断。

本书共分 14 章，其中涉及 70 余个病种；精选图片 160 余幅。本书编写得以完成得益于全体参编者的精诚合作和尽心竭力，在此一并致以诚挚的感谢！限于参编者水平、编写经验有限，本书难免有疏漏，敬请广大读者谅解和批评指正。

田 青

2020 年 1 月

目　　录

第1章

眼科检查

第一节　病史采集及眼病主要症状

基于招收飞行学员体格检查（简称招飞体检）的工作程序和特点，其病史采集与临床有所不同。常规在外眼检查时进行一般性病史采集，在发现眼部异常时再进行有针对性的系统性病史采集，以期为相应诊断和结论提供依据。

1. 一般性病史采集的主要内容

（1）有无夜间视力较差或在昏暗环境中长时间看不清等现象。

（2）有无眼病及其他疾病住院治疗史。

（3）有无明确的眼外伤史。

（4）是否戴过框架眼镜、隐形眼镜及角膜塑形镜（OK镜）。

（5）有无接受角膜屈光性手术、晶状体置换术及人工晶状体植入术等。

（6）家族成员中有无高度近视、青光眼、色盲及夜盲等眼病史。

2. 系统性病史采集的主要内容（示例）

（1）眼睑倒睫：倒睫发现时间，有无间断或持续性眼红、畏光、流泪、异物感等眼部刺激症状，是否需要间断性拔除睫毛或对症治疗，有无手术治疗史等。

（2）真性上睑下垂：上睑下垂发现时间，有无进行性加重及"晨轻午重"的特点，有无明确外伤史、上睑及颈部手术史等。

（3）可疑佩戴OK镜者：近视家族史，既往远视力，近视程度，是否曾配戴框架眼镜、隐形眼镜及OK镜，佩戴时间及矫治效果等。

（4）杯盘比（C/D）偏大者：有无青光眼家族史，有无发作性眼球胀痛、头痛、雾视、虹视、眼压高及周边视野变窄现象等。

（田　青）

1

第二节　视功能检查

一、视力

（一）检查方法

1.远视力检查方法

（1）远视力检查在明室进行，要求检查室长度不小于6m，室内光线均匀明亮。

（2）采用空军统一配发的招飞体检兰德特环形视标视力表或空军印制的飞行人员专用C形视力表。在5m距离进行检查，不采用2.5m加反光镜的方法。要求视力表1.0行要与受检眼处于同一水平线；视力表尽量采用发光二极管（LED）光源，以确保照明均匀恒定，无眩光；标准照度应在500lx左右。

（3）检查时被检者采用站立位或坐位。先查右眼，后查左眼。一般可自0.5行开始指认视标；从0.7行开始，视标要全部指认；每一视标指认时间不应超过3秒。

（4）记录方法：以全部认出的一行为基础，加紧邻的视标开口更小的一行的视标个数。如全部认出0.9行并能认出1.0行部分视标时，记录为0.9+1、0.9+2等。

（5）远视力检查未达到合格标准，但不低于合格标准2行者，允许被检者休息20分钟后复查。复查时先查视力不好的一眼，再查另一眼。一般复查次数不超过2次；2次复查均达标者方可评为合格；不达标者，常规予以散瞳验光；其中屈光达标者，准予次日复查视力并酌情结论；屈光超标者，予以淘汰。

（6）远视力低于合格标准2行以上，并经2位检查者复核结果一致者，可酌情予以淘汰。

（7）散瞳后次日复查远视力，如2位检查者交叉复核结果不一致时，常规交由科主任复查并最终下结论。

2.近视力检查方法

（1）在散瞳前进行。用标准近视力表，检查距离为30cm。近视力表一般采用自然光线，也可用手电筒或其他人工照明，但应避免眩光。

（2）被检者背光而坐，先查右眼，后查左眼。

（3）记录方法，能辨认出最小一行的视标值，即近视力，以小数法记录。

（二）有关说明及注意事项

1.远视力检查前被检者应在外面或背朝视力表等候，以防个别被检者背诵视标。

2.及时发现及制止周围候检者对被检者进行语言或肢体动作暗示。

3.遮眼板勿过度压迫眼球，查完一只眼后，应让被检者稍稍休息后再查另一只眼。

4.当视标指认错误时，检查者指示棒不要在原处停顿或重复指点提示。

5.注意被检者手势、姿势和表情，发现眯眼、有代偿姿势或遮眼板遮盖不严等情况时，要及时制止或终止检查。

6. 复查远视力合格后，常规要及时进行外眼检查或角膜彻照后，再让被检者离开检查室，避免佩戴隐形眼镜或 OK 镜者蒙混过关。

二、视野

视野（visual field）指当眼固视前方时能够看到注视目标周围一定范围的物体，该空间范围即为视野，反映了除黄斑外的视网膜的视力。距注视点 30° 以内的区域为中心视野，30° 以外的区域为周边视野。视野检查对判定视觉功能、诊断眼部及视觉传导通路疾病具有重要意义。

1. 检查方法

（1）对照法：以检查者的正常视野与被检者进行比较来判断其视野是否正常。检查者与被检者对面而坐，保持两者双眼均在同一高度，距离 1m。检查者将手指置于二人中间等距离处，分别从上、下、左、右各方位从外周向中央缓慢移动，嘱被检者发现手指时即告之，以检查者的正常视野与被检者的视野情况做一对比。此法操作简便，能够粗略判断被检者视野有无缩小，但不够精确，无法将视野情况记录对比。

（2）平面视野计：适用于距注视点 30° 以内的中心视野缺损的诊断。以平面视野屏的中心为注视点，以注视点颞侧 15.5°、下方 1.5° 处为中心各有一椭圆形生理盲点，为黄斑的投影。检查时被检者下颌固定于托架上，眼与注视点位于同一高度，注视视野屏上的注视点，同时遮盖另一眼。用视标在不同子午线上从外周向中心移动，记录视标消失和重新出现的位置，绘出各自的等视线。

（3）Goldmann 视野计：为半定量的视野检查，背景为乳白色半球形视屏，半球屏的半径为 30cm，背景光为 31.5asb（亚熙提，光亮度单位，$1asb=0.318\ 310cd/m^2$），背景中心为注视点，距中心 30cm 为被检者的固定头架。视标的大小及亮度都以对数梯度变化。视标面积以 0.6 对数单位（4 倍）变换，共 6 种，在第三调节横杆上以 0、Ⅰ、Ⅱ、Ⅲ、Ⅳ、Ⅴ表示，分别代表 1/16、1/4、1、4、16、64。视标亮度以 0.1 对数单位（1.25 倍）变换，共 20 个光阶。视野计背后上方有望远镜，能够观察被检者瞳孔是否注视中心，并能够测量瞳孔大小。

检查前先校准背景亮度，一般选择 31.5asb，视标在 V 校正投射光源的亮度后安装视野纸。被检者将前额和颏部紧贴于固定头架上，屈光不正者尤其是老年人需配戴矫正眼镜，进行双眼检测时先检查视力较好的一眼。首先应训练被检者正确理解并配合检查，将视标大小及光度调至最大，嘱被检者注视中心点，使视标在注视点周围闪烁发光，看到视标后即按回答电钮。而后将视标调至最小、最亮，检查生理盲点，在颞侧 25° 水平线用 I2e 视标选取中心阈值做中心视野检查，在鼻测 55° 水平线用 I4e 视标选择周围阈值做周边视野检查，视标每秒移动 3°～5°，由周边向中央移动。在整个检查过程中，检查者应注意通过望远镜观察被检者的眼位，当其出现注视不佳或眼位移动时应不给予记录。

2. 有关说明及注意事项

（1）平面视野计检查和 Goldmann 视野计 fast 模式检查都主要针对 30° 的中心视野检

查。若检查周边视野应选择 Goldmann 视野计 120° 的视野模式,可疑青光眼筛查应选择 Goldmann 视野计的 24° 蓝黄视野模式。

(2) Goldmann 视野检查下,正常视野为所测范围视野内光敏感度值处于正常范围内,生理盲点位于中心注视点颞侧 15.5°,其垂直径为 7.5°,横径为 5.5°。根据疾病类型、程度不同,视野检查结果不同。常见的病理性视野损害主要有向心性视野缩小、暗点(中心暗点、旁中心暗点、弓形暗点、环形暗点、生理盲点扩大、鼻侧阶梯等)、偏盲(同侧偏盲、颞侧盲、扇形视野缺损等)。

(3) Goldmann 视野检查不仅要分析光敏感度值,还应注意偏差分析的结果。

(4) Goldmann 视野检查需要受试者的配合,判读结果的时候应该结合可信度指标进行分析。可信度较差者,没有诊断价值,需要重复检查后再进行结果判读。

(5) 视野检查结果应与可疑病变范围相对应,必要时结合视盘光学相干断层成像结果和眼底照相结果共同分析。

(6) 招飞体检中主要用于视网膜与视神经疾病的检查和诊断,也可用于上睑下垂和永存瞳孔膜的程度判断,一旦确定存在视野损害,势必削弱飞行员的视觉功能并存在显著的安全隐患,结论为不合格。

3. 典型的病理性视野图　如图 1-1 所示。

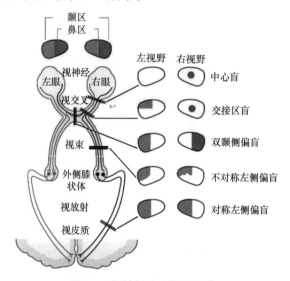

图 1-1　视神经疾病视野损害

三、色觉

色觉是视觉功能的重要组成部分,在航空实践中起着辨识信息、检测信号等重要作用,对国防军事,尤其是航空飞行具有重要意义。因此,在招飞体检时色觉检查被列为重要的检查项目之一。

(一)检查方法

色觉检查方法很多,包括假性同色表检查法、彩色毛线束试验、色觉检查镜、

Farsworth-Munsell 100-Hue 及 Farsworth panel D-15 试验等。在招飞体检工作中主要使用假性同色表检查法。该检查方法是利用色调深浅程度相同而颜色不同的圆点或三角形组成的阿拉伯数字、线条或图案进行检测。其中，几幅图形为正常人及色觉异常者均能读出，如不能读出则为伪色盲。其他图形为正常人能读出，而有色觉障碍者辨认困难、读错或不能读出，按色盲表查询，即可识别属于何种色觉异常。具体检查方法如下：

1. 以中国人民解放军空军后勤部卫生部印制的飞行人员专用的色觉检查图为主要版本，以俞自萍或其他版本色觉检查图作为参考，进行综合判定。

2. 在室内以靠近窗口的自然光线下检查为好，但应避免阳光直射。

3. 版面与被检者的视线应成直角，不能歪头斜视，距离为 75～100cm，不得佩戴有色眼镜。

4. 每版辨认时间一般为 2～3 秒，最多不超过 5 秒。主要篇幅都应阅读，但尽量不要按顺序逐页检查，以防背诵。应避免他人围观和暗示。

5. 记录时应注明所用色觉检查图名称，并记下认错的版面。

（二）有关说明及注意事项

1. 色觉检查图应保持整洁　检查时不准用手指或其他不洁物品触及，存放时应避免阳光照射，污染或褪色严重的应及时更换。

2. 色觉异常的判定一般并不困难　对多数版面读错或辨认困难者为色盲，少数版面读错、不能辨认或辨认迟钝者为色弱。但有时也会遇到一些复杂情况，如遇读错少数版面的，应再用其他色觉检查图对照检查，特别对疑有色弱的人，更应仔细检查，慎重判定。

3. 色觉与航空飞行息息相关　飞行人员使用有色地图辨别各种颜色信号、判断地形地貌及选择迫降场地，特别是夜间飞行时，要准确识别边界灯、障碍物标志灯、航行灯和信号弹等，无一不依靠色觉功能。色觉异常者对色觉信号误判，引发飞行事故在所难免。因此，招飞体检中要高度重视色觉检查，不可疏漏。

四、暗适应

光觉是视觉中的最基本功能，是从视觉系统接受外界光刺激开始到视皮质最后得到光感知的整个生理过程。暗适应检查就是一种对光觉能力测定的基本方法，不仅可反映光觉敏锐度是否正常，还可对夜盲症状进行量化评价。

（一）检查方法

1. 对比法　暗适应正常的检查者和被检者同时进入暗室，分别记录在暗室内停留多长时间才能辨别周围的物体。如被检者辨别时间较检查者明显延长，则提示其暗适应能力较差。此法仅可粗略了解被检者的暗适应情况，进一步定性和定量还需结合其他相关检查。

2. Goldmann-Weekers 暗适应计检查法　通常先做 5～15 分钟的明适应后，再做30 分钟的暗适应测定，最后将各测定光阈值点连接画图，形成暗适应曲线。一般通过

30 分钟暗适应阈值对被检者暗适应功能状况进行等级评定，即 2.0 ～ 3.0 对数单位者为轻度减退（＋）；3.1 ～ 4.0 对数单位者为中度减退（＋＋），4.1 ～ 5.0 对数单位者为重度减退（＋＋＋），5.1 对数单位以上者为极度减退（＋＋＋＋）。由于暗适应计检查结果受多种因素影响，故要求检查条件必须固定，且具有正常标准曲线参考界定。

3. Forster 光觉计检查法　被检者经 15 分钟暗适应后，由箱式 Forster 光觉计窥孔窥视其内的黑白条纹，同时旋转仪器旋钮调节光亮强度，至能辨别箱内黑白条纹时为止。将此时旋钮的刻度（直径）P（mm）与正常者刻度 N（mm）进行比较评价。被检者的光觉可用 N^2/P^2 相对地表示出来。此外，还有 Nagel、Zeis Hatinger 暗适应计等检查方法。

（二）有关说明及注意事项

1. 发光强度单位 cd（candlea，坎德拉）是法定计量单位，asb（apostilb，亚熙提）是非法定计量单位。光通量单位为 lm（lumen，流明），发光强度为 1 cd 的点光源，在单位立体角（半径为 1m 的单位圆球上 1m² 的球冠所对应的球锥所代表的角度，其对应中截面的圆心约 65°）上产生的总发射通光量为 1 lm。

2. 招飞体检选拔飞行学员时，对有夜盲史或家族中有夜盲史者，或需排除存在视网膜或视网膜脉络膜疾病者，常规检查暗适应。如暗适应时间延长则予以淘汰。

3. 暗适应功能不良除影响飞行人员夜间飞行训练和作战外，更重要的是可能因眩光失能严重影响飞行安全。所谓眩光失能就是在眼受到的强光刺激消失后，其暗适应功能恢复时间不同程度延迟，严重影响飞行员对仪表和舱外目标的观察，甚至影响飞行员对飞行器的操纵和着陆。眼科招飞体检中，对存在各种先天性或后天性视网膜及脉络膜疾病，有可能不同程度影响暗适应功能者，要注意认真排查，以消除飞行安全隐患。

五、立体视觉

双眼单视功能分为三级：Ⅰ级为同时知觉；Ⅱ级为融合；Ⅲ级为立体视觉。

立体视觉（stereoscopic vision）又称为深径觉，是在同时知觉和融合功能基础上形成的。双眼视差提供了物体之间的相对深度信息，是产生立体视觉的一个主要因素。立体视觉的衡量单位为立体觉锐敏度（stereoacuity），也称为立体视锐度，是指人们在三维空间分辨最小相对距离差别的能力，是以双眼视差的最小辨别阈值来表示的。

计算公式为

$$S = 206\,265 \times a \times b/d^2$$

S 为立体视锐度，单位为弧度秒；a 为瞳距；b 为两立杆的距离；d 为角膜定点到固定立杆的距离。

1. 检查方法　基本的检测方法分为两类：一类属于二维检测方法，具有视差的图卡都是二维平面图形，观察时要分离两眼视野，需佩戴特殊眼镜（偏振光眼镜或红绿眼镜），如 Titmus 立体试验图、Frisby 立体试验图、颜少明图等。特点是价廉和携带方便，在临床中广泛使用。另一类属于三维检测方法，不需要戴眼镜，如霍华德 - 杜尔曼（Howard-Dolman）立体视觉计、电脑测量仪等。

（1）Titmus 立体试验图：整套图由三部分组成，分别为 3000″ 立体视锐度的"大苍蝇"视标，400″～100″ 立体视锐度的"小动物"视标及 800″～40″ 立体视锐度的"圆圈"视标。使用时被检者戴偏振光眼镜，并在 40cm 的检查距离进行。"大苍蝇"视标主要用于立体视锐度粗查，正常者会感觉大苍蝇"飞起来"。这时要求被检者"抓"住大苍蝇的翅膀，正常反应应该是"抓"在图卡平面与被检者双眼之间的空间。"小动物"视标共有 A、B、C 三排，每排有五只，并且其中一只是立体的。询问被检者"是哪一个动物'凸'起来了"。如果被检者不确定，检查者应该鼓励其猜测，结果正确同样有效。各行分别代表不同的视锐度（400″～100″）。"圆圈"视标能够精确地确定被检者的立体视锐度。总共有 9 个菱形，每个菱形各由 4 个小圆圈组成，其中一个由于交叉视差的作用而"凸"了起来，同样让被检者指出哪一个凸起来，直至被检者连续指出 2 个菱形的结果均为错误才终止，以最后一个判断正确的立体视锐度作为结果。正常成年人立体视锐度 ≤ 60″。

（2）TNO 随机点立体图：是用红绿二色印刷的随机点立体图卡，共 7 张，前 3 张用于定性筛选有无立体视，第 4 张用于测定有无单眼抑制，后 3 张用于定量测定立体视锐度。检查时要求被检者佩戴红绿眼镜，检查距离为 40cm，首先用筛选图进行定性测试，嘱被检者正确识别在红绿背景中隐藏的蝴蝶、十字、三角形等图形；然后定量测试立体视锐度，嘱被检者正确识别隐藏的扇形图的缺口朝向，共分 480″、240″、120″、60″、30″、15″ 六级。正常成年人立体视锐度 ≤ 60″。

（3）随机点立体视觉检查图：1984 年，颜少明和郑竹英合作研发了我国第一部立体随机点立体视觉检查图，已在全国广泛使用。使用方法和上述方法类似，在自然光线下，佩戴红绿眼镜于 40cm 距离进行检查，检测时从视差大的图形开始，正确识别后按顺序检查，每图均有立体视锐度参考。因为有研究发现，被检者对交叉和非交叉视差立体感不同，故该检查图分为交叉视差图和非交叉视差图两类（30″～150″ 共六级）。只有两种检测结果都正常，才能认定立体视觉正常。

（4）同视机检查：同视机有定性的立体视图片及定量的随机点立体图片，故既能定性，又能定量。检查方法是被检者坐在同视机前，调整下颌托及瞳距，使双眼视线与镜筒高度平行，先进行同时视和融合功能检查，如正常再用 III 立体视画片先定性再定量检查立体视觉功能：将两画片同时放入镜筒片夹处，让被检者说出所辨认的图形或特征，检查者判断其回答正确与否，并按其检查图号得出立体视锐度值。

（5）其他方法：如霍华德 - 杜尔曼立体视觉计、电脑测量仪等。

2. 有关说明及注意事项

（1）对于立体视锐度的正常值，国际上还没有统一的标准。不同的检测方法所获得的结果可能会有一定的差异。临床上，15″～30″ 的立体视锐度一般被认为具有很好的立体视觉功能。

（2）立体视觉的本质是一种判断距离和定出视界内自己与其他物体方位的识别能力，对于飞行人员来说尤为重要。在飞行中飞行员需要依靠良好的立体视觉，随时判断自己在空中的位置；飞行器起飞着陆、编队飞行及空中加油等也需要良好的判距能力，否则无法完成精细的飞行任务，严重者还会危及飞行安全。

（3）外军和我军其他军种多采用随机点立体图进行检查。以往空军在招飞体检中采用霍华德-杜尔曼立体视觉计检查。由于该仪器占用场地大，实际价值尚有争议，已被淘汰。目前我国空军在招飞体检中尚没有常规设立立体视觉检查项目，主要原因是以往对在选拔飞行学员阶段评价立体视觉的实际意义尚有争议。由于空中环境和地面环境不同，空中距离判断必须经过反复带飞训练，将在飞行中反复受到的视觉、肌肉感觉等刺激所得到的印象加以综合，才能形成不同于地面的空中判距能力。这也是在选拔飞行学员阶段没有常规检查立体视觉的主要原因。我们认为选拔飞行学员时立体视觉的检查是必需的，它是飞行学员未来空中判距能力的基础。随机点立体图检查方便快捷，不影响常规检查进度，建议恢复为空军招飞体检常规检查项目。

六、对比敏感度及对比度视力

人眼对空间图形的感知取决于视觉系统对相关基本物理属性变量（包括亮度、空间频率、对比度及方向等）的信息处理。因而，对视觉行为（或视觉质量）的准确评估需要完整地测量视觉系统对这些基本变量的反应能力。

视力表视力反映的是黄斑在高对比度（黑白反差明显）情况下分辨微小目标（高空间频率）的能力，而在日常生活中物体间明暗对比并非如此强烈。更为全面地测量视觉质量的技术包括对比敏感度测量和对比度视力测量，其已被成功地开发并广泛地应用于视觉研究与眼科临床之中。

（一）对比敏感度

对比敏感度（contrast sensitivity，CS）即在明亮对比变化下，人眼对不同空间频率的正弦光栅视标的识别能力。眩光敏感度是检测杂射光在眼内引起光散射，使视网膜影像对比度下降而引起的对比敏感度下降效应。

1. 检查方法

（1）正弦波条纹显示器：最早使用电子示波器，后又用计算机控制显示仪或电视屏幕来显示正弦波纹。这种测量通常能得到非常准确的对比敏感度函数结果，但却非常耗时，因而难以将此类方法直接应用于临床。该方法鲜有临床使用的相关报道及统计数据。

（2）光栅图片：1978年由Arden研制了一套光栅图片，共7张，可检查0.2C/D、0.4C/D、0.8C/D、1.6C/D、3.2C/D、6.4C/D，图片大小为305mm×280mm。此种图片虽造价低廉、易于携带且方法简便，适用于普查，但受到印刷及环境等方面条件影响较大且最高只能测定6.4C/D，故准确性低。现多用对比敏感度测试卡及计算机系统检测。

对比敏感度测试卡的测试视标是正弦光栅，文献报道中（目前笔者查阅的）该类产品的品种大致如下：VCTS 6000/6500对比敏感度测试卡、Optec 6500视功能测试仪、Optec 3500/3000视觉检查仪、MCT 8000型对比敏感仪、CSV-1000对比敏感度仪，其中Optec 3500/3000视觉检查仪又称为FACT对比敏感度测试仪。该测试仪由Arthur P. Ginsburg于1983年在更早时候的Snellen黑白对比敏感度测试卡的基础上改进而成。

FACT 对比敏感度测试仪横分 5 排，左侧排首标明 A、B、C、D、E，分别为 1.5C/D、3C/D、6C/D、12C/D、18C/D，即有 5 个空间频率。每排有 9 个图，各对应不同的敏感度值，光栅图有三种方向，即垂直、左斜及右斜。其包括远、近两种检查距离，两眼分别测量，采用调节法即从上到下（低频区向高频区）、从左到右（高对比度向低对比度）移行，要求被检者辨认图像有无光栅及光栅的方向，确定阈值。对比敏感度的值是特定空间频率下阈值对比度的倒数。在不同空间频率下测得的一系列对比敏感度称为对比敏感度函数（contrast sensitivity function，CSF），它是描述视觉系统控件特性的主要指标之一，其反映的是人眼在不同空间频率下的对比度阈值情况，是光学设计、图像显示及评价目视光学系统成像性能的基础。因此，视力值只是（严格意义上并非完全是）对比敏感度函数上的一点，即截止频率上的对比敏感度。以不同视角对应的不同的空间频率作为横坐标，光栅与空白之间亮度的对比度作为纵坐标，可绘制出对比敏感度函数曲线。在正常人中，此函数曲线似倒 "U" 形（图 1-2）。

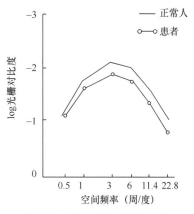

图 1-2　对比敏感度函数曲线

它比传统的视力表视力（视标黑白分明、只有大小差别、无明暗变化）能提供更多的信息（低频区反映视觉对比度情况，中频区反映视觉对比度和中心视力综合情况，高频区反映视敏度）。因此，检查对比敏感度有助于早期发现及监视某些与视觉有关的眼病。例如，早期皮质性白内障影响低频对比敏感度；早期核性白内障影响高频对比敏感度；较成熟白内障影响高、低频对比敏感度。

Howe 做视网膜电流图（electroretinogram，ERG）评价对比敏感度的客观性时指出，对比敏感度检查结果与视网膜图结果有相当好的对应关系，对比敏感度值代表了视网膜的功能状况。对比敏感度测试是一种心理物理检查，其神经解剖基础是视网膜感光细胞所组成的光感受野。

（3）透射式光栅简易装置：河原哲夫用计算机控制将正弦光栅感光在底片上得到视标，可测 0.68 ～ 43.60C/D 的空间频率，通过公式计算出 CSF 值。类似生产的测试装置有美国产的 200-Series Vision Tester、Nic CSF-2000 及我国的激光视觉对比敏感度测定仪等。近年来用激光对比敏感度测定仪（将激光干涉光栅直接投射在视网膜上）进行检查，采用氦氖激光，利用激光的相干性，将两束氦氖激光通过一定的装置产生点光源，使其聚焦于眼的结点，通过屈光间质到达视网膜上形成红黑相间的干涉条纹，通过变换干涉条纹的粗细及背景光的亮度便可记录下不同空间频率的对比敏感度阈值（激光视力）。

（4）视觉电生理检查仪：视觉诱发电位不受心理物理因素（如注意力、动机）影响，能够客观地反映视觉系统的情况，并且检查时程短，要求的配合度低，因此主要将其应用于婴幼儿检查。

2. 有关说明及注意事项　客观环境，如眩光、亮度、空间频率均会影响对比敏感度，视觉系统的生理环境，如年龄、泪膜、瞳孔大小、屈光不正（屈光参差）、视网膜色素密度也会影响对比敏感度。

对比敏感度测试卡的缺点：①该检查的方法是在空间频率不变的情况下切换对比度，这样的检查方法将导致在一段时间内，保持固定空间频率的光栅一直处在测试者的视线内，由于可选择的方向很少（FACT 对比敏感度测试仪光栅图有三种方向：垂直、左斜及右斜；CSV-1000 对比敏感度仪光栅图仅有一种垂直方向），很容易造成测试者无意间记住条纹的方向，从而在不能分辨条纹的情况下依然造成能分辨的假象，使测试不准确（假阴性）。②此类使用垂直或接近垂直方向光栅（200 之内）的测量技术原理上只能对人眼水平方向的视觉缺陷做出检测，而垂直方向上视功能的变化则难以测得（不能明确散光的影响因素）。③检查结果为 CSF 曲线，结果只能做定性分析（抽象，医师难理解，给患者讲解的时候更加难以理解）。④检查时间长、指标多，对比敏感度检查仪均配有眩光敏感度检查的功能，由于眩光可以造成对比敏感度下降，所以检查对比敏感度的同时应该辅以眩光敏感度检查。

（二）对比度视力

对比度视力（contrast visual acuity，CVA）检查与普通视力测量的原理基本一致，但其测量条件包括高对比度和低对比度。由于对比度视力代表不同对比度下的视觉能力，其结果与对比敏感度非常相似，但并不完全一样。在实际测量过程中，对比度视力测量与对比敏感度测量的不同点仅在于对比敏感度是在空间频率固定的条件下通过改变视标对比度来测得对比度阈值，而对比度视力则是在固定对比度的条件下通过改变空间频率（即字号大小）来测定视力。

目前我国生产并使用的对比度视力检测仪只有深圳亮睛医疗设备有限公司 MFVA-100 多功能视力检测仪。

该检测仪的对照数据库来源于年龄在 18 ～ 25 岁和 30 ～ 40 岁的除外眼病和屈光问题的人群，数据库采集过程中均使用"E"字形视标，根据数据库的数据统计分析，认为检测结果以 logMar 视力为准，logMar 视力数值越小，提示受检人员视力越好。其检查结果的正常范围如下：25% 对比度的检查结果比 100% 的检查结果高 0.1 ～ 0.2；10% 的比 25% 的高 0.1 ～ 0.2，5% 的比 10% 的约高 0.2；5% ～ 10% 差值＜ 0.2，10% ～ 100% 差值＜ 0.35，最大不超过 0.45。

1. 检查方法　MFVA-100 多功能视力检测仪主要用于招飞体格检查定选过程中屈光间质异常（瞳孔区内、功能区内的角膜薄翳、内皮混浊、晶状体混浊等）学员的检查结果的界定，检测过程中的参数如下：背景亮度为 85cd/m² （明亮背景，对应正常情况下对比敏感度检查），视标为"C"形，对比度分别为 100%、25%、10%、5%，被检者距离检查屏为 5.5m，双眼分别进行检查，检查顺序设定为先查右眼后查左眼，设定每个视标的停留时间为 3 秒。被检者辨认出视标方向后告知检查人员，检查人员通过键盘录入结果。

检查结束后，电脑自动显示结果。对照检查结果的正常值范围做进一步分析，最终得出被检者对比度视力是否异常及异常程度。

2. 有关说明及注意事项　由于招飞体检的参检学生均为高考刚结束的高三毕业生，

且视力检查统一使用 "C" 形视力表，上述情况均可能导致被检者对比度视力检查结果与体征不符的可能。因此，建议该项检查仅供参考，不作为淘汰的唯一依据，可结合该学员的视力、屈光及屈光介质异常程度进行综合评定，酌情下结论。

七、视觉电生理

（一）视网膜电流图

1. 全视网膜电流图

（1）基本原理：全视网膜电流图是指视网膜受到全视野的闪光刺激时，从角膜电极上记录到的视网膜的神经元和非神经元的电反应的总和，它代表了从光感受器到无长突细胞的视网膜各层细胞电活动的总和。此反应由向下的负向波和一个快速向上的正向波组成。光感受器外段的视紫红质吸收光后，引发一系列分子活动，最终导致光感受器超级化。这一电位变化的总和即为角膜电极上记录到的 a 波。暗视视网膜电流图（scotopic ERG）的 a 波主要反映视杆细胞的活动；明视视网膜电流图（photopic ERG）的 a 波主要反映视锥细胞的活动。光至光感受器的超级化减少了其突触终末的递质释放。神经递质依次调控着突触后的双极细胞和水平细胞。前者的除极使细胞外 K^+ 升高，发生在外网状层，进一步引导 Müller 细胞的除极。所形成的跨视网膜的电流沿着 Müller 细胞的纵向流动形成了视网膜电流图的 b 波。视网膜电流图（ERG）的测量包括各波的振幅和峰时的测量。峰时（implicit time）又称为隐含期，是指从刺激开始至 b 波波峰或 a 波谷底的时间。a 波的振幅从基线到 a 波谷底，而 b 波的振幅从 a 波谷底到 b 波的波峰。

国际临床视觉电生理学会（ISCEV）于 1994 年制定了全视野视网膜电流图的国际标准，包括五个检查项目（国标五项），即暗适应视杆细胞反应、暗适应最大混合反应、OPS 震荡电位、明适应视锥细胞反应、30Hz 闪烁光反应。2008 年，ISCEV 又新增加了一个项目（暗适应 10.0 或 30.0 视网膜电流图，用于白内障或屈光间质混浊患者检测），即为国标六项，并分别重新命名（表 1-1）。

表 1-1 视网膜电流图国际新旧标准对照

序号	原名称	新名称	英文名称
1	视杆细胞反应	暗适应 0.01 ERG	scotopic 0.01 ERG
2	最大混合反应	暗适应 3.0 ERG	scotopic 3.0 ERG
3	OPS 震荡电位	暗适应 3.0 震荡电位	scotopic 3.0 OPS
4	视锥细胞反应	明适应 3.0 ERG	photopic 3.0 ERG
5	30Hz 闪烁光反应	明适应 3.0 闪烁光反应	photopic 3.0 flicker
6	-	暗适应 10.0 ERG 或 30.0 ERG	scotopic 10.0 or 30.0 ERG

注：ERG. 视网膜电流图；-. 表示原无该项名称

（2）检查方法：此项检查需使用 Ganzfeld 全视野刺激器，双眼同时检查。患者先散大瞳孔至 8mm，在暗室或戴眼罩暗适应至少 20 分钟，如已做荧光素眼底血管造影、眼底照相或视野等光照强烈的检查，则暗适应至少 1 小时。操作者需在弱红光下安装电极，将表面麻醉药滴于患者双眼睑内，羧甲基纤维素滴入 2 个角膜接触镜电极，将电极小心置于眼睑内。所有电极的阻抗均 <10kΩ 方可开始检查。依次行国标各项检查，暗适应检查应在绝对暗室下进行，之后明适应至少 10 分钟。

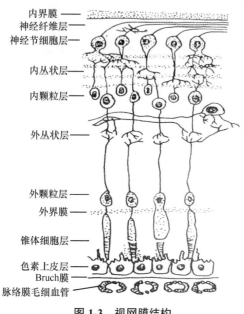

内界膜
神经纤维层
神经节细胞层
内丛状层
内颗粒层
外丛状层
外颗粒层
外界膜
锥体细胞层
色素上皮层
Bruch膜
脉络膜毛细血管

图 1-3　视网膜结构

（3）医学选拔应用：特别说明，每个实验室都有自己仪器的正常值及其界限，因此在患者随访过程中应尽可能在同一实验室进行，以避免不同实验室仪器本身所带来的误差。

全视网膜电流图主要用于判断：①视网膜遗传性和变性疾病；②屈光间质混浊时视网膜功能；③视网膜药物中毒性反应；④视网膜血管性、炎症性和外伤性等疾病造成的功能损害（图 1-3，图 1-4）。

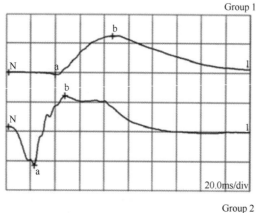

Group 1

N　a　b

N　b

a

20.0ms/div

暗适应 0.01ERG，即视杆细胞反应，反映视杆细胞功能。a 波很小或记录不到，b 波较大，峰时在 80 ～ 90ms，振幅 200 ～ 250μV。主要观察 b 波形态、峰时和振幅的异常程度

暗适应 3.0ERG，即最大混合反应，反映视杆和视锥细胞功能。a 波振幅 300 ～ 350μV，峰时 20 ～ 30ms。b 波振幅约 600μV，峰时 40 ～ 50ms。主要观察 a 波和 b 波形态、振幅和峰时的异常程度，b/a 值

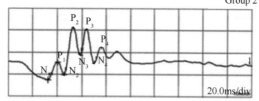

Group 2

P_2　P_3

P_4

P_1　N_3　N_4

N_1　N_2

20.0ms/div

暗适应 3.0 震荡电位，即 OPS 震荡电位，反映视网膜内层功能，与视网膜血循环障碍疾病有关。4 个正波，P_2 波振幅 130 ～ 150μV。主要观察正波数量，P_2 振幅或 4 个正波振幅之和的异常程度

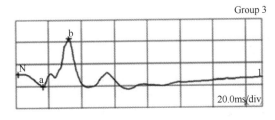

明适应 3.0 ERG，即视锥细胞反应，反映视锥细胞功能。a 波振幅较小，约 70μV，峰时约 20ms。b 波振幅约 300μV，峰时约 70ms。主要观察 a 波和 b 波振幅及峰时的异常程度

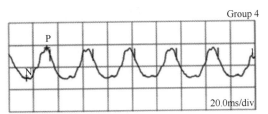

明适应 3.0 闪烁光反应，即 30Hz 闪烁光反应，反映外周视锥细胞功能。正弦波，正波 P_1 振幅约 170μV。主要观察 P_1 波振幅的异常程度

图 1-4 全视野 ERG 正常图形

2. 多焦视网膜电流图

（1）基本原理：以若干个黑白相间的六边形（常用 61 个或 103 个）组成刺激图形，在同一时刻，一半为黑一半为白，六边形黑白颜色随机转换，经过计算机处理，可得到视网膜相应区域的 ERG 波形曲线，即为多焦 ERG。它使用三腔起搏器（CRT）对视网膜进行图形刺激，反映的是视网膜各个微小局部的信号特征，可以确定病变的具体视网膜部位。六边形呈离心分布，与接受刺激的视网膜锥细胞密度相对应。视网膜反应的密度（每单位视网膜的振幅）以视野的方式组织起来，就得到视网膜电流图地形图。

（2）检查方法：使用 CRT 刺激显示器，单眼依次检查（推荐）或双眼同时检查。患者散瞳至 8mm，视力矫正至最佳。患者坐在 CRT 刺激显示器前 26cm，电极安装同全视野 ERG，眼电极使用角膜接触镜电极或 DTL 电极。检查前不需暗适应，检查时弱光即可。检查过程中贴紧头托，保持良好固视。

（3）医学选拔应用：该检查主要观察原始阵列图形和 3D 图形，定量描述结果时分别描述 6 个环、4 个象限的振幅密度和峰时的异常程度。3D 图应观察相对于正常值的调整图，更直观地反映异常情况。多焦视网膜电流图（mfERG）可选择与视网膜方向一致或与静态视野方向一致。当选择与静态视野方向一致时，与眼底彩照成上下镜像；当选择与视网膜方向一致时，与眼底彩照方向一致。

此项检查主要用于黄斑部疾病和累及黄斑的疾病中判断黄斑部视网膜的功能，多焦视网膜电流图的正常图形见图 1-5。

（二）视觉诱发电位

1. 基本原理　视觉诱发电位（visual evoked potential，VEP）是大脑枕叶视皮质对视觉刺激（闪光或图形刺激）发生反应的一簇点信号。正常 VEP 有赖于视网膜、视路和视皮质的传导功能。视网膜功能正常时，VEP 反映视觉信号从视网膜的神经节细胞到大脑枕叶视皮质的传导功能。

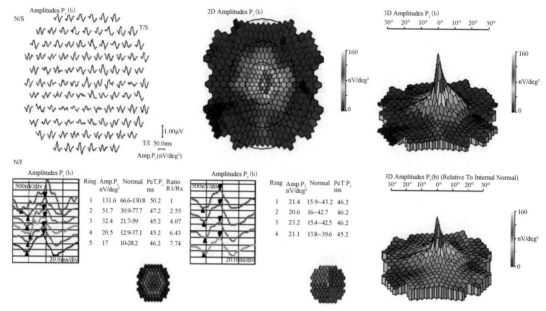

图 1-5　多焦视网膜电流图的正常图形

2. 检查方法　根据刺激形式不同，可分为闪光 VEP（flash VEP，FVEP）和图形 VEP（pattern VEP，PVEP）。闪光 VEP 仅适用于视力低于 0.1 的患者或无法配合进行图形 VEP 检查的儿童。图形 VEP 适用于视力 0.1 以上的患者，一般 2 周岁以上儿童均可检查。

PVEP 一般采用 1.0deg（大方格，低空间频率）和 15 分钟（小方格，高空间频率）的黑白棋盘格翻转刺激。大方格侧重反映视神经传导功能，小方格侧重反映黄斑区视网膜功能。对于固视差、眼球震颤和伪盲被检者，可采用图形给 / 撤 VEP。刺激图形是黑白棋盘格和灰色背景交互转换。

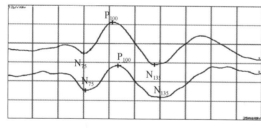

图 1-6　PVEP 的正常图形

PVEP 的操作要点：检查前不需暗适应，检查时弱光即可。不能散瞳，视力必须矫正至最佳。患者坐在距离 CRT 刺激显示器 1m 处，作用电极置于枕骨粗隆上 1.5cm，参考电极置于前额，接地电极置于头顶部或耳垂。所有电极的阻抗均小于 10kΩ 方可开始检查。单眼依次检查，检查时用眼罩遮住对侧眼。双眼分别行 1.0deg 和 15 分钟两种方格刺激（图 1-6）。

FVEP 采用全视野 Ganzfeld 刺激器，波形振幅变异较大。

FVEP 的操作要点：检查前不需暗适应，检查时弱光即可。不需散瞳。电极连接方式同 PVEP。单眼依次检查，检查时用眼罩遮住对侧眼，眼罩需要严密不漏光。

3. 医学选拔应用　主要用于视路疾病、黄斑疾病、弱视等疾病的辅助诊断，评价手术预后，鉴别伪盲等。PVEP 主要观察 P_{100} 波形态、峰时、振幅的异常程度，分别描述两种方格刺激下的结果。P_{100} 峰时约 100ms，振幅约 12μV。FVEP 主要观察 P_2 波波形、峰时、振幅的异常程度，一般需要双眼对照得出结论。一般可见 3 个正波 P_1、P_2、P_3，其中 P_1、

P_3 变异很大，P_2 稍稳定，峰时为 100 ～ 120ms，振幅约 20μV（图 1-7）。

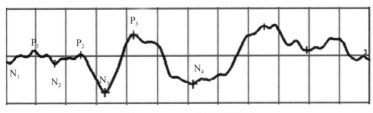

图 1-7 FVEP 的正常图形

（三）眼电图

1. 基本原理　眼电图（electro-oculogram，EOG）是测量在视网膜色素上皮和光感受器细胞之间存在的视网膜静电位。于暗、明适应条件下在被检者内、外眦角各置一电极所检测到的电流随眼球的转动而变化，记录下来的电位就是眼电图。

2. 检查方法　可散瞳或保持自然瞳孔。自然光适应 15 分钟，预适应光保持在 35 ～ 70cd/m²。检查前 30 分钟避免日光、检眼镜或荧光素眼底血管造影灯光的照射。

3. 医学选拔应用　一般状况下 EOG 反应与 ERG 反应一致，EOG 可用于某些不接受 ERG 角膜接触镜电极的儿童被检者。Arden 比值是主要评价指标。

（金　铃　齐林嵩　段祥龙　杨庆红　林　海　周　凯　王　华）

第三节　外眼检查

一、眼睑检查

1. 检查方法　一般在明室自然光线下进行，主要通过望诊和手电光照明进行，必要时可辅助裂隙灯检查。常规检查顺序及观察重点如下。

（1）眼睑形态：有无眼睑缺损、睑裂缩小、内眦赘皮、下睑赘皮、上睑下垂等。

（2）眼睑皮肤：有无皮下出血、水肿或气肿，有无皮疹、瘢痕及肿物等。发现肿物时还应注意其大小、硬度、活动度，有无局部压痛及耳前或颌下淋巴结肿大等。

（3）睑裂高度：比较双侧睑裂的宽窄，确定有无单眼或双眼上睑下垂或睑裂异常开大。通常上睑缘位于上方角巩膜缘下 1 ～ 2mm 处，下睑缘位于下方角巩膜缘上 1mm 处，睑裂宽度约 10mm。

（4）睑缘形态：分别向上或向下牵引上、下眼睑暴露睑缘，观察睑缘及眦部有无红肿、肥厚、钝圆，有无分泌物、痂皮或新生物；睑板腺开口有无阻塞，睫毛有无倒睫、秃睫和乱睫及颜色异常；睫毛根部有无湿疹、鳞屑、痂皮或脓肿等。

常用上睑下垂的测量方法，有以下几种。

（1）上睑缘 - 光反射距离（MRD）（图 1-8）：被检者注视前方光源时，上睑缘和角膜中央映光点之间的距离，正常为 4 ～ 4.5mm。

（2）睑裂高度：是上、下眼睑边缘间在瞳孔中心平面测得的距离。一般男性（7～10mm）较女性（8～12mm）短。依据检测结果，可分为轻度下垂（2mm或以下），中度下垂（3mm）和重度下垂（4mm或更大）。单眼上睑下垂可以通过对侧眼比较进行量化（图1-9）。

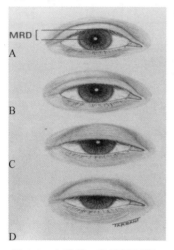

图1-8　上睑缘-光反射距离

A.正常；B.轻度下垂；C.中度下垂；D.重度下垂

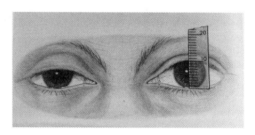

图1-9　测量睑裂高度

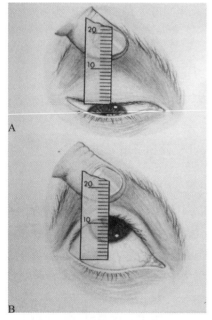

图1-10　测量上睑提肌肌力

（3）上睑提肌肌力（上睑移动幅度）：测量时检查者先用拇指压住被检者的眉头，去除额肌的力量，然后嘱被检者先向下注视，然后再尽最大能力向上看，用标尺测量出上睑缘移动的幅度，用以评价上睑提肌肌力。一般上睑提肌肌力分级为正常（15mm以上）、良好（12～14mm）、不足（5～11mm）、差（4mm或更小）（图1-10）。

（4）上睑褶皱距离测定：是眼向下方注视时，上睑缘和上睑褶皱之间的垂直距离。一般上睑皱褶距离：女性约为10mm，男性约为8mm。先天性上睑下垂者多缺乏上睑褶皱，是上睑提肌肌力较弱的间接证据，而过宽的上睑褶皱则提示上睑提肌腱膜缺陷。

上述方法中尤以上睑缘-光反射距离、睑裂高度及上睑提肌肌力测定方法最为常用。

2.有关说明及注意事项

（1）在招飞体检眼睑检查中，正确区别真、假性上睑下垂非常重要。两者的共同特点均为双眼或单眼上睑不同程度遮盖瞳孔，伴有代偿性额纹加深或眉毛高耸。但真性上睑下垂是上睑的上睑提肌和Müller肌功能不全或丧失导致，常伴有上睑提肌肌力减弱，属先天性或继发性，如重症肌无力、动眼神经受损、交感神麻痹等。假性上睑下垂常见于以下两种情况，一种为上睑缺乏正常支撑所致，见于无眼球、小眼球、眼球萎缩、眼球内陷，老年人眶脂肪减少及外伤性眼球下移等；另一种为仅上睑皮肤褶皱边缘不同程度遮盖瞳孔，上睑缘位置正常，上睑提肌肌力及眼球结构均无明显异常。后者在招飞体检中较为常见，且一般双重睑手术矫治效果较好。

（2）倒睫检查重点是要区分倒睫属于单纯性还是继发性。所谓单纯性倒睫是指睑缘位置正常，仅睫毛不同程度触及眼球的状态。继发性倒睫是同时存在睑缘内翻及其他原因，如沙眼、睑缘炎、睑腺炎、睑烧伤、睑外伤等。外眼检查中发现被检者具有倒睫，或眼红，或有不同程度的畏光、流泪、异物感等刺激症状；怀疑存在倒睫时，要结合裂隙灯检查进一步明确倒睫和角膜表层损伤的程度及倒睫的原因。单纯性倒睫，尤其是少量倒睫，可间断拔除或显微镜下去除毛囊，或行电解倒睫处理，并可酌情进行综合评定。继发性倒睫，可依据招飞体检相关标准酌情下结论。一般难以治愈、易复发、影响眼功能的眼睑疾病属于不合格。

二、泪器检查

1. 泪器检查法

（1）泪腺形态检查法：正常情况下泪腺是不能被触及的。检查时令被检者向鼻下方注视，尽量将上睑外眦部向外上方牵引，便于充分暴露和分辨睑部泪腺形态变化。

（2）泪腺分泌功能检查法：主要采用 Schirmer 试验，用一条 5mm×35mm 的滤纸，将一端折弯 5mm，置于下睑内侧 1/3 的结膜囊内，其余部分悬垂于眼睑皮肤表面，轻闭双眼，5 分钟后测量滤纸被泪液浸湿的长度。需要注意的是，评价该试验结果时要首先区分检查前是否使用过表面麻醉药：使用表面麻醉药者，试验结果主要提示主泪腺分泌功能状况，属于反射性泪液分泌量，一般滤纸浸湿长度为 10 ～ 15mm；多次检查低于 10mm 者为泪液分泌减少；反之为泪液分泌过多。如未使用表面麻醉药，则试验结果主要提示副泪腺的分泌功能状况，属于基础泪液分泌量。一般短于 5mm 即为异常。

（3）泪膜稳定性测定方法：主要采用泪膜破裂时间（BUT）试验。检查前用 1% 荧光素滴眼，令被检者反复眨眼使荧光素均匀分布于眼球表面后，用较宽的裂隙灯钴蓝光观察泪膜形态变化并开始计时。当泪膜出现黑洞（常为斑状、线状或不规则干斑）时，即表示泪膜已经破裂。瞬目后至出现泪膜破裂的时间即为泪膜破裂时间。正常值为 15 ～ 45 秒，小于 10 秒为泪膜不稳定。一般每眼检测 3 次，取平均值。目前临床也有相关仪器检查方法可供选择，不仅数据翔实，更有图片提供依据。

（4）泪道检查法：首先检查泪点。检查者轻轻向下牵引下睑内眦部，同时令被检者向上看，即可清晰观察下泪点的位置和大小是否正常，有无泪点红肿、外翻、增生物、狭小或闭塞；其次分别扪压两侧泪囊区，观察泪点有无黏液或脓性分泌物反流，并可根据反流物的多少，粗略判定泪囊大小。要检查泪道有无狭窄或阻塞及其阻塞部位，则需要进行泪道冲洗试验。方法是将浸有表面麻醉剂的棉签或小棉球放置在内眦部上下泪小点处，令患者闭眼夹住棉球 5 ～ 10 分钟。然后以左手示指向外下方牵引下睑内眦部，令患者向外上方注视；将特制泪道冲洗针头插进泪点及泪小管，缓慢注入生理盐水。泪道通畅时，患者可感觉有盐水流入鼻腔或咽喉；如由下泪点注水而由上泪点溢出，则提示鼻泪管阻塞，或为泪囊完全阻塞，仅有上、下泪小管相互沟通；如水由原注入的泪点溢出，则提示阻塞部位在泪小管。要确切了解泪囊大小及泪道通畅情况，则需经泪点注入碘油后行 X 线摄片检查。

2. 有关说明及注意事项

（1）在招飞体检中发现可疑干眼症者，要常规进行 Schirmer 试验和泪膜破裂时间测定。

（2）发现先天性泪囊瘘管尤其是湿性泪囊瘘管时，要常规进行泪道系统检查，重点了解泪道有无狭窄、阻塞，排除是否合并泪囊炎。

三、结膜检查

结膜（conjunctiva）是由眼睑缘间部末端开始，覆盖于眼睑后和眼球前的一层半透明黏膜组织，由球结膜、睑结膜和穹窿部结膜三部分构成，睑结膜与睑板结合紧密，角结膜缘外的球结膜和穹窿部结膜与眼球结合疏松。

1. 检查方法　将眼睑向上、向下翻转，检查睑结膜及穹窿部结膜，注意其颜色及是否透明光滑，有无充血、水肿、乳头肥大、滤泡增生、瘢痕、结石、溃疡、睑球粘连、异物或分泌物。

检查球结膜时，以拇指和示指将上、下眼睑分开，嘱被检者向上、下、左、右各个方向转动眼球，观察有无充血，注意区分睫状充血（位于角膜周围）、结膜充血（位于球结膜周边部）及混合性充血，有无疱疹、出血、异物、色素沉着或新生物、翼状胬肉、睑裂斑等。

2. 相关说明及注意事项

（1）招飞体检选拔时要注意根据结膜解剖生理特点及正常结膜的防护机制，结合相关结膜疾病发生、发展及预后的判断，客观评估和准确下结论。

（2）结膜炎是招飞体检中较常见疾病。检查重点是要结合病史、自觉症状和眼部体征，判断结膜炎的性质和病因归属。既往有复发性结膜炎病史，发病时伴有角膜上皮和（或）上皮下不同程度浸润或混浊，或伴有耳前、颌下淋巴结肿大者，考虑病毒性结膜炎可能性较大时，应谨慎选拔。按照招飞体检相关标准，有难以治愈或易复发的结膜疾病者不合格。

四、眼球位置及运动

1. 检查方法　首先注意两眼平视前方时角膜位置是否位于睑裂中央，高低位置是否相同，有无眼球震颤、斜视，眼球大小有无异常，有无突出或内陷；检查眼球运动时，嘱被检者分别向右、左、上、下、右上、右下、左上、左下 8 个方向注视，以了解眼球向各个方向转动有无异常。

常用眼球突出度检查方法：

（1）简易粗测法：被检者采取坐位、头稍后仰，检查者站在被检者背后，用双手示指同时提高被检者上睑，从后上方向前下方观察两眼突出是否对称。该法仅在无突眼计时使用。

（2）Hertel 突眼计测量法：检查者将突眼计的两端以同样的力量卡在被检者两侧眶外缘处，嘱其向前平视，从反光镜中分别读出两眼角膜顶点投影在标尺上的毫米数。一般眼球突出度正常值为 12 ～ 14mm，两眼差值不超过 2mm。超过正常值者为眼球突出，低于正常值者为眼球内陷。一般要取 3 次检查的平均值或重复性较多的数值作为最终结果。除了记录双眼球突出度数值外，还要同时记录两颞侧眶缘间距，供复查时参考。

斜视检查方法详见相关章节。

2. 相关说明及注意事项

（1）斜视检查时应注意排除 κ 角和内眦赘皮等假性斜视。大度数的阳性 κ 角易误诊为外斜视，而阴性 κ 角和内眦赘皮易误诊为内斜视。κ 角为瞳孔中线与视轴（注视目标与黄斑中心凹连线）的夹角。用点光源照射角膜时，反光点位于瞳孔正中央，为瞳孔和视轴重合，此时为零 κ 角；反光点位于瞳孔中线鼻侧，给人以轻度外斜视的印象，此为正 κ 角（阳性）；反光点位于瞳孔中线颞侧，给人以轻度内斜视的错觉，此为负 κ 角（阴性）。

（2）外斜视随年龄增长发生率逐渐升高。患者可由外隐斜进展为间歇性外斜视，再进展为恒定性外斜视，也可以发病开始即为间歇性外斜视或恒定性外斜视。间歇性外斜视，主要发生机制是外展和集合功能之间的平衡失调，集合功能不足和融合力低下。突出特点是受融合控制，斜视度变化较大，疾病、疲劳及融合遭到破坏时斜视状态易于暴露。另外，随着年龄的增长，转变为显性斜视的概率逐渐加大。从航空医学考虑，无论是间歇性外斜视，还是恒定性外斜视，都是不同程度融合机制不良的表现，多伴有不同程度立体视觉的异常。一方面严重影响驾驶员对飞行器及定位目标的准确判断；另一方面高空缺氧及精神高度紧张状态，原本就易引发飞行员斜视并导致混淆视和复视，间歇性外斜视者出现上述情况的概率更高，严重威胁飞行安全。另外，随着年龄的增长和调节力的下降，其斜视转化率增加，还会直接影响飞行员的飞行寿命。因此，在查体时应特别留意是否存在间歇性外斜视。

由于间歇性外斜斜视角变异较大，影响因素较多，时有漏诊。建议在招飞体检中发现眼位变异较大时，不要急于下结论，可让被检者适当进行室外远眺休息，或先进行其他项目检查后再复查眼位，以期确实缓解持续精神紧张状态，有效放松自发调节性集合，最大限度地显露其真实的斜视度数。另外，遮盖检查时遮盖时间不宜太短，要达到充分破坏融合的目的。对疑似者难以确诊时，可采用较长时间单眼遮盖法，增加斜视检查阳性率。同时，还可结合视功能、隐斜检查及眼球运动检查等综合评定判断。

（3）斜视手术治疗仅能起到机械性矫正眼位的作用。相同的肌肉和（或）相同的手术量及手术方式可因肌肉的性质、与周边组织的关系及不同的神经冲动等产生不同的矫正结果。另外，术后缝线松脱，容易复发；融合功能丧失，可能出现顽固性复视等，都不同程度增加斜视手术的治疗风险和预后不确定性。建议在招飞体检选拔中禁止对斜视进行矫治观察。

五、眼眶检查

1. **检查方法**　眼眶检查时主要是观察两侧眼眶是否对称，眶缘触诊有无缺损、压痛或肿物。

2. **相关说明及注意事项**　眼眶由骨性眼眶和眼眶内容物构成。眼眶疾病种类繁多，与全身及周围组织关系密切，需要全面了解病史、全面查体、应用医学影像和实验室技术等多种手段检查进行综合分析，才能做出正确诊断。

（孙　楠　李　伟）

第四节　眼前节检查

一、角膜

1. **检查方法**

（1）明室检查：明室内，被检者背向窗户与检查者面对面坐好，被检者所坐的椅凳的高度最好略低于检查者所坐椅凳的高度，角膜检查可在眼位及辐辏检查结束后，使用聚光灯检查整个角膜，肉眼观察双眼角膜的形态、直径是否正常、一致。调整手电筒的照射方向，使光线照射方向与角膜切面成45°，仔细观察角膜有无斑翳、异物、胬肉、色素沉着等异常体征及异常体征存在的位置、大小，并做好记录。

（2）暗室检查：主要是裂隙灯检查，被检者坐于检查者对面，头部固定于可调的裂隙灯前的下颌托和额头带上，双眼目视前方，不要注视裂隙灯光源，将放大倍率调至16倍，将裂隙光线投射到角膜形成光学切面，然后平扫整个角膜，借此观察角膜的弯曲度、厚度，有无角膜浸润、溃疡、薄翳、斑翳、内皮混浊、角膜后沉着物（keratic precipitates，KP）等病变，并观察病变的位置、范围、深度，从而判断病变对视功能造成的影响及预后。

（3）辅助检查：一些角膜的异常体征需要进一步完善相关辅助检查才可做出最终结论。常用的辅助检查主要是角膜荧光染色、角膜内皮镜检查、角膜共聚焦显微镜检查、角膜地形图检查、角膜知觉检查。

2. **有关说明及注意事项**　裂隙灯检查发现粗糙的切面，往往提示上皮有缺损，荧光染色可显示阳性结果，使上皮缺损区更加清晰。角膜内皮混浊通过内皮镜检查及共聚焦显微镜检查可以明确内皮混浊病变的性质。角膜弯曲度异常可通过角膜地形图检查明确是否存在扁平角膜或者圆锥角膜的体征。病毒性角膜炎可遗留角膜知觉减退的体征。

二、前房

前房（anterior chamber）指角膜后面与虹膜和瞳孔区晶状体前面之间的眼球内腔，容积约0.2ml。前房中央部深2.5～3mm，周边部渐浅。

1. 检查方法

（1）明室检查：①前房深度检查，将手电光水平置于颞侧角膜缘处照向内眦，观察虹膜被照亮的部分。鼻侧虹膜全被照亮，为深前房；鼻侧虹膜小环至鼻侧虹膜中点被照亮为中深前房。鼻侧虹膜仅被照亮瞳孔缘外 1mm，为浅前房；鼻侧虹膜瞳孔缘外被照亮不到 1mm，为极浅前房。②房水检查，观察房水是否清亮，下方房角处有无血性、脓性液平。

（2）暗室检查：裂隙灯下检查房水内有无闪辉，是絮状、尘状、色素性还是血细胞性房水闪辉。

（3）辅助检查：如果周边及中轴部前房深度较浅，详细追问闭角型青光眼的病史、家族史及有晶体眼的人工晶状体植入手术史，必要时予以完善房角镜检查。

2. 有关说明及注意事项　体检中注意分辨房水闪辉和房水内浮游物的区别，房水闪辉提示房水内存在炎性或血细胞，往往伴有眼部炎症的其他体征，房水内 1～2 个色素颗粒状浮游物不伴有眼部其他异常体征的情况，认为是体征异常，而不是眼部疾病。

三、虹膜

虹膜的检查方法如下。

1. 明室检查　使用手电光彻照整个虹膜，观察双眼虹膜颜色是否一致，虹膜表面是否有赘生物。

2. 暗室检查　使用裂隙灯检查双眼虹膜色泽、纹理是否正常，注意观察有无色素脱失、色素痣，有无虹膜组织萎缩、缺损，虹膜表面有无结节及新生血管，虹膜后有无囊肿，有无前、后粘连，眼球运动时虹膜有无震颤。

3. 辅助检查　单发或少发虹膜囊肿需行房角镜检查，多发性虹膜囊肿需行超声生物显微镜检查，上述辅助检查的目的均为判断虹膜囊肿对房角功能的影响。

四、瞳孔

1. 检查方法

（1）明室检查：自然光线下先观察双眼瞳孔是否等大、等圆，然后检查辐辏反射：先让被检者注视远方，然后嘱其注视 15cm 处一目标，此时其瞳孔随辐辏运动而缩小，为辐辏反射阳性。反之，为辐辏反射阴性。

（2）暗室检查：直接对光反应，在暗光照明环境中用手电光直接照射左眼瞳孔或右眼瞳孔，该瞳孔迅速缩小，为直接对光反应灵敏。间接对光反应，在暗光照明环境中，取一遮挡物放置在左、右眼之间（可以用手做遮挡物），用手电光照射一眼时，另一眼不被照射，观察不被照射眼的瞳孔活动情况，如未被照射眼瞳孔迅速缩小，则该眼间接光反应正常。相对性传入性瞳孔功能障碍（relative afferent pupillary defect，RAPD）又称为Marcus-Gunn 瞳孔，如左眼传入性瞳孔障碍时，用手电光照射右（健）眼时，双眼瞳孔缩小，患眼瞳孔由于间接反射而缩小；随后移动手电光照在左（患）眼上，双眼瞳孔不缩小，因左眼传入性瞳孔障碍；以1秒间隔交替照射双眼，健眼瞳孔缩小，患眼瞳孔扩大。这种体征特别有助于诊断单眼的球后视神经炎等眼病。裂隙灯检查，观察瞳孔区有无虹膜残遗，瞳孔缘有无切迹、机化膜等异常体征。

2. 有关说明及注意事项　检查发现双眼瞳孔散大或不等大的情况，应注意询问有无使用散瞳药物。检查瞳孔对光反射应在暗光下进行。裂隙灯检查发现粗大的、色素浓密的永存瞳孔膜，应观察其位置、活动度，进行彻照检查，根据检查结果判断对视功能的影响，酌情下结论。

五、晶状体

1. 检查方法

（1）明室检查：使用聚光灯泡彻照瞳孔区内的晶状体，观察瞳孔区内的晶状体有无混浊。

（2）暗室检查：常规小瞳下行裂隙灯检查，观察晶状体的曲率、位置是否正常，有无人工晶状体，观察晶状体混浊的颜色、大小、部位，进一步判断晶状体的异常体征对视功能的影响。如果混浊的程度、位置经小瞳下检查不能明确的，需要进一步散瞳检查。

（3）辅助检查：先天性晶状体混浊如果较致密、混浊部位靠近视轴、混浊面积不大、量不多且视力良好者，可予以对比度视力检查，进一步检查晶状体混浊对对比度视力造成的影响，从而对视功能进行全面综合的评价。

2. 有关说明及注意事项　先天性晶状体混浊的体征表现多种多样，有的混浊位置局限；有的混浊点量多，但是极其细小；有的混浊点较大，但是量少；有的混浊点较致密；有的混浊点虽然呈团状，但是较疏松，颜色淡；有的混浊点位于视轴上；有的混浊点靠近晶状体后囊；各种类型的晶状体混浊，很难在体检中进行量化，总结出一条容易掌握的标准，但是在晶状体混浊的体格检查中需要遵循以下原则：注意观察晶状体混浊的大小、部位、致密程度，充分评估对视功能的影响程度，综合考虑，慎重下结论。

（杨庆红　唐　燕　熊万里　贾　明　周　星　鲍　莉　王　磊　许唥唥）

第五节　裂隙灯显微镜检查

裂隙灯显微镜（slit-lamp biomicroscope）由2个系统组成，即供照明的光源投射系统和供观察用的放大系统。用它可在强光下放大10～16倍检查眼部病变，不仅能使表浅的病变看得十分清楚，而且可以调节焦点和光源宽窄，形成光学切面，查明深部组织病变及其前后位置。附加前置镜、接触镜、前房角镜、三面镜，还可检查前房角、玻璃体和眼底。再配备前房深度计、压平眼压计、照相机等，其用途更为广泛。

1. 检查方法　裂隙灯显微镜的操作方法很多，常用的是直接焦点照明法，即将灯光焦点与显微镜焦点联合对在一起，将光线投射在结膜、巩膜或虹膜上，可见一境界清楚的照亮区，以便细微地观察该区的病变。将裂隙光线照在透明的角膜或晶状体上，呈一种乳白色的光学切面。借此可以观察其弯曲度、厚度，有无异物或角膜后沉着物，以及浸润、溃疡等病变的层次和形态。将光线调成细小光柱射入前房，可检查有无房水闪辉，又称为 Tyndall 现象，即在房水中蛋白质含量增加，可见角膜与晶状体之间有一乳白色的光带，也可检查房水中有无细胞。再将焦点向后移还可观察晶状体有无混浊及混浊所在的层次，以及前 1/3 玻璃体内的病变。为观察眼后极的病变，可采用前置镜，注意投射光轴与视轴间的角度在 30° 以内。为了发现和检查某些特殊的体征，有时还可采用角膜缘散射照明法、后反射照明法等。

2. 有关说明和注意事项

（1）裂隙灯检查需在暗室进行，检查前先使用测试棒分别调节目镜的清晰度，记住自己的屈光状态，保证检查时可以看到清晰的图像。尽量缩短被检眼的检查时间，避免长时间用强光照射被检眼。也不可持续使用仪器时间太久，以免裂隙灯灯泡烧坏。

（2）招飞体检时裂隙灯主要用于检查结膜、角膜、前房、虹膜、晶状体和前玻璃体。应按由前至后的顺序检查，并记录病变的位置、大小、形状、颜色、透明度及其与周围组织的关系，必要时绘图表示。

（3）在检查虹膜时，不能散瞳，而在检查晶状体周边部及前部玻璃体时需先用复方托品酰胺散瞳后再做检查。

（邱　俊　杨庆红）

第六节　前房角镜检查

前房角镜检查对青光眼、虹膜囊肿及虹膜根部离断等眼前节疾病的诊断、治疗乃至预后判定均具有十分重要的作用。近年来，虽然不断有新的前房角定量检测成像仪器应用于临床，但目前前房角镜检查仍然是公认的房角检查金标准。临床检查中最常用的是 Goldmann 型间接前房角镜。它利用一面倾斜 64° 的反光镜，把对侧前房角的光线反射到检查者眼内，达到窥视前房角状态的目的。

1. 检查方法　在暗室裂隙灯显微镜下进行。检查前常规给被检眼滴入表面麻醉药，在房角镜凹面滴入适量透明润滑剂（如氧氟沙星眼膏、羧甲基纤维素等）。检查时令被检者端坐于裂隙灯前，调整好裂隙灯高度，分开上下眼睑，将房角镜顺势放置于角膜表面，按一定方向逐个象限进行检查即可。正常前房角镜下检查所见如下。

（1）虹膜末卷和虹膜突：虹膜末卷是房角后界，与虹膜根部相连接，其位置及隆起程度是确定房角宽度的重要因素。虹膜突又称为梳状韧带，起自虹膜根部，像桥样止于睫状体或巩膜突，一般数目不多，但有时也会呈丛状排列，间断部分遮挡睫状体。

（2）睫状体带：由睫状体平坦部外 1/3 构成，位于房角周边部，在房角镜下呈现宽窄不等的略深棕色或淡棕灰色，视人种的不同而各异。

（3）巩膜突（嵴）：位于小梁与睫状体之间，是睫状体前部在巩膜上的附着点，为一灰白色或淡黄色细条带，宽窄不一。

（4）小梁网：小梁位于 Schwalbe 线和巩膜突之间，呈半透明状，宽约 0.5mm。小梁后 2/3 在巩膜突前方，是房水引流的主要通路，为功能性小梁，Schlemm 管位于其深部。在临床上，若虹膜粘连波及功能部位小梁后将影响房水流出，引起眼内压升高。

（5）Schwalbe 线：此线是房角的前界，相当于角膜后弹力层的末端，是房角检查的重要标志之一。房角镜下为向前房内略凸起的一条界线清晰的半透明白色反光线条。

房角宽窄的界定：推荐使用 Scheie 分级法。根据静态检查所能看到的房角结构范围分为宽房角、窄房角两型，其中又将窄房角分为四级。

宽房角：所有房角结构均可看到。

窄 I：房角略窄，静态下仅能看到部分睫状体带。

窄 II：房角较窄，看不到睫状体带，可见巩膜突。

窄 III：房角极窄，小梁功能部及以后范围看不到，仅见前部小梁网。

窄 IV：除 Schwalbe 线外，其他房角结构均看不到。

房角镜动态检查：通过改变眼位，向需要观察的房角方向移动倾斜房角镜，使用宽而明亮的裂隙灯光带及在反射镜一侧对眼球施加压力等方法，实现鉴别房角狭窄或关闭的具体位置和范围，判断房角关闭性质（粘连性或贴附性）的目的。

Scheie 房角色素沉着分级法：前房角无色素沉着为无色素型；房角有色素沉着但量极少者为色素型一级（可记作色 I）；小梁后半部呈实质性黑色或棕褐色如同黑色黏合质覆盖者为四级（可记作色 IV）；介于两者之间为二、三级。

2. 有关说明及注意事项

（1）房角镜检查内容包括周边虹膜形态、动态和静态房角状况及小梁网色素沉着等级。

（2）超声生物显微镜的临床应用，使以往光学仪器无法观察到的部分（眼前段结构）及传统超声探查的"盲区"均可展现出来，大大提高了眼前段疾病的诊断水平。尽管如此，其仍无法取代裂隙灯房角镜检查。原因在于裂隙灯房角镜检查有优越的光学照明和放大倍数，对房角的解剖标志及细微变化的分辨程度较高，并可结合动态和静态检查技术区分房角关闭的性质。这是超声生物显微镜所无法比拟的。

（3）招飞体检中主要用于虹膜囊肿、虹膜根部离断的检查和诊断，方便快捷。其主要根据房角镜下虹膜囊肿的大小、数量，以及相应房角狭窄程度、累及范围、前房深度的变化等酌情下结论。

（4）房角镜联结介质的选择种类较多。甲基纤维素的屈光指数为 1.336，更接近角膜组织的屈光指数，可优先选用。

（吴腾云　田　青）

第七节　三面镜检查

三面镜又称为三面反射接触镜，是裂隙灯显微镜眼底检查方法之一。由中央平凹接触镜和周围 3 个平面反射镜组成。3 个平面反射镜与角膜面的夹角分别为 75°（梯形镜）、

67°（矩形镜）和 59°（舌形镜）。其中央平凹接触镜成像为正像，像位于晶状体后囊附近，为虚像；3 个平面反射镜为平面反射，也为虚像，但平面反射镜面与观察部位是相对的，即通过上方的镜面观察的是下方视网膜，通过鼻侧镜面观察的是颞侧视网膜。可视范围：中央平凹接触镜为后极部 30° 以内的视网膜，梯形镜为 30° 以外的中周部视网膜，矩形镜为周边部视网膜（接近锯齿缘），舌形镜配合巩膜压陷器可达极周边视网膜（锯齿缘和睫状体扁平部），并能检查前房角，但检查效果不及专用前房角镜。

1. 检查方法　在暗室裂隙灯显微镜下进行。检查前常规在被检眼滴入表面麻醉药（0.04% 奥布卡因滴眼液），在三面镜凹面（后极镜）滴入适量透明润滑剂（如氧氟沙星眼膏或羧甲基纤维素等），保证镜面与角膜面之间密切接触并没有气泡。检查时令被检者端坐于裂隙灯前，调整好裂隙灯高度，分开上下眼睑，将三面镜顺势放置于角膜表面。将裂隙灯光带先后投射到反光镜上，调整裂隙灯焦距至见到虹膜和瞳孔时，再将焦点通过瞳孔向眼底方向推进，直至看清眼底。可通过调节投射光的宽度和改变投射方向获得最佳观察效果。依次使用中央平凹接触镜和 3 个平面反射镜，即可检查全部眼底。

2. 有关说明及注意事项

（1）与直接检眼镜比较，裂隙灯三面镜检查具有可观察范围大、局部照明充足、放大倍率较高、物像清晰、变形失真轻微等不可替代的优势，可弥补直接检眼镜检查的不足。招飞体检中在直接检眼镜下发现周边部视网膜异常，但范围不清，性质不明，无法准确判断病变性质及下结论时，常规进行三面镜检查并以三面镜检查结果为最终结论依据。

（2）一定要按后极镜、梯形镜、矩形镜顺序逐个象限检查视网膜状况，并注意不同平面反射镜检查范围之间的密切衔接，防止疏漏。

（3）三面镜下看到的眼底是倒像，反映的是对侧视网膜状况，如反射镜在 3：00 位，看到的是眼底 9：00 位。记录时应注意仔细校对。

（4）尽可能缩短三面镜检查时间，避免长时间过度按压眼球，防止不同程度眼部缺血发生。必要时可间断进行检查。

（吴腾云　田　青）

第八节　眼肌和眼压检查

一、眼肌检查法

眼球的运动是由 6 条不同的眼外肌相互配合进行的。正常眼球运动范围，向颞侧时，角膜外缘可达外眦处；向鼻侧时，瞳孔内缘可与上下泪点连接成一直线；向上时瞳孔上缘可被上睑遮盖；向下时瞳孔一半被下睑遮盖。要求检查者与被检者相对而坐，嘱被检者双眼跟随检查者手指向 6 个基本方向转动，即内转、外转、鼻上、颞上、颞下及鼻下，如有异常即可发现。注意在检查颞下及鼻下方位时，检查者的另一手须同时把被检者的双眼上睑抬起方能观察清楚。如发现异常，疑为眼外肌麻痹时，则应在暗室内行复视试验；

有隐斜或共同性斜视时，则应进一步做眼位检查。

专科检查包括眼球运动功能检查和双眼视功能检查等。

1.眼球运动功能检查

（1）遮盖检查

1）遮盖-去遮盖试验

目的：发现斜视，鉴别隐斜与斜视。

方法：遮盖一眼，观察对侧眼，在遮盖的瞬间观察对侧眼是否有眼球移动则可确定对侧眼存在斜视，如无移动表明对侧眼无斜视存在。同样检查，交换遮盖另一眼。去遮盖时，观察被遮眼的眼球移动情况，如被遮盖眼无眼球移动说明该眼无斜视；去遮盖眼如有从偏斜位返回正位的矫正性移动，说明该眼有隐斜。

2）交替遮盖试验

目的：发现是否存在眼位偏斜。

方法：遮盖板从一眼迅速移到对侧眼再回来，反复多次，观察是否有眼球运动。如无眼球移动，说明该眼为正位；如发现有眼球移动，则说明有眼位偏斜存在。

（2）斜视角检查

1）角膜映光法：用手电光照射双眼角膜，当反光点落在瞳孔边缘时，则该眼视轴偏斜约为15°；如落在瞳孔缘与角膜缘之间时，该眼位偏斜约为30°；如落在角膜缘，眼位偏斜约为45°。这是一种相对粗的斜视定量检查法。

需要注意的是，对于少数有κ角的患者，单纯使用角膜映光法检查不能正确判断眼位和斜视角的大小。当视轴与瞳孔轴之间存在夹角时就出现κ角，若视轴位于瞳孔轴的鼻侧，角膜映光点就落于瞳孔中心鼻侧，造成外斜视的假象，此为正κ角；当视轴位于瞳孔轴颞侧时则为负κ角，患者表现为内斜视。在角膜映光法检查时配合使用遮盖试验可以避免因κ角的存在而引起误诊或漏诊。

2）遮盖加三棱镜试验：是一种精确的斜视定量检查。将三棱镜放在被检眼前，其尖端指向斜视方向，由小到大逐渐增加三棱镜度数，至遮盖时眼球移动消除，所加三棱镜度数即为被检眼的斜视度。

3）同视机法：用同时知觉画片检查，一眼注视画片中心时，把对侧眼镜筒调整到被检眼反光点位于瞳孔中央处，在刻度盘上可以直接读取斜视度数，此检查结果为客观斜视角。

通过对左上、右上、左下、右下、左侧、右侧6个诊断眼位斜视角的定量检查，可以分析判断麻痹性斜视受累肌肉，有助于诊断和手术设计，通过检查正上方和正下方斜视度可以确定是否存在A、V现象。

4）马氏杆法：主要用来检测隐斜，如加用三棱镜还可准确测定隐斜度数。将马氏杆横放于非注视眼前，另一眼注视前方6m处点光源，此时非注视眼透过马氏杆看到的是一条垂直亮线。如无隐斜，灯线重合，当灯不在线上，表明患者有隐斜。然后检查垂直隐斜，将马氏杆垂直放于非注视眼前。

（3）双眼运动检查

1）双眼同向运动：单眼运动不能显示眼外肌运动功能不足时，用双眼同向运动检查。根据配偶肌定律（Hering's law），可以发现相对功能不足的肌肉和相对亢进的配偶肌。如一内斜视患者单眼运动检查未发现异常，双眼同向运动检查发现向左注视时斜视角明显增大，与这个方向运动相关的肌肉为左眼外直肌和右眼内直肌，外直肌功能不足造成内斜度数加大，则提示该患者左眼外直肌麻痹。

2）双眼异向运动：双眼异向运动包括集合和分开运动，临床上多检查集合功能。集合（辐辏）是很强的自主性运动，同时含有非自主性成分，在眼外肌功能检查中具有重要意义。集合近点检查（near point of convergence，NPC）：被检者注视正前方一个可以引起调节的视标，视标逐渐向鼻根部移近，至患者出现复视或一眼偏离集合位，此集合崩溃点称为集合近点，正常值为7cm。随着年龄的增长，集合近点逐渐后退。

3）AC/A 值（accommodative convergence/accommodation ratio，AC/A ratio）：看近物时，一定量的调节会产生相应的调节性集合，AC/A 值是定量检查调节与调节性集合关系的方法。正常时1屈光度（1D）调节可以产生4～6个视盘直径（PD）集合，即AC/A值为4～6。AC/A 值大于6考虑AC/A过高，小于4考虑AC/A过低。AC/A 值检查对临床诊断和治疗均有意义。

4）Parks 三步法：用于在垂直斜视中鉴别原发麻痹肌为一眼上斜肌还是另一眼上直肌。3 个步骤是递进的排除法。第1步：先确定上斜视是右眼还是左眼，如果右眼上斜视，则提示右眼的下转肌（上斜肌或下直肌）不全麻痹，或左眼上转肌（上直肌或下斜肌）不全麻痹。第2步：分析是向右侧注视时垂直偏斜大，还是向左侧注视时垂直偏斜大，如果是向左侧注视时垂直偏斜大，则提示麻痹肌可能为右眼上斜肌或左眼上直肌。第3步：做歪头试验（bielschowsky head tilt test），当头转向高位眼侧（右侧）时，垂直偏斜增大，即歪头试验阳性，则原发肌为右眼上斜肌。如果歪头试验为阴性，则原发麻痹肌为左眼上直肌。

2. 双眼视功能检查　Worth 四点灯检查。

（1）检查目的：确定是否存在单眼抑制。

（2）检查方法：被检者戴红绿眼镜，红片置于右眼前，分别观察近处（33cm）和远处（5m）四点灯箱。上方为红灯、左右两侧为绿灯、下方为白灯。如被检者看到4个灯说明没有单眼抑制且两眼正位。如被检者看到5个灯即2个红灯和3个绿灯，表明被检者有斜视，无单眼抑制。如被检者只看到2个红灯表明左眼抑制，如只看到3个绿灯表明右眼抑制。

（3）立体视觉检查　可以用 Titmus 立体试验图、TNO 随机点立体图或我国自行研制的立体图检查，也可用同视机立体画片检查。

（4）复视像检查　在患者眼前放一红色镜片，注视 1m 远处的灯光，若有复视，则见一红色灯光和一白色灯光。分别检查各诊断眼位，患者头部及脸部保持正位，不得转动。

（5）复视像分析步骤：①首先确定复视像性质，是水平的还是垂直的、是交叉的还是同侧的；②寻找复视像偏离最大的方向；③周边物像属于麻痹眼。

二、眼压检查法

1. 检查方法　眼压是眼内压的简称，是眼内容物对眼球壁所产生的压力。测量眼压是检查青光眼的重要方法之一。眼压的检查方法常用的是指测法和眼压计测量法。

指测法是用手指感觉判断眼压的一种方法。由于不是十分准确，一般只作为参考。

眼压计测量法包括压陷式眼压计和压平式眼压计。

（1）压陷式眼压计测量法：当一定大小的力压于角膜表面引起被压部分发生陷凹时，陷凹的程度与眼内压的高低有关。目前临床上多用的是 Schiötz 眼压计。由于操作烦琐，需要直接接触眼球，测量的准确性受眼压计的标准化、角膜曲率半径、眼球壁的硬度、测量技巧等因素影响，不适于应用在体检方面，目前临床上也较少使用。

（2）压平式眼压计测量法：当具有一定重量的力平面加压于角膜中央时，会形成两者接触的圆形平面。在外加压力一定的情况下，眼内压越高，形成的圆形接触面面积越小；眼内压越低，形成的圆形接触面面积越大。或者如果要达到相同的压平面积，眼内压越高，需要施加于角膜的力就越大；眼内压越低，这一力就越小。目前临床多用的是 Goldmann 压平眼压计和非接触眼压计。

1）Goldmann 压平眼压计：是对角膜平面积的测量，当压平一定面积的角膜时，测量需要压力的大小。在青光眼诊断中，这种眼压计是国际公认的标准眼压计。

测量方法：被检查眼点用表面麻醉药麻醉，取坐位，结膜囊用消毒荧光素纸条染色后，将头部置于裂隙灯颏额架上，令其双眼向前平视，睁大双眼，必要时设注视目标以便固定眼球位置。将装有压平眼压计装置的裂隙灯调好位置,照明灯光前置钴蓝色滤光片，裂隙开至最大，观察镜方向与角膜面垂直，照明光方向与观察镜方向成 60° 角。检查者先将压力旋钮放于 1g 处，然后将测压头平面正对角膜中央，慢慢推动裂隙灯，使测压头平面在瞳孔区与角膜接触，同时观察荧光素环。如果 2 个荧光染色半圆环大小相等、位置对称、宽窄均匀，说明位置合适，否则需调整位置。继而轻轻转动加压旋钮，同时观察 2 个半圆环的相对位置，当观察到 2 个半圆环断端内缘正好相切时，停止转动旋钮，此时旋钮上的刻度数（以克为单位）乘以 10，即为测得眼内压的毫米汞柱数。可重复测量 3 次，取其平均值。

2）非接触眼压计：是一种仪器不直接接触眼球而进行眼压测量的方法。在进行检查时，以仪器中的气体脉冲力压平角膜中央区特定面积所需要力的大小与眼内压的关系来换算出眼内压的检查方法。

测量方法：调整被检者头位，使其角膜位于观察镜视区内，将定位红点移至聚焦清晰的圆环正中，嘱被检眼注视红点，在确认角膜位置无误后，启动按钮，即可见显示屏上有度数显出。非接触眼压计测量眼内压的优点是不用表面麻醉药，仪器不与角膜接触，简便、快捷、基本准确等。本测量方法适合应用于人群体检方面。

2. 有关说明及注意事项

（1）眼压正常范围为 10 ～ 21mmHg。正常人的眼压双侧相似或相等，两眼差值不应超过 5mmHg，正常眼压在一日之内是有波动的，眼压日差小于 5mmHg 者为正常，大于8mmHg 者为病理性。

（2）非接触眼压计不能代替 Goldmann 压平眼压计。使用非接触眼压计受多种因素影响。在招飞体检中如果发现被检者眼压异常，要求经过 Goldmann 压平眼压计验证。

（3）角膜厚度对眼压的测量值有重要影响。角膜厚度较大的人群,其眼压测量值偏高,实际眼压值比测量值低;角膜较薄的人群,其眼压测量值会偏低,实际眼压值比测量值高。建议眼压值要根据角膜厚度进行校正。

(赵 蓉)

第九节 检眼镜检查

通常在暗室内进行。一般检查者位于被检者右侧时,右手持检眼镜,用右眼通过窥孔观察被检者右眼;检查者位于被检者左侧时,左手持检眼镜,用左眼通过窥孔观察被检者左眼;同时用另一手固定被检者头部,拇指向上牵引被检眼上睑,方便各方向的检查。通过检眼镜可看到放大约 16 倍的眼底正像。检眼镜上有一个装置 125D 度的凹、凸镜片的轮盘,检查时可以自由转动轮盘,以矫正检查者或被检者的屈光差或调节力,直至看清检查部位。检眼镜的主要用途一是检查眼屈光间质,二是检查眼底。

1. **检查方法**

(1)屈光间质检查:主要采用透照法(后映照法),即利用检眼镜把光线照射至眼内,借视网膜的反射光线检查屈光间质是否存在混浊。如发现混浊体,可进一步采用"移像试验法"大致确定混浊体所在的部位,让眼球上下转动,同时观察混浊体的相对移位方向。如果被检查眼向下转,角膜上的混浊体也向下方移位;晶状体前部的混浊体不动,晶状体后部的混浊体则向上移动。如果被检查眼向上转,则角膜上的混浊体也向上移位;晶状体前部的混浊体仍不动;晶状体后部的浑浊体向下移位。

1)玻璃体彻照检查:令被检者双眼直视远方,将检眼镜置于被检眼前方约 20cm 处,照射被检眼瞳孔区,调整检眼镜屈光度,直至瞳孔区清晰显示橘黄色均匀光景,观察光景中是否显现出形态及透明度各异的混浊物。令被检者连续上下左右转动眼球,然后停住向前直视,若看到混浊物浮游飘动,则判定混浊物位于玻璃体内,根据其数量及活动度,可了解玻璃体混浊的程度及其是否存在液化等情况。

2)晶状体彻照检查:一般在裂隙灯直接检查出晶状体混浊后进行,分为裂隙灯彻照检查和检眼镜彻照检查。前者需散瞳后进行,后者散瞳与否均可进行。主要用来判定混浊部位的光学通透性(透光性)。彻照检查晶状体混浊的透光性有三种表现:①混浊处无光线阻挡或折射,与周围组织的透光性无异,提示混浊为生理性,或对视功能不产生影响;②"水渍样"改变,混浊具有清晰界线,中央透光良好,提示混浊仅有折光现象,对视觉影响小或无明显影响;③黑影,说明混浊体不透光或透光性极差,可对视功能造成明显影响。一般较大、较致密的混浊透光比较差,尤其是位于晶状体后未及视轴附近者,对视功能影响较大;而散在的点状、较薄的片状或雪花状混浊,多需结合数量、位置及透光性状况进行综合评价。移动彻照时还要注意鉴定后房型有晶状体眼人工晶状体植入眼,彻照时瞳孔层面可显现环形或新月形均质栗子色暗影,移动彻照时暗影形态不变。

3)角膜彻照检查:直接检眼镜彻照检查法是招飞体检快速筛查角膜屈光性矫治眼,特别是角膜塑形眼的首选方法。角膜是眼屈光力形成的最主要部位之一,通过改变角膜表面形态矫治屈光不正，称为角膜屈光治疗。角膜屈光治疗主要包括激光角膜成形术和角膜塑形术。前者有创伤，多留痕迹，容易做出医学鉴定；后者纯属无创性物理治疗，角膜无直观性痕迹，常规医学检查方法难以发现。两种治疗均使角膜前表面形成低屈光度"新界面"，与周围原曲率界面形成环形交界区，交界区具有光线折射作用，是彻照检出角膜屈光治疗眼的基本原理。具体方法是在明室或暗室内，被检者散瞳或不散瞳，采取站位或坐位。检查者手持检眼镜，置被检眼前约 30cm，高度与被检眼持平，对瞳孔区进行正面加侧面（45°左右）的彻照检查。来自眼内的反射光线，在角膜塑形面边缘发生折射分光，形成极具特异性的角膜暗影。其典型表现是位于角膜表面的凸向彻照近侧的弧形暗影边缘。角膜暗影主要分为各种环形暗影及盘状暗影。应用检眼镜角膜透照法筛查鉴定角膜塑形眼，快捷方便，具有良好的敏感性和特异性。短暂进行 30 分钟的角膜塑形眼，也能够被该方法检出。

（2）眼底检查：检查者和被检者相对而坐。一般先检查视盘，再查黄斑区，然后分别沿视网膜血管分布区域，分鼻上、上方、颞上、颞侧、颞下、下方、鼻下、鼻侧 8 个方向逐一检查。①视盘或视神经乳头：应注意其形状、大小、颜色等，并注意其边缘是否正常，有无隆起及隆起程度如何；生理凹陷及杯盘比大小、盘沿是否规则、巩膜筛板是否可见等。②视网膜血管：应注意有无先天性异常，血管的走行、弯曲度、管壁反光及动静脉比例，有无视盘上的血管搏动，有无视盘血管的先天性异常等。③视网膜：应注意视网膜的颜色是否正常，有无异常色素、出血、渗出和水肿等，脉络膜血管是否可以透见、反光如何、有无视网膜裂孔或视网膜脱离等。④黄斑部：应注意黄斑中心凹光反射是否存在，亮度及色泽如何，有无出血、水肿、渗出、色素异常及裂孔等。一般注明视网膜病灶位置，用时钟位加后极部、赤道部、赤道前、赤道后或周边部视网膜等表示；描述后极部视网膜病灶大小和距离，则以视盘直径作为衡量单位。⑤无赤光检查：由于没有脉络膜光线干扰，在单纯视网膜光线下可以观察到在普通光线下看不清楚的病变或构造改变，如黄斑病变、视神经纤维走行变化、血管病变、视网膜出血、视网膜反射及视网膜表面是否平整等。

2. 有关说明及注意事项

（1）直接检眼镜检查较直观、细致、准确，是临床及招飞体检常规主要的眼底检查方法。鉴于招飞体检标准所涉及形态学问题的"非微观性"，检眼镜检测的细致和准确性值得信赖。一般直接检眼镜对视网膜常见形态学改变均能做出明确诊断；如存在可疑病灶或无法定性及定量时，可使用三面镜等其他检查方法辅助诊断。

（2）检测医师应熟练掌握直接检眼镜彻照方法，该技术适用于眼各部位屈光间质的通透性检查，快捷准确，还可有效弥补裂隙灯直接检查法的不足，如晶状体混浊的发现和鉴定。另外，检眼镜角膜透照法是目前快速准确筛查角膜塑形眼的实用且可靠的方法。

（3）界定视网膜异常范围时，要和视盘进行反复细致的比对，以尽可能地减小肉眼粗略判定存在的误差；对于边缘性视盘生理杯扩大者，可结合视野及视神经光学相干断层成像术进行检测确定。

（4）使用直接检眼镜检查时，检查者应随检查部位变化不断调整检眼镜屈光度轮盘，确保检测部位清晰可见；瞳孔较小或需要详细检查周边部视网膜时，要常规进行药物散瞳，以保证检查范围足够大，避免漏诊。

（张卫兵　罗寿夫）

第十节　屈光检查

屈光检查的主要内容是验光。验光是一个动态的、多程序的临床诊断过程。从光学角度来看，验光是让位于无穷远的物体通过被检眼眼前的矫正镜片后恰在视网膜上产生共扼点。

一、检查方法

（一）检影镜检查

1. 检影原理　检影镜是利用检影镜的照明系统将眼球内部照亮，光线从视网膜反射回来，这些反射光线经过眼球的屈光成分后发生了变化，通过检查反射光线的聚散变化可以判断眼球的屈光状态（图 1-11）。

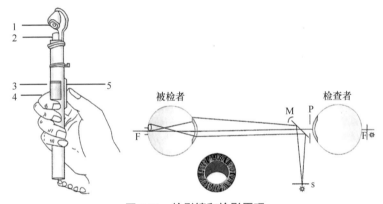

图 1-11　检影镜和检影原理

1. 平面反光镜及中央小孔；2. 集光板；3. 条纹套管；4. 持镜的手法；5. 活动推板（上下动）。M. 反射镜；P. 窥孔；S. 光源；F. 光斑

目前根据检影镜投射光斑形状的不同，将其分为点状光检影镜和带状光检影镜两类。点状光检影镜的光源发自单丝灯泡，由检影镜射入被检眼的光束在瞳孔内及眼睑皮肤上为一光团而非光带；而带状光检影镜以带状光作为光源由投射系统进入被检眼；其他特性两者基本相同。由于带状光检影光带判断的简洁性和精确性，目前招飞中基本使用带状光检影镜。

检影镜由投影系统和观察系统两部分构成。检影镜的投影系统照明视网膜，通过观察系统可以窥视视网膜的反光，经视网膜反光的部分光线进入检影镜，通过反射镜的光圈，从检影镜头后的窥孔中出来。当我们将检影镜的带状光移动时，可以观察到投射在视网膜上的反射光的移动，光带和光带移动的性质可以确定眼球的屈光状态。

检影时应注意影动的方向、速度和形态。

（1）影动的方向有顺动、逆动和不动3种。顺动即瞳孔区的影动与平面镜倾斜的方向一致；逆动即瞳孔区的影动与平面镜倾斜的方向相反；不动即平面镜倾斜时瞳孔区光影不动。所见为顺动时，被检眼为远视、正视或小于1.00D的近视；逆动为高于1.00D的近视；不动为1.00D的近视（一般指检查距离为1m时）（图1-12）。

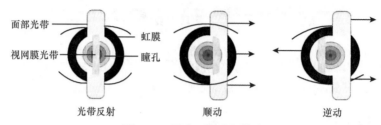

面部光带　虹膜　视网膜光带　瞳孔

光带反射　　顺动　　逆动

图1-12　影动：顺动和逆动

（2）影动的速度与屈光不正的高低有关。屈光不正度数越高，影动越慢；屈光不正度数越低，影动越快。近视眼成像于眼前远点处，近视度数越高远点越近；近视度数越低远点越远。因此，当镜动时，近视度高者，影动较慢；近视度低者，影动较快。而远视眼因其像成于眼后的远点处，远视度越高，远点越近，影动越慢；远视度越低，远点越远，影动越快（图1-13、图1-14）。

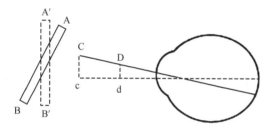

图1-13　近视眼，影动速度与屈光不正度数的关系

Cc.近视度低者的影像；Dd.近视度高者的影像

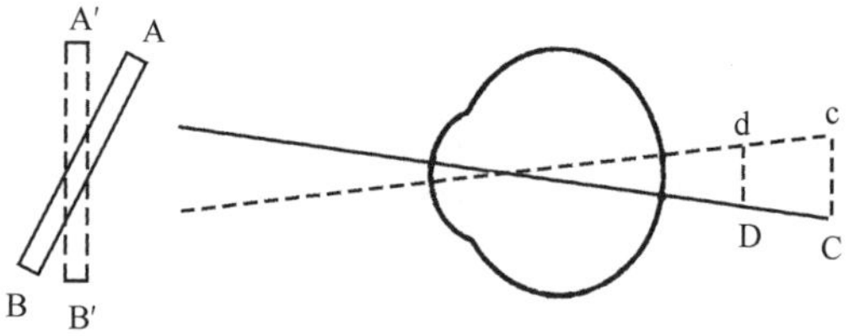

图1-14　远视眼，影动速度与屈光不正度数的关系

Dd.高度远视远点影像；Cc.低度远视远点影像

（3）影动的形态：大而圆形的影动，多为单纯近视或单纯远视，有时合并散光。假如瞳孔区出现一光带，则为散光的表现（图1-15、图1-16）。

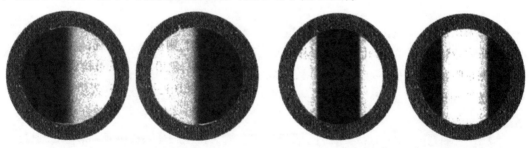

图1-15　检影时所见的圆形　　　　图1-16　检影时所见的散光带

根据以上不同的影动形态，顺动者加正球镜片，逆动者加负球镜片，散光加柱镜片。此外，可根据影动的速度来加减镜片度数，直至不动。

2. 检影程序

（1）让被检者安坐检查椅上，如果戴眼镜，则取下眼镜。

（2）调整座椅高度，使被检者眼位高度与验光医师眼位高度相等。

（3）将综合验光仪与被检者相接触的部位用乙醇消毒。

（4）将综合验光仪放在被检者眼前，调节对应远瞳距并调整综合验光仪高度，使被检者双眼对准两侧视孔中心。

（5）令被检者在检影过程中双眼均睁开，注视远距视标，通常选最大的单个视标。

（6）在检影时，验光医师应将双眼睁开，分别用右眼检查被检者右眼，用左眼检查被检者左眼。

（7）控制检查距离，检影镜距离被检眼 50cm、67cm 或 100cm。

（8）检影时调整室内照明至适当水平。

（9）令被检者注视视标，先检查右眼，后检查左眼。

（10）通过改变检影镜的套筒位置和检查距离，转动检影镜的光带，寻找破裂现象、厚度现象和偏离现象，可以判断被检眼屈光状态为球性或散光。

（11）如果屈光不正为球性，观察到影动为顺动或逆动，转动粗调球镜轮和微调球镜轮，即加上正镜或负镜直至瞳孔内满圆，无影动出现。

（12）如果是散光，为了中和散光，首先要确定两条主子午线方向，然后分别中和两条主子午线上的屈光不正。当使用综合验光仪中的负柱镜时，一条主子午线仅用球镜矫正，另一条主子午线用球镜和负柱镜结合来矫正。

（13）当两条主子午线均被中和后，用球镜复查被中和的主子午线，必要时调整球镜度数。结果：检影获得的度数为总检影验光度数，该度数还需要加上工作距离对应的屈光度才是纯检影度数。例如，工作距离为 50cm 时，应加上 -2.00D；工作距离为 67cm 时，应加上 -1.50D；工作距离为 100cm 时，应加上 -1.00D。最后在纯检影验光度数基础上做主觉验光。

（二）自动验光仪检查

随着光学及电子技术的发展，涌现出多种不同类型、不同功能的自动（电脑）验光仪，它们综合了以往的许多原理和方法，并附有放松调节的装置：操作快捷、简便，可迅速客观地测出眼的屈光度数，是一种快速和有价值的屈光筛查方法。目前广泛应用的自动验光仪以红外线为光源，根据 Scheiner 双针孔原理设计视标，并与电脑自动化系统相配合，使测量的精确度达到 0.12 ~ 0.25D，假如结合睫状肌麻痹剂消除眼的调节作用，可与静态检影法的结果相符。当被检眼对好位置后，只需 1 ~ 2 秒即可测出其球镜、柱镜度数及轴位，并可将结果打印出来。

二、有关说明及注意事项

（一）检影时所见的几种特殊情况

1. 剪动　在瞳孔区可见两个光带，多在水平子午线上或相距不远。当平面镜移动的方向在垂直子午线上时，此两条光带相向或相反运动，因其动作很像剪刀二刃的活动，故称为剪动（图1-17）。这种情况常见于不规则散光、角膜瘢痕或晶状体位置倾斜时。

2. 球面像差　当瞳孔中央部分与周边部分的屈光不同时出现球面像差，分为正球面像差和负球面像差两种。正球面像差即周边部的屈光力强于中央部，即当瞳孔中央部达到返转点时，其周边部的映光变宽且为逆动（图1-18）。近视性准分子激光角膜屈光手术后，可能出现较显著的正球面像差。负球面像差即周边部的屈光力弱于中央，即当瞳孔中央部达到返转点时，其周边的映光为顺动（图1-19）。

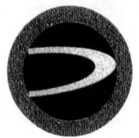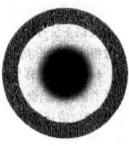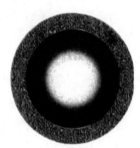

图1-17　剪动　　　图1-18　正球面像差　　　图1-19　负球面像差

（二）睫状肌麻痹剂的使用

招飞中通常在被检眼的调节作用处于完全松弛状态下进行检影（静态检影法）或做自动验光仪检查。常用睫状肌麻痹剂来抑制眼调节作用，同时使瞳孔扩大以助于光影的观察。

常用的睫状肌麻痹剂如下：

1. 阿托品　药物作用强、维持药效时间长，多用于12岁及以下的儿童特别是首次进行屈光检查者。多采用1%～2%阿托品眼膏，每天2次，共3～5天。用药后最好压迫泪道1～2分钟，以避免不良反应（口干、面红、心搏加速等），其麻痹作用一般持续2～3周。

2. 后马托品　其药物作用力量较阿托品弱但起效快、持续时间较短。多用于12～40岁患者，给予2%～3%滴眼液或眼药膏。滴眼液可10～15分钟1次，共用5～6次后即可检查；眼药膏可用2～3天，每天2次，其作用可持续3～4天，最长1周。

3. 复方托品酰胺或复方托吡卡胺　本药物为招飞体检常用药，成分为托品酰胺及去甲肾上腺素，前者具有阿托品样的副交感神经抑制作用，可引起睫状肌麻痹及瞳孔散大；后者具有肾上腺素样的交感神经兴奋作用，表现为散瞳及局部血管收缩作用。验光前5分钟点药1次，连续4次，最后一次点药后20分钟即可验光。点药后5～15分钟开始散瞳，15～90分钟散至最大，维持1.5小时左右开始缩小，一般持续5～10小时后恢复正常。

青光眼患者在多数情况下禁用上述睫状肌麻痹剂。高血压、冠状动脉供血不足者应禁用或慎用复方托品酰胺或复方托吡卡胺滴眼液。

（张小广　周　琪　刘　蕊　杨庆红）

第十一节　隐斜检查

1. 马氏杆检查方法（东方红隐斜仪）　采用国产东方红隐斜仪在暗室进行，隐斜检测仪与光点之间的距离为 6m，被检者坐在隐斜仪后面，额头靠正隐斜仪额架，眼部与目镜轻轻接触，同时睁开双眼；检查者调整隐斜仪的瞳距及水平仪，使被检者双眼通过隐斜仪视孔对正远处光点，将马氏杆和旋转三棱镜均放在被检者非主视眼（一般情况多在左眼，因亚洲人 85% 为右主视眼）。

检查内隐斜或外隐斜时，将马氏杆横位放置，旋转三棱镜转扭位于正上方，并将三棱镜度数调整至零值的左或右，嘱被检者通过隐斜仪注视双眼远处光点，待看到光点并在其左侧或右侧看到一条垂直条状光线，再嘱其转动三棱镜的转扭，使垂直光线正好通过光点。检查者直接可以从刻度盘上读出隐斜的度数，如三棱镜基底部向颞侧则为内隐斜，如向鼻侧则为外斜视。

检查上隐斜时，将马氏杆呈垂直位置放置，使旋转三棱镜的转扭放置在外侧水平位置，待被检者看到光点，并在其上方或下方同时看到一条水平条状光线，嘱被检者转动三棱镜转扭，使水平的条状光线正好通过光点。此时检查者直接从刻度盘上读出隐斜度数，如三棱镜基底向下，则为非主视眼上隐斜。如向上，则为下隐斜，但习惯上将下隐斜称为主视眼的上隐斜。

隐斜检查时，每隔 1 秒须用手在被检者的非主视眼前干扰一次，使其间歇地看到条状光线，干扰其融合作用。隐斜三棱镜度以 "Δ" 为记录单位，如内隐斜、外隐斜或上隐斜为 0Δ 时也应记录，如水平隐斜和垂直隐斜均为 0Δ 时，记录为 "正位"。

2. 有关说明及注意事项

（1）五种不同方法转换检查判定结果：三棱镜和马氏杆均放在非主视眼，内、外隐斜超标时转换检查方法。

1）把三棱镜换到主视眼，马氏杆放在非主视眼，记录度数。

2）把马氏杆换到主视眼，三棱镜放在非主视眼，记录度数。

3）把三棱镜和马氏杆都放在主视眼检查，记录其度数。

4）把三棱镜放在非主视眼，马氏杆仍放在主视眼检查，记录度数。

5）把马氏杆放在非主视眼，三棱镜放在主视眼检查，记录度数。

马氏杆和三棱镜都在非主视眼，上隐斜超标时转换检查方法：①马氏杆留在非主视眼，三棱镜换到主视眼，记录度数；②把三棱镜留在非主视眼，把马氏杆换到主视眼，记录度数；③把马氏杆和三棱镜都放在主视眼，记录度数。

当马氏杆左、右眼转换时，有上、下斜之分，记录时都记录为上隐斜，记录最大度数。

（2）以上任何一种方法检测，均按最高度数记录。

（3）关于附加镜检查：一般常规检查都用附加镜，当内、外隐斜大于所标的刻度时，可换主镜检查。注意：附加镜三棱镜旋转的角度与主检镜是不一样的，所以附加镜检测度数不等于主检查镜的度数。

（4）关于 Bsy-1 便携式数字化隐斜仪：因该仪器应用虚拟光学技术和三棱镜度数，同时没有干扰功能，对大脑融合力破坏较小，检查结果误差较大，所以该仪器适用于大面积普查，不能作为招飞的体检标准。

（5）保证被检者有良好的休息环境和至少 8 小时充足的睡眠。

（6）检查前被检者要有 3 分钟暗适应过程。

（7）被检者要认真倾听检查者的讲解，并掌握检测方法及注意事项，以保证检查结果的可靠性。

（王　洋　孙连军　丁　丁）

第十二节　眼科影像学检查

一、眼超声检查

（一）基本原理

超声波具有方向性，可沿着直线方向加半扩散角向前传播，形成一股股声束。其扩散声束与平行声束间形成半扩散角，半扩散角越小，方向性越强。临床上利用超声波的这种特性，对被检测组织的病变进行检测。超声波从一个介质向另一个介质传播，当介质之间声阻差＞ 0.1% 时，即可产生反射及折射。其中，经反射而返回探头的超声为回声。由于眼球解剖部位密度各不相同，超声传播速度不一，因此超声扫描时彼此间可形成清晰的界面分割，最终合成眼球、眼眶各部分的回声图或声像图。此外，超声波在介质中传播时，声强随着传播距离的增加而减少，称为衰减。不同组织或病变具有不同的声波吸收特性，通常正常组织吸收声能最小，而一些恶性肿瘤对声能衰减非常显著，由此作为超声波的定性诊断依据。

超声应用于浅表器官及组织的检查最早始于 20 世纪 50 年代。1956 年，美国眼科医师 Muadt 和 Hughes 首先将 A 型超声用于眼部占位性病变的检查；1958 年芬兰 Oksala 用 B 型超声诊断眼内疾病 ；直到 70 年代，Gronson 使用眼科超声诊断仪后，由于眼科超声诊断仪操作简便，现在已成为眼科非常普及的诊断工具。超声具有轴向和横向分辨率，超声频率越高、轴向分辨率越强，但是穿透力越差。对于眼球而言，常规的超声采用 7.5 ～ 10MHz 超声探头进行检查；单纯眼前节超声采用 50 ～ 100MHz 超高频探头，最大轴向分辨率是 50μm，探测深度仅为 4 ～ 5mm。

（二）检查方法

1. 筛查　患者取仰卧位，轻闭患眼，眼睑涂偶合剂。首先将探头置结膜或眼皮肤上，从下方开始，探查上方眼底，之后从鼻侧、上方及颞侧依次移动探头，同时转动入射角，使超声声束指向眼球、眼眶各部。笔式 A 型超声探头可位于角膜缘外结膜上，逐渐向穹窿部滑行，围绕眼球从 8 个子午线方向对眼球、眼眶进行全面探查。患者眼球始终向探头所在部位的反方向注视，可观察到眼底周边部。对于眼眶疾病，探头要放在眼球和眼眶之间进行探测；眼眶前部的病变，将探头直接放在病变部位的皮肤上进行检测。

2.病变的检查　形态学检查是通过不断调整探头的位置和角度，选择多个扫描断层来确定病变部位、形状、边界及与周围组织的关系。定量测量采用标准化 A 型超声扫描，将巩膜的回声作为标准信号，将病变信号与之比较。动态观察是了解病变的可动性及后运动，当眼球停止运动后，病变组织仍继续飘动为后运动。观察眶内占位病变的可压缩性，帮助判断眶内病变是实性、囊性还是血管性。

（三）有关说明及注意事项

招飞体检中眼超声检查属于非常规检查项目；但在怀疑眼球及球周病变时，应严格按照筛查检查步骤完成眼部 B 超的检查，避免漏诊的发生。

特别是对眼底周边检查时，要不断调整探头位置和角度，保证对周边异常组织进行全面检查，同时还应结合散瞳眼底检查，排除周边巩膜、脉络膜及视网膜疾病。

二、干涉光断层扫描

（一）基本原理

光学相干断层成像（optical coherence tomography，OCT）的原理类似于超声成像，不同的是以光波代替了超声波。OCT 利用测量光脉冲在样品内部被散射和传播延时，通过处理，形成高分辨率、深度的图像来分析活体内在的微观结构，无须物理接触。横向扫描可以快速获取非侵入性二维和三维的清晰图像。由于光波波长很短，因而分辨率很高，OCT 的分辨率是微米量级，而超声成像最好的分辨率是 100 微米级。但是由于光速远快于声速，接近于声速的 100 万倍，使得时间延时短至 10 ～ 15 秒，电子设备难以直接测量，这种差异造成了测量结构和距离的不同，因此 OCT 只能利用光学干涉仪装置进行测量。

OCT 是一种基于宽带光的低相干特性对生物活体组织的内部微观结构呈高分辨率断层图像的成像技术。它依靠光源的时间相干性，利用干涉仪对生物组织进行空间上的二维或三维扫描成像。OCT 系统的核心是迈克尔逊干涉仪。不同的是它的光源满足低时间相干度，由于光源的相干长度很短，只有信号光与参考光处在近似等光程（光程差不大于光源的相干长度）位置，干涉才会发生。光源发出的弱相干光经四端光纤偶合器50∶50分束，分别入射到参考镜和样品组织。一路经透镜扩束投射在全反射镜上发生反射作为参考光 Ir；另一路由透镜共焦系统聚焦在样品上，成为信号光 Is。由全反射镜反射回来的参考光与样品后向散射的信号光，经光纤偶合器汇合产生干涉信号。来自样品不同深度的散射信号具有不同的相位延迟，对应参考臂的某一位置，只有来自样品某一特定深度的散射信号才能与参考光相干，由于光源的相干长度很短，只有信号光与参考光处在近似等光程，即光程差不大于光源的相干长度的位置，才能产生干涉信号，使系统成像能有高分辨率。通过改变参考臂的光程，即让参考镜在纵向作直线匀速扫描，就可以获得样品的深度层析图像。水平面的横向扫描与纵向扫描相结合，就可以得到样品组织的断层图像及三维结构。

依据上述原理，在眼科 OCT 检查时，入射患者的光波被眼内不同组织反射，这些眼内反射光束包含不同组织的大量信息，通过光纤偶合器重新整合到一起，被敏感的光敏测量仪探测到。上述干涉信号，经光电转换，将信息转化为数字，经计算机分析、处理，再以图形或数字形式显示，从而获得眼内被检测部位的断层图像（不同灰度或伪彩图）。目前高分辨率 OCT 轴位分辨达 1μm，视网膜各层结构都能清楚观察，与已知的视网膜组织形态特点高度一致，使得活体视网膜病变检测水平达到组织病理检查水平。

（二）检查方法

如仅是对黄斑中心检查，多数 OCT 仪无须散瞳。如需扫描后极部其他部位时需要散瞳。散瞳前要详细询问病史，常规测量眼压，眼压正常者方可散瞳，以避免发生过敏及诱发或加重其他疾病（如青光眼、高眼压等）。以短效散瞳剂滴眼，使瞳孔散大至 7～8mm。散瞳前告知患者瞳孔散大后会视物模糊、畏光，需要 6～8 小时才能恢复正常。

患者坐在检查台前，先把下颌放在下颌托上，前额顶住托架的前额横档，然后调整下颌托，使眼的位置与托架上的黑色标记相一致。嘱患者向前注视指标或注视检查者的前额。

调整 OCT 采集镜头位置、角度及屈光度，直至获得清晰的眼底成像，再采集相应位置的图像资料。后期可根据不同软件进行图像分析处理，获得不同的检测结果。

（三）有关说明及注意事项

OCT 并非常规招飞体检检查手段，但当需要细致分析视网膜、脉络膜可能病变时，OCT 具有不可替代的作用。

OCT 有助于对特定部位进行细致分析，并有助于疾病的早期诊断。例如，视神经纤维层厚度分析有助于青光眼的筛查；对黄斑结构进行分析，有助于发现检眼镜不能或不易发现的病变，并能够对黄斑疾病进行初步的定性诊断。此外，在传统常规部位检查的基础上，对视网膜后极部其他可疑病灶还可采用加宽、加长 OCT 模式及 EDI 模式对特定部位视网膜、脉络膜结构扫描，获得更为精确的组织结构图像，有助于疾病鉴别分析及飞行鉴定。

三、荧光素眼底血管造影检查

（一）基本原理

荧光素眼底血管造影（fundus fluorescein angiography，FFA）是 20 世纪 60 年代发展起来的一种新的眼科检查方法。将能产生荧光效应的染料（荧光素钠）快速注入血管，同时应用加有滤色片的检眼镜或眼底照相机进行观察或照相的一种特殊检查方法。当荧光素钠随血流进入眼底血管时，入射光线通过激发滤光片后仅允许波长为 400～500nm

的光线（理想光线是 475nm 波长的蓝色光线）进行眼内照射；上述光线在眼内被组织吸收后，可以激发出 525nm 及 612nm 的黄绿色荧光，这些激发荧光在通过 500 ~ 700nm 黄色滤光片滤过后被相机接收。可以动态勾画出染料随血流运行时的血管形态，使一些细微的血管变化得以辨认；脉络膜与视网膜的血供途径和血管形态不同，造影时可使这两层组织的病变得以鉴别；脉络膜内的荧光可衬托出视网膜色素上皮的情况；血管壁、色素上皮和视网膜内界膜等屏障受损可使染料发生渗漏，这样就能检查出许多单用检眼镜发现不了的眼底改变。此外，FFA 还可用于研究眼前段情况，如结膜循环、角膜缘血管网、睫状前动脉、房水静脉等解剖形态及循环功能，观察角膜、虹膜新生血管情况。通过观察眼底血管渗透性及结构改变等，可以为临床诊断、预后评价、治疗选择、疗效观察及探明发病机制等提供依据，此外对研究眼的组织解剖、生理病理也有重要的价值。

（二）检查方法

详询病史，包括有无过敏史，详细检查全身及眼部情况，患有严重的心、肝、肾疾病及眼部屈光间质明显混浊者不宜造影。

询问有无青光眼病史，必要时应进行相关检查。

提前 30 ~ 60 分钟开始散瞳。要求被检眼要充分散瞳，瞳孔直径至少要达到 7mm 以上，能达 8mm 最好。许多人对此不是很重视，瞳孔不够大可导致眼底周边图像拍摄不全，不同程度地影响造影结果的准确性。

造影前 30 分钟给患者服抗过敏药，如氯苯那敏（扑尔敏）4mg 或异丙嗪 25mg，止吐剂如维生素 B_6 20mg 或甲氧氯普胺（灭吐灵）10mg。

造影前医嘱：造影前医嘱要反复强调，让患者充分明白并重视，主要包括造影过程身体若发生不适反应，应立即告诉检查医师，不要硬扛；向患者解释注药后的 10 多秒里可能出现一过性恶心。如有发生恶心现象，应立即进行深呼吸；尽可能睁大眼睛；造影过程不要说话；遇到打喷嚏等应扭头，避免唾沫污染镜头等。保持镇静、配合操作。

准备 10% 荧光素钠溶液 5ml 或 20% 溶液 3ml，荧光素钠稀释液（无菌生理盐水 4.5ml 加于 10% 荧光素钠 0.1ml 内）抽入空针内备用。

将照影机准备妥当，患者取坐位，头部固定，位置调整合适。在注射荧光素钠之前先摄眼底普通照相及加用激发滤光片和栅滤光片的对比照相。

在患者肘部常规消毒后做肘正中静脉穿刺，用 8 号针头先缓慢注入荧光素钠稀释液，待 10 分钟、15 分钟后如无反应，调换含有 10% 或 20% 荧光素钠的注射器，在统一口令下快速注入（2 ~ 4 秒）并同时启动计时，约 5 秒后开始拍照。

告知患者在 24 小时内尿液呈黄绿色，此为排出的药液，不必恐慌，多喝水有利于药物排出。

造影需在暗室进行，为预防意外，须备有必要的急救药品（如肾上腺素、氨茶碱、氢化可的松注射液）及器械（如血压计、听诊器、氧气筒、开口器、轻便手持复苏器、静脉输液器等），一旦需要，可立即取用。

（三）后期进行图像处理及分析

FFA 图像分析应与对照片进行比较，在排除图像本身或患者自身的自发荧光和假荧光的基础上进行图像分析。需注意如下问题：

1. 荧光充盈和循环时间　需要注意臂 - 视网膜时间、视网膜血管内循环时间，各部分内循环充盈时间是否存在延迟、充盈是否完全、对称，是否存在缺损等。

2. 脉络膜、色素上皮情况　在图像分析时需要注意如果色素增多则可遮挡荧光、色素脱失则荧光增强、色素上皮受损可见荧光渗漏等情况。

3. 视网膜血管　注意动脉、静脉充盈时间，管径粗细、形态及分布，是否存在荧光渗漏、管壁着染、异常吻合、侧支形成、新生血管等；还需要注意毛细血管充盈情况，有无扩张、渗漏、着染或无灌注区等。

4. 视盘和黄斑　注意是否存在充盈缺损、不均匀、着染、渗漏及新生血管等情况。

5. 视网膜　注意是否存在异常荧光或荧光受阻情况。

（四）有关说明及注意事项

FFA 检查非招飞体检常规检查项目，但在高度怀疑视网膜病变，特别是视网膜血管相关的病变时，需要严格按照筛查检查操作步骤完成 FFA 检查，避免重要部位及相应时段病灶影像资料的遗漏。

对特殊部位及眼底周边检查时，要不断调整相机镜头位置和角度，保证对周边异常组织进行全面检查。如有可能采用最新的广角及超广角眼底照相系统（如 Optos 200Tx 眼底照相和 FFA 系统），则可更为便捷地发现以往 FFA 检查不能发现的周边部视网膜情况，有助于排查相关疾病，保证招飞安全。

四、超声生物显微镜检查

（一）基本原理

1990 年，Pavlin 发明的超声生物显微镜（ultrasound biomicroscope，UBM）是眼科临床形态学检查发展史上的一个重要里程碑。UBM 是高频换能器和 B 超仪相结合的产物，与普通 B 超的区别主要在以下 3 个方面：①换能器；②高频信号工作；③精确控制探头运动。其中，UBM 内置的高频换能器可使探头发出频率为 50 ～ 100MHz 的超声波。由于频率的显著增加，使图像的分析率大幅度提高，其中轴及纵向分辨率可达到 20 ～ 50μm，但"高频"带来的一个新问题就是穿透力下降，深度只能达到 4 ～ 5mm，而且检查需要在水浴中进行。UBM 每秒可以扫描 5 ～ 10 帧，每帧图片的面积 5mm×5mm，分辨率达到 512×512，因此能够得到类似低倍显微镜的效果。通过选择时间增益补偿（time gain compensation，TGC）来加强前后场，还可以得到更清晰的图像。上述特性使其特别适用于结构复杂而位置相对表浅的眼部，特别是对眼前节各种组织结构的精确观察和定量测量。

（二）检查方法

行 UBM 检查前应向患者交代有关的检查方法，取得患者的合作。检查者取仰卧位，于其眼内滴入表面麻醉药，然后根据睑裂的大小选择合适的眼杯置入。眼杯是由特殊材料制成的杯形物，它既是水浴的容器，又可防止瞬目。眼杯内放入偶合剂或 0.9% 生理盐水，也可以使用人工泪液等。

UBM 的探头是裸露的，而且其扫描方向是扇形的，检查中要根据病变部位来移动探头或嘱患者转动眼球，使探头扫描方向与要观察的部位垂直，从而获得最佳图像。使用 UBM 探头可以采用放射状扫描方式，即探头与角膜缘垂直，顺时针方向扫描一周，可显示房角结构、虹膜、后房结构及睫状体。探头也可采用水平扫描方式，即探头与角膜缘平行扫描，观察睫状突的形态、数量，同时显示出睫状体与巩膜的附着情况。

检查后应滴入合适的抗生素滴眼液以防止感染，并将眼杯消毒备用。

（三）有关说明及注意事项

在招飞体检工作中，UBM 检查为非常规检查项目；但对于角膜、前段巩膜、虹膜及睫状体疾病 UBM 检查具有独特的优势，一方面可获得精确并放大的影像学资料，有助于明确诊断；另一方面 UBM 检查结果的数字化有助于随访对照观察和相关科研的开展。

原发性虹膜睫状体囊肿在招飞生源群体中较为常见。以往招飞体检中多对疑似者采用 UBM 检查以进一步确诊和下结论，但耗时费力，明显延迟做出结论时间。为最大限度地提高鉴定效率，目前仍主要采用裂隙灯联合房角镜检查方式进行虹膜睫状体囊肿的医学鉴定。其主要原因如下：①裂隙灯联合房角镜检查能发现大部分虹膜囊肿，遗漏的较小囊肿导致相应前房角变窄或关闭的可能性不大，即对囊肿的预后判定多无重要影响；②房角镜检查在房角细微结构的清晰观察和解剖定位方面，具有 UBM 无法替代的独特优势，而继发性房角改变范围和程度是判断虹膜囊肿预后的主要依据，也是招飞体检医学鉴定的核心内容；③房角镜检查方便、快捷，能即时提供医学鉴定的主要依据，最大限度地满足大规模招飞体检医学鉴定的基本需求。

（刘　勇）

第十三节　角膜特殊检查

一、角膜内皮镜检查

1. 概述　角膜内皮为一单层细胞，由约 500 000 个六边形细胞组成，成年后不再进行有丝分裂，损伤后其缺损区由邻近细胞增大、扩展、移行来覆盖。维持角膜内皮细胞正常功能的细胞密度低限为 300 ～ 500 个 /mm²。低于此阈值，角膜将发生失代偿，角膜出现水肿甚至大泡性角膜病变。角膜内皮镜（corneal specular microscope，CSM）可以提供客观、快速、准确的角膜内皮细胞情况测量。

2. **基本原理**　角膜内皮镜采用镜面反射的光学原理进行数据采集。当一束光入射一个非同质性介质时，多数光线能被传送过去，少量光线在界面处反射回来。例如，光线由空气射入眼，经角膜进入前房时即遇到角膜内皮层形成的非同质界面，在这个界面处出现镜面反射现象。由计算机系统对所得图像信息进行采集、放大，通过密度计算等数据处理分析，获得角膜内皮细胞的测量数据。CSM 目前已是临床研究角膜内皮细胞的重要手段。

3. **检查方法**　先例行裂隙灯检查排除角膜大面积擦伤、基质水肿、角膜混浊或角膜、结膜感染等情况。检查时，嘱患者将头部固定于托架，测量时，目标光点位于正前方，嘱患者固视目标光点，进行角膜内皮细胞摄像，圈定细胞范围，仪器自动计算分析。

测量的参数：

（1）角膜内皮细胞密度：每平方毫米内皮细胞的个数。为减少计量的误差，一般需要在同一区域内数角膜内皮细胞 100 个，再根据平方毫米的面积进行计算；美国报道正常角膜内皮细胞密度为平均 2400 个 /mm²（范围是 1500 ~ 3500 个 /mm²），我国谢立信等报道正常角膜内皮细胞密度为（2899±450.53）个 /mm²（范围是 1876 ~ 3988 个 /mm²）。

（2）平均细胞面积：由于角膜内皮细胞丢失后不能够再生，依靠邻近细胞的伸展、扩大、移行来修复，因此角膜内皮细胞减少时，相应平均细胞面积变大。美国报道的 60 ~ 79 岁老人的平均面积为（380.1±47.4）μm²。我国报道的 61 ~ 70 岁老年人的平均内皮细胞面积为（357±37）μm²。

（3）细胞面积变异系数：直接反映内皮细胞大小不均等程度，预示角膜功能储备的情况，是提示角膜内皮细胞稳定与否的敏感性指标。正常情况下其数值约为 0.25，应＜ 0.3。

（4）六角形细胞百分比：用以表示角膜内皮细胞结构是否正常的重要指标，正常为 70% ~ 80%，越大越好，一般＞ 50% 才能维持角膜内皮的稳定性。

4. **注意事项**　角膜内皮镜在诊断角膜后部多形性营养不良、Fuchs 角膜内皮变性、虹膜角膜内皮综合征等病变具有重要的辅助诊断价值。同时在虹膜炎或青光眼时，对内皮细胞可以造成一定损害，内皮镜可以检查了解评估内皮的损伤程度。基于以上多种因素及临床上角膜接触镜的使用和内眼手术操作对角膜内皮均有一定影响，也使得内皮镜可以作为评估和随访监控的重要手段。

临床目前有非接触型角膜内皮镜及接触型角膜内皮镜。区别在于物镜是否接触角膜，如应用接触型角膜内皮镜即应于检查前先行角膜麻醉（如滴用 0.5% 丁卡因或倍诺喜），并于每例患者应用后清洁镜头以避免交叉感染。非接触型角膜内皮镜放大倍数较低，照相范围较大，见到的内皮细胞数量多，但是分辨率较低；接触型角膜内皮镜检查时焦点不易移动，影像清晰分辨率较好，便于分析和诊断。近来随着科技进步，非接触型角膜内皮镜在临床应用实践中不断得到完善。成拾明、黄锦海等研究不同仪器测量的角膜内皮细胞密度，结果显示，SP02 与 Tomey EM-3000、SP02 与 SP3000P（A）、SP3000P（A）与 Tomey EM-3000、SP3000P（M）与 SP3000P（A）测量的角膜内皮细胞密度分别相差（-103.1±104.1）个 /mm²、（-390.4±116.2）个 /mm²、（287.2±125.4）个 /mm²、（66.3±34.4）个 /mm²，差异均有统计学意义。3 种仪器检测结果的一致性不理想，因此不可相互替代。但 SP3000P（A）与 SP3000P（M）测量角膜内皮细胞密度的方法可以相互替代。目前临床较广泛应用的另一个可进行角膜测厚的设备 Pentacam 经研究较 SP3000P 所得数据小，结果不可替换，比较两者结果需要代入矫正公式进行计算。因而在临床及科研，特别是飞行人员的体格检查过程中，应同时考虑内皮镜本身的局限性及多次检查之间的可比性，对比观察时应使用同类型号的仪器或结果具有可替代性的内皮检查设备。

二、角膜曲率检查

1. 概述　角膜前表面是整个眼球屈光力最强的部位。屈光力的大小与角膜曲率半径成反比。角膜中央瞳孔区约 4mm 直径内的圆形区域内近似球形，各点的曲率半径基本相等，中央区以外的中间区和边缘部角膜较为扁平，各点的曲率半径也不尽相等。角膜曲率的测量结果可用曲率半径（mm）或屈光度（D）表示，角膜前表面水平方向的曲率半径为 7.8mm，垂直方向为 7.7mm，后部表面的曲率半径为 6.22～6.8mm。角膜屈光力平均值为 43.05D。1854 年，Helmhohz 制成角膜曲率计，用于实验研究，后经 Javal 和 Schiotz 将其应用于临床。由于科技发展，测量方法已经由最初的手动角膜曲率计发展到各种计算机辅助的角膜地形图或眼前节诊断系统。角膜曲率作为眼球生理参数的重要指标，在 IOL 计算、屈光手术术前检查及评估、圆锥角膜诊断、角膜接触镜配戴等临床应用中不可或缺，因此如何准确测量角膜曲率具有十分重要的临床意义。

2. 基本原理

（1）光学原理：物体大小与凸面镜反射出的影像大小有一定关系，影像大小与凸面镜曲率半径有函数关系。其公式是 $r=2db'/b$（r 为凸面镜的曲率半径，d 为凸面镜至物体距离，b 为物体大小，b' 为影像大小）。

（2）成双原理：眼在固视静态物体时会出现不自觉颤动，测量角膜上的影像较困难。Ramsder 利用三棱镜移位法，将影像成双，测量时沿着光轴移动，两影像相遇可读数。然后根据公式 $F=(n'-1)/r\times1000$ 即可求出角膜前表面屈光力。n' 是角膜屈光指数，取值 1.376，r 是角膜前表面的曲率半径（mm）。

3. 检查方法　手动曲率计：①一般先右眼后左眼，双眼均测量。②被检者将头部固定于托架，测量时，嘱被检者向前固视曲率计镜筒。③调整位置，使仪器上图像光投照在被检查角膜表面正中位置。④检查者观察目镜，并调节旋钮使图像清晰。⑤定位主子午线按不同型号的角膜曲率计设计的要求进行标定。计算机辅助角膜曲率检查设备：按设备生产厂家要求的标准测量程序进行。

4. 注意事项　角膜曲率计检查简便、快捷、无创，而且费用低廉，在临床上是疾病诊治过程中经常使用的重要辅助仪器。对角膜散光及屈光力的测定、圆锥角膜的诊断能够提供重要参数。局限性是其所采集数据仅限于角膜中央 3mm 范围，约 7% 的角膜面积，因而对一些角膜手术如目前盛行的 LASIK 屈光手术，角膜曲率计不能进行全面评估。计算机辅助角膜曲率计：以目前临床常用的 Pentacam、ALLEGRO Oculyzer 与 IOLMaster 为例，它们均能测量角膜曲率、前房深度，但测量方法不尽相同。ALLEGRO Oculyzer 利用旋转式 Scheimpflug 摄像机，通过旋转扫描获得 25 000 个角膜表面测量点的高度值，生成三维 Scheimpflug 图像，它测得的角膜曲率数值是由原始数据高度值计算而得。能同时测量整个角膜前、后表面的高度（曲率）；Pentcam 的测量原理与 ALLEGRO Oculyzer 方法相同，IOL Master 测量角膜曲率的原理与传统的角膜曲率计基本相同，即测量反射光影像之间的距离。通过仪器的照相机记录投射在角膜前表面以直径为 2.3mm 呈六角形对称分布的 6 个光点的反射，测量分析 3 个方向上相对应的光点，计算出环形的表面曲率半径。它只能测量两点间的平均角膜曲率，不能反映整个角膜表面的曲率和形态信息。在临床上需要使用角膜曲率数据时，如无特别要求，上述几种方法测得的数据均可使用。但当需要全角膜或角膜后表面曲率数据时，由于测量原理的限制，使用 ALLEGRO Oculyzer 较为普遍。

三、角膜测厚检查

角膜约占眼球纤维膜的前 1/6，完全透明，厚度各部分不同，中央部最薄，为（0.51 ± 0.03）mm，周边部为（0.66 ± 0.07）mm。随着角膜移植和角膜屈光手术的发展，角膜厚度的精确测量成为临床和科研不可缺少的一部分。超声角膜测厚仪目前被广泛应用于临床，精确度较高，为 0.005 ～ 0.01mm。其中，A 超是临床角膜测厚的金标准。

1. **基本原理**　当声波脉冲撞击一个界面时，一部分声波被反射，另一部分声波则穿透折射界面继续前进。超声角膜测厚仪是利用超声波沿一定方向传播，遇到不同组织对声波产生反射的差异来计算角膜厚度。

2. **检查方法**　以 Ocuscan 为例（Alcon 美国），在进行超声角膜测厚仪检查时，被检者采取坐位。在滴用 1% 的盐酸丁卡因做表面麻醉 1 ～ 2 分钟后进行。嘱被检者上身保持直立，平视正前方。操作人员一手分开被检者上下睑；另一手持超声探头，使探头垂直对准瞳孔中心轻触角膜，避免压迫。测量角膜中央 2mm 区域的角膜厚度，分别测量 10 次，记录其平均值。

3. **注意事项**　准分子激光手术前角膜测厚非常重要，对于欲接受眼部手术的患者角膜厚度测量不仅对内眼术后角膜水肿程度的判断、内皮功能的评估有着指导性的作用，而且对眼压测量值的评估与矫正也有着非常重要的临床意义。另外，佩戴接触镜之前的评估及辅助观察佩戴接触镜的早期并发症，角膜厚度有着重要的参考意义。随着科技的发展，目前更先进的激光干涉仪已经逐步应用于临床。有研究提出，AS-OCT 与超声角膜测厚仪的 CCT 测量数据间无显著性差异，且呈正相关，相关系数可达 0.916（$P <$ 0.01）。可以作为临床上长期随访的一种有效工具。但国外近期结合临床新的计算机辅助角膜测厚设备进行的对比研究认为，CCT 检查与超声测厚仪结果具有差异性，不可互相替换，因而还需要进一步的观察和探讨。

四、角膜地形图检查

1. **基本原理**　角膜地形图仪由 Placido 盘演变而来。采用计算机图像分析系统，将投射到角膜表面的影像摄影，分析处理后将影像数字化，再用彩色编码绘制地形图，可直观、详尽、准确地获得角膜前表面曲率的定性、定量信息。目前临床上应用的地形图仪很多，如 TMS、EYESYS system 2000、Eyemap EH 290 等。随着研究的进展，近年来有一些新型的角膜地形图仪应用于临床。例如，Orbscan 角膜地形图仪不仅能检查角膜前表面形态，还能真实反映角膜后表面的曲率及整个角膜厚度。角膜后表面作为抵抗眼内压的第一道屏障，受眼内压影响其改变可能更为明显，基于 Orbscan 设备对圆锥角膜患者的观察研究提示角膜后表面的高度对角膜厚度的影响可能较前表面更大，可以为临床提供参考。另外，Oculyzer 角膜地形图仪采用旋转照相机系统，全方位测量角膜厚度，精确到 5μm，也可以较真实地反映角膜的后表面。

2. 检查方法　患者取坐位，下颌及额头固定于托架，嘱其坚持注视 Placido 盘的中心；选择适宜的角膜镜头投影。嘱患者眨眼数次后睁大，当监视器屏幕上影像最清晰时开始摄影。选用已经设定的计算机程序将影像转换为数字信号，结果可以用绝对等级图（absolute scale）和标化等级图（normalized scale）显示地形图形态。

3. 注意事项　角膜表面的数据采用四区分区法：中央区、旁中央区、周边区和角膜缘区。具体参数包括表面不对称指数（surface asymmetry index，SAI），10 环内各环相距 180° 的两相应屈光度差值的总和。理论上正常角膜中央附近接近球形。SAI 应接近 0，小于 0.3，刘祖国报道我国正常眼为 0.3±0.1。其值越大代表角膜越不规则。角膜高度不对称时，如圆锥角膜的情况下，SAI 可达 5.0 以上。表面规则指数（surface regulating index，SRI）表示角膜表面的规则情况，理论上应为 0，SRI 越小，角膜表面越规则。我国正常人为 0.2±0.2。模拟角膜镜读数（simulated keratoscope reading，SimK）值：为子午线上最大屈光力在第 7、8、9 个环上的平均值，以及距离此子午线 90° 方向相同的 3 个环的平均值，同时标轴向。最小角膜镜度数（minimum keratoscope reading，MinK）值：为最小屈光度子午线上第 7、8、9 环的平均值及其轴向。角膜预测视力（potential visual acuity，PVA）：指眼的屈光、视网膜、视神经及屈光间质正常时，角膜可获得的视力。PVA 与 SAI 和 SRI 明确相关，通过比较 PVA 与患者实际矫正视力，可分辨出视功能障碍是否为角膜源性。

正常角膜地形图：正常角膜 Placido 盘检查呈现规则的同心圆，地形图呈比较均匀的颜色改变，中央屈光度大、周边小。Bogan 等调查按角膜中央颜色划分各种形态图形所占比例：圆形为 22.6%、椭圆形为 20.8%、对称性蝴蝶结形为 17.5%、不对称蝴蝶结形为 32.1%、不规则形为 7.1%。我国正常人角膜中央曲率为 43.45D±1.47D，角膜表面不对称指数为 0.247±0.008，角膜表面规则指数为 0.194±0.181；绝大多数角膜散光为循规性，逆规性散光较少。角膜地形图较为客观地记录角膜表面的规则状态，有助于有些角膜疾病的诊断、角膜接触镜佩戴状况的评估，及时了解各种角膜手术对角膜曲率的影响，特别是在角膜屈光手术中对于筛选患者、设计手术方案、追踪评价手术效果均起到重要作用，目前较为普遍地应用于临床。

五、角膜共聚焦显微镜检查

活体共聚焦显微镜（confocal microscopy through focusing，CMTF）是近年来发展起

来的一种进行活体共聚焦显微检查技术。通过连续共焦扫描及焦点分析，得到精确的、可重复的、深径度及实时四维显示，在不同光强度下分析角膜不同亚层。开始于上皮前层，终止于内皮后层，形成相应可观察的高清晰度成像。这是一种无创伤技术，使对活体角膜的观察成为可能。

层次扫描 300μm×400μm，厚度约 5μm，放大 1000 倍，精确度可达 1μm。临床有 Tandem scanning 共聚焦显微镜和 confoscan 及 HRT Ⅲ 共聚焦裂隙扫描型共聚焦显微镜等。

1. 基本原理　临床上目前应用的共聚焦显微镜按使用光源的不同可分为两大类，即卤素灯光源和激光光源，前述 confoscan 共聚焦镜即是卤素光源，HRT Ⅲ 共聚焦镜应用激光光源。共聚焦显微镜主要由三大部分组成：主机、光学传输系统、计算机分析系统。主机由 1 个一维的扫描裂隙装置和 1 个与图像光路一致的物体聚焦盘组成，以在一维的光切面上进行三维的点状分层扫描。光学传输系统用于将连续的光扫描信号同步传输到计算机屏幕上显示，并将信号储存于计算机硬盘内。计算机分析系统通过自带的分析软件对记录在电脑的图像进行分析。一般来说，不同机型间的分析软件不能兼容。

2. 检查方法　①检查前向被检者说明注意事项，取得充分理解和配合。②在被检者结膜囊内滴 0.5% 丁卡因或 0.4% 盐酸奥布卡因，稍待片刻后用开睑器开睑。③嘱患者将下颌和额头顶靠于托架上，保持头部与显微镜探头垂直。④如为 CS 系列共聚焦显微镜，在浸锥式镜头上涂布适量透明黏稠物，如以唯地息凝胶作为镜头与角膜表面的成像介质；如 HRT Ⅲ 共聚焦镜，在涂布凝胶后，再在镜头上套 1 个一次性无菌帽，注意无菌帽和唯地息之间排净气泡、凝胶分布均匀。⑤通过调节主机手柄，使偶合剂或一次性无菌帽同角膜接触。调节成像焦点平面，使角膜各层图像通过计算机屏幕快速显示。⑥选择恰当的图像模式，将所需图像资料记录于电脑。⑦利用专用计算机分析软件，对采集的图像进行分析。

3. 注意事项　①镜头上涂布的偶合剂量要适中，过多易于流失，过少则会影响成像质量和清晰度。②一般每次需要至少检查 2 个点，以提高阳性率。③每次检查完毕需要用 75% 乙醇对镜头表面进行擦拭消毒或更换一次性无菌帽，使用后的开睑器也必须消毒，且每周再集中使用 0.2% 的戊二醛浸泡一次，防止交叉感染。④卤素光源的共聚焦显微镜光源穿透力有限，更适合于对透明角膜的观察，在角膜水肿、混浊较明显的情况下，由于光线大多数在浅层组织被反射或散射，难以到达深层组织，因此深层组织不能较好显影。⑤角膜溃疡变薄濒临穿孔者不宜使用 HRT Ⅲ 共聚焦镜检查，防止穿孔；急性炎症或有传染性结膜炎症者禁忌检查。各种原因造成镜头不能与角膜充分接触，如眼球震颤、睑裂过小、眉弓突出眼窝过深者也不宜进行检查。

（陈　威）

第十四节　超广角激光眼底扫描系统检查

超广角激光眼底扫描系统是近些年来出现的一种高效的眼底检查设备。该设备通过高速旋转的反光镜，将激光反射的眼内，并通过检测视网膜对激光的反射，形成眼底的激光炫彩图像。具体说来，该设备具有以下特点，区别于传统的直接检眼镜检查。

1.快速成像 超广角激光眼底扫描系统核心组件之一是1枚可以高速旋转的反光镜。通过反光镜将激光器发射的不同波长的激光快速地反射到眼球内，通过检测反射光，从而快速地形成眼底图像。进行1次激光扫描的时间不足1秒。直接检眼镜检查则需要较长的时间逐一视野地对眼底进行检查，费时、费力且容易遗漏。

2.超广角成像 通过激光的折射，超广角扫描系统可以对眼底近200°的范围进行检查，可以快速地发现周边部视网膜异常。而传统的直接检眼镜检查1个视野，直径仅能达到约2PD，间接检眼镜的视野也仅有8PD左右。可对比图1-20所示。

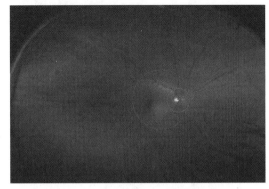

图1-20 超广角眼底扫描与传统眼底检查方法检查范围对比

红色圈为散瞳后间接检眼镜配合20D前置镜检查范围，蓝色圈为散瞳后直接检眼镜检查范围，背景图为超广角激光扫描系统成像

3.高分辨率成像 部分设备可以达到4μm甚至更高的分辨率。直接检眼镜的放大倍数约16倍，间接检眼镜放大倍数约4倍。

4.视网膜、脉络膜分别成像 由于视网膜和脉络膜对不同波长的光吸收和反射率不同，因此通过发射和检测不同波长的激光可以分别对视网膜和脉络膜进行成像。不同层面的图像有助于病变性质的初步判断。

实践证明，在飞行员医学选拔中，超广角眼底扫描系统具备一定的应用价值，可降低漏诊率并提高工作效率：①快速扫描成像，检查与阅片可独立进行，缩短检查耗时，提高工作效率。②全视网膜一次成像，避免细小病变及周边部视网膜病变漏诊。③炫彩激光成像，便于影像资料留存。一方面遇疑难病例时由多名专家可同时阅片进行讨论，进一步提高工作效率；另一方面，也便于经验传承和年轻医师学习。④传统的眼底检查需要在完成其他科目并充分散瞳行眼科屈光检查后才能进行。超广角激光扫描系统无须散瞳检查，可优化体检流程，提高检查效率。

注意事项：尽管超广角激光眼底扫描系统具有很多优势，在具体应用过程中还有很多需要注意的地方。①超广角激光扫描系统在应用时对患者眼位要求较高，高速激光扫描时短暂的强光刺激也会使被检测者不自主的瞬目，影响成像。因此，在检查前需要将检查流程等向被检者详细交代，获得充分配合。②扫描过程中如遇可疑，应重复拍摄，酌情进行眼位引导，以便对比。③由于超广角激光扫描系统依据的仍然是光学原理，因此后极部反光强，容易漏诊黄斑部玻璃疣、色素改变等阳性体征，需配合直接检眼镜检查，以防漏诊。④长期使用，可导致反光镜沾染灰尘，会在图像上方呈现大量黄白色点，与周边视网膜脱色素等改变类似，需加以鉴别。

为帮助读者判读相关影响结果，现将部分临床及招飞中发现的阳性体征进行展示，如图1-21～图1-45所示。

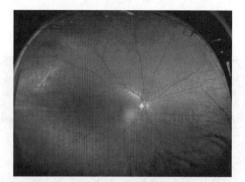

图 1-21　正常眼底

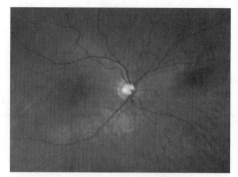

图 1-22　生理性大视杯

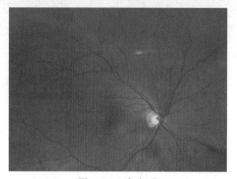

图 1-23　青光眼

杯盘比增大，盘沿变窄，视盘下方可见脉络膜色素痣

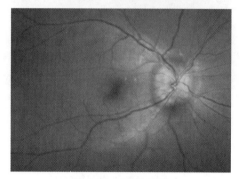

图 1-24　视盘水肿

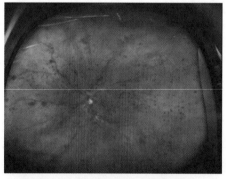

图 1-25　视网膜中央静脉阻塞

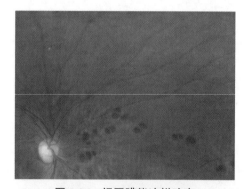

图 1-26　视网膜熊迹样改变

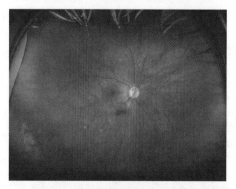

图 1-27　周边视网膜蜗牛迹样改变

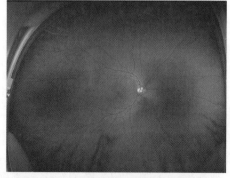

图 1-28　增殖性视网膜脉络膜病变

三面镜下可见右眼 11∶00 赤道附近视网膜灰白色增
殖性病灶，与局部视网膜血管关系密切

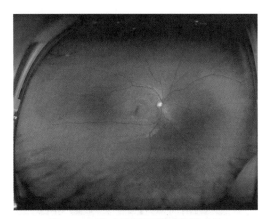

图 1-29 增殖性视网膜脉络膜病变

三面镜下见右眼视网膜颞侧近周边散在灰白陈旧灶，可见弧形条索样机化，局部血管中断

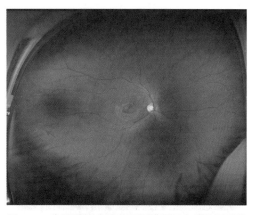

图 1-30 右眼颞侧赤道前视网膜平行血管处见两处唇形脱色素灶，中间明显变薄，透露脉络膜颜色

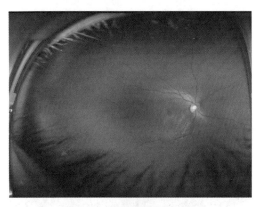

图 1-31 视网膜裂孔孔盖

三面镜下右眼颞下方周边部视网膜可见一裂孔，约 1/5PD，视网膜前可见孔盖，与玻璃体关系密切，旁可见片状脱色素区

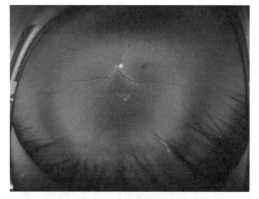

图 1-32 视网膜陈旧灶

三面镜下左眼视网膜颞下方见黑色陈旧灶，厚薄不均，局部变薄，可透见脉络膜，受累血管中断，面积为 1.5PD

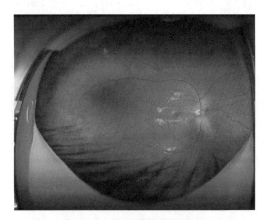

图 1-33 视网膜格子样变性

三面镜下见右眼视网膜颞上方周边星芒灶，网膜厚薄不均，大面积格子样变性

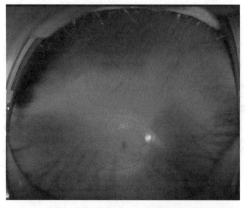

图 1-34 静脉周围炎右眼上方赤道部静脉血管不规则白鞘，部分血管闭塞

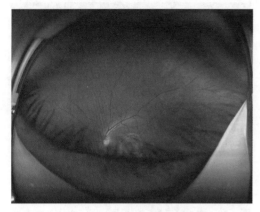

图 1-35　左眼颞上赤道附近视网膜下散在大量灰黄色斑点状渗出，间有色素紊乱，分布范围约 1 个象限

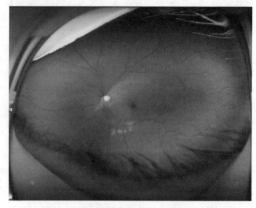

图 1-36　左眼视盘倾斜右眼 C/D=0.6+，左眼 0.4，左视盘斜入；视神经 OCT 提示，左眼鼻上视神经纤维层厚度明显变薄。中心 30-2 视野检查未见异常

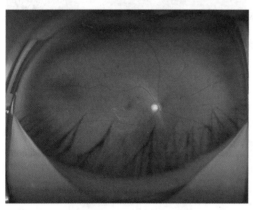

图 1-37　周边视网膜变性

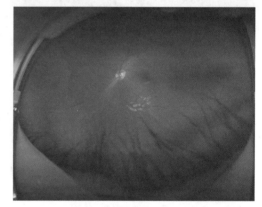

图 1-38　视网膜非压迫变白

图 1-39　周边视网膜变性

周边视网膜可见星芒样改变，三面镜下可见周边视网膜格子样改变

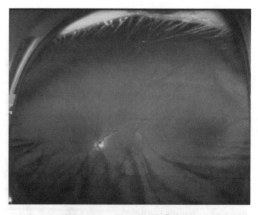

图 1-40　周边视网膜变性

三面镜下可见左眼颞上锯齿缘前视网膜大片格子样变性区，局部灰白增殖，并伴有不均匀变薄

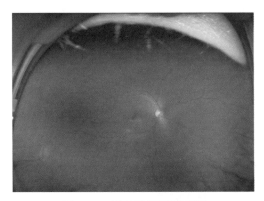

图 1-41 增殖性视网膜病变

三面镜下可见右眼颞侧 8 : 00 为赤道附近灰白增殖灶，遮盖相应血管，约 1.5PD

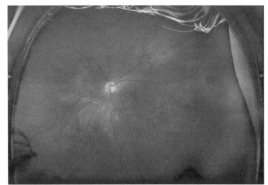

图 1-42 周边视网膜马蹄孔

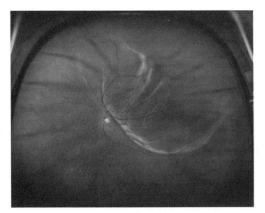

图 1-43 视网膜脱离

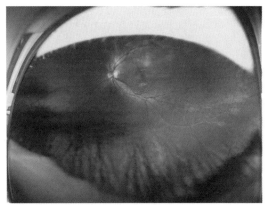

图 1-44 血管周围炎

左眼下方多处玻璃体片状增殖混浊；相应视网膜小血管多发性闭塞或缩窄，或表面增殖，附近视网膜有陈旧性渗出及色素紊乱

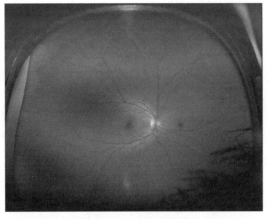

图 1-45 视网膜灰黑色斑点边界模糊，直接检眼镜可见后囊下点状玻璃体动脉残遗

（吴腾云）

第2章

眼睑疾病

第一节 概　　述

眼睑（eyelids）主要由皮肤、肌肉、睑板和结膜等组织构成，分为上眼睑和下眼睑，覆盖于眼球表面，其功能在于保护眼球。上睑上界为眉，下睑下界与颊部皮肤相连续，无明显分界。眼睑的游离缘为睑缘，上、下睑缘间的裂隙为睑裂。睑裂在颞侧联合处为外眦，呈锐角；在鼻侧联合处为内眦，呈马蹄铁状，其间有一小湾名为泪湖，湖内有泪阜。上、下睑缘近内眦处，各有一稍突起的小孔，称为泪点。

正常人在非注视状态下每3～4秒瞬目1次，不仅可去除黏附于眼表面的尘埃和微生物，还可将泪膜均匀地涂布于角膜表面，保持角膜湿润，发挥正常的生理光学功能。眼睑反射性的瞬目动作还可使眼球避免强光的刺激和异物的损伤。睑缘前部的睫毛每3～5个月更新1次，具有遮挡灰尘和减少光线刺激的作用。

一、眼睑的解剖结构特点

（一）眼睑的胚胎发育

在胚胎发育的4周前，胚眼的表面被一层表皮外胚叶所覆盖。自第5周开始，表皮外胚叶开始形成皱褶，皱褶的外层形成眼睑皮肤，内层形成结膜，与球结膜、角膜上皮相连续。内外两层之间的中胚叶在此发育形成睑板和肌肉，在胚胎发育的第6周，睑板腺形成。胚胎发育的第3个月，上下睑缘相向生长；至第6个月，上下睑由鼻侧开始逐渐完全分开。胚胎发育的第3个月初，眼表面内眦处形成半月皱襞；至第4个月，形成泪阜。

（二）眼睑组织

眼睑组织分为五层，由前向后依次为眼睑皮肤层、皮下疏松结缔组织层、肌层、纤维层和睑结膜层。

1.眼睑皮肤层　是人体皮肤最薄的部位之一，容易形成皱褶。

2. 皮下疏松结缔组织层　由疏松结缔组织构成，因此易发生水肿。

3. 肌层　包括眼轮匝肌、上睑提肌和 Müller 肌。

（1）眼轮匝肌：是位于皮下的一薄层肌肉，由面神经支配，司眼睑闭合。其以睑裂为中心环绕上、下眼睑，分为睑部、眶部和泪囊部三部分。睑部的纤维起自上颌骨的额突，走行呈环形，止点仍固定于额突处；眶部的纤维起自眼睑内眦韧带，转向外侧呈半圆形，止于眼睑外眦韧带。泪囊部的眼轮匝肌也称为 Horner 肌，其深部的纤维起自于泪后嵴后方的骨面，经泪囊后方达睑板前面，加入眼轮匝肌的纤维中。此部分的眼轮匝肌包绕泪囊及泪小管，对泪液的排出有着重要的作用。

（2）上睑提肌：是眼睑的主要收缩肌，由动眼神经支配，收缩时可同时提起上睑各部分，包括眼睑皮肤、睑板和睑结膜。其肌纤维自视神经孔周围的纤维环上方附近开始，沿眶上壁向前呈扇状展开，最后附着在上睑板上缘、眼睑皮肤、眼轮匝肌和结膜上穹窿部。

（3）Müller 肌：是受颈交感神经支配的平滑肌，司眼睑开大。其肌纤维起始于上睑提肌下面的横纹肌纤维间和下直肌的筋膜，附着于上、下睑板的上缘、下缘。

4. 纤维层　包括睑板和眶隔两部分。

（1）睑板：由致密的结缔组织构成，质硬如软骨，是眼睑的支架。睑板内有垂直排列的皮脂腺，称为睑板腺，每个腺体中央有一导管，各中央导管平行，垂直开口于睑缘，分泌油脂，构成角膜前的泪液膜脂质层。

（2）眶隔：是睑板向四周延伸的一薄层富有弹性的结缔组织膜。眶隔形成睑与眶的隔障，在渗出性病变中，可制止双方渗出物相互渗透。

5. 睑结膜层　是覆盖于睑板内面，与眼睑紧密连接的黏膜，受三叉神经分支支配。

（三）眼睑的血液供应

眼睑是体内血液供应最好的组织之一，因此具有高度的再生和修复能力。其血液供应来自颈外动脉的面动脉支（包括面动脉、颞浅动脉和眶下动脉）及颈内动脉的眼动脉支（包括鼻梁动脉、眶上动脉和泪腺动脉）。眼睑的浅部组织由上述血管分支形成丰富的动脉网所供应。深部组织由睑内外侧动脉形成的睑动脉弓供应。

静脉回流汇入眼静脉、颞静脉及面静脉，这些静脉皆无静脉瓣，因此血流可以通过眼静脉、海绵窦进入颅内，故眼睑化脓性炎症有可能扩散至海绵窦，进而导致严重后果。

（四）流行病学特点

目前尚无大样本、全国性多中心的关于眼睑疾病的流行病学研究，多在眼科门诊疾病构成比调查中以"眼睑疾病"提及。我国多项相关资料显示，在眼科门诊疾病构成比中，眼睑疾病占 4.09% ～ 8.04%，男、女患者构成比未见明显差别，且 80% 的眼睑疾病患者年龄在 40 岁以下。

二、眼睑的病变特点

眼睑位于眼球前表面，主要起保护眼球的屏障作用。眼睑解剖结构和功能的异常可导致眼睑病变，使其不能维持眼表正常及视觉功能正常。根据其解剖结构，由于皮下组织疏松，眼睑发生出血、水肿、炎症等病变时易向四周扩散至邻近组织，并且眼周围组织的病变也易蔓延至眼睑。此外，眼睑容易受到外伤，但由于其有着丰富的血液供应，伤口易愈合。睑缘内含多种腺体，常表现为独立病变的过程。眼睑常见的疾病有炎症及结构、位置与功能的异常等。

（齐林嵩）

第二节　眼睑炎症

眼睑位于体表，易受外界因素的侵袭而发生炎症反应。各种眼睑腺体的开口多位于睑缘或睫毛的毛囊根部，易发生细菌感染。睑缘是皮肤和黏膜的移行处，睑皮肤和睑结膜的病变均可能引起睑缘病变。眼睑皮肤较菲薄，且皮下组织疏松，发生炎症时眼睑充血、水肿等反应显著。

一、睑腺炎

（一）概述

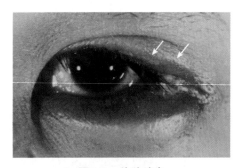

图 2-1　外睑腺炎
箭头指示处眼睑红肿，睑缘可见黄白色分泌物，结膜轻度充血

睑腺炎（hordeolum）是一种眼睑腺体的急性、痛性、化脓性、结节性炎症病变，又称为麦粒肿。睑板腺（Meibomian 腺）受累时形成较大的肿胀区，成为内睑腺炎；眼睑皮脂腺（Zeis 腺）或汗腺（Moll 腺）感染则为外睑腺炎，其肿胀范围小而表浅（图 2-1）。睑腺炎多由葡萄球菌感染引起，其中以金黄色葡萄球菌较常见。外睑腺炎者由于睫毛囊所属的皮脂腺受到感染，初起时有微痒感，随后痒感逐渐增加，眼睑局部开始出现水肿和充血，有胀痛和压痛感；内睑腺炎者为睑板腺受到感染，细菌感染面积较小，临床症状不如外睑腺炎患者明显。无论是内睑腺炎还是外睑腺炎，一旦发生就应当立即进行治疗，切忌挤压，以免感染扩散，避免败血症、海绵窦血栓等并发症的发生。

睑腺炎患者可局部给予抗生素滴眼液及眼药膏，如已出现脓点，可消毒皮肤后行切开排脓。一项 120 例青少年睑腺炎患者经抗生素治疗的研究报道称，60 例患者应用妥布霉素敷于患处，显效 45 例，有效 12 例，无效 3 例，总有效率为 95.00%，60 例应用红霉素的患者，显效 31 例，有效 19 例，无效 10 例，总有效率为 83.33%。我国一空军医院研究报道称，2 例睑腺炎飞行人员经积极治疗，全部痊愈并飞行合格。

（二）诊断及鉴别诊断

1. 诊断　　眼睑皮肤出现局限性的红肿，触诊有压痛硬结，有时可在睫毛根部、近睑缘皮肤或睑结膜面发现黄白色脓点即可诊断。

2. 鉴别诊断

（1）睑板腺癌：常见于老年人，或眼睑肿物手术刮除后又在原处复发者。组织病理可确定诊断。

（2）睑板腺囊肿继发感染与内麦粒肿的鉴别：前者先有无痛不肿的结节或肿块，之后才有红肿痛的症状。而后者起病急，红肿痛与结节同时出现。

（3）眼睑皮炎：急性期有明显的刺痒感和烧灼感，眼睑皮肤可出现红斑、丘疹、水疱（如有继发感染则为脓疱、溃疡）、结痂等；慢性期睑部皮肤粗糙肥厚，呈苔藓状，表面有鳞屑脱落，也可有色素沉着等，一般无硬结及压痛。

（三）航空医学考虑

睑腺炎在招飞体检中少见。睑腺炎可致眼睑典型的红、肿、热、痛症状，必然也会影响飞行员眼部及飞行设备佩戴的舒适性，进而影响飞行过程中对仪器的操控和对靶目标的把握。若不及时治疗，感染加重可引起眶蜂窝织炎，导致眼球运动受限，因此将影响飞行员视力、视野、立体视觉等视觉功能。睑腺炎经治疗或自行痊愈后，一般认为不会对眼睑及视觉功能造成影响，但仍应仔细检查眼睑功能及结膜情况，如有无眼睑闭合不全、结膜粘连及萎缩瘢痕等。

（四）体检方法

睑腺炎在招飞体检外眼检查中可发现，一般采用聚光灯照射检查法和裂隙灯照射检查法。聚光灯下观察眼睑皮肤有否红肿及其红肿的范围，红肿区是否有触痛点，是否有黄白色脓点，是否有肉芽增生，眼球运动是否受限。必要时可用裂隙灯观察细节，观察眼睑皮肤及眼前部细节，是否合并角膜炎、结膜炎等体征。

二、睑板腺囊肿

（一）概述

睑板腺囊肿（chalazion）又称为霰粒肿，是睑板腺管阻塞、腺体分泌滞留及慢性肉芽肿炎症而形成的囊性病变，病程缓慢，无疼痛。患者通常无自觉症状，眼睑皮下有结节隆起，无压痛，与皮肤无粘连，翻转眼睑，正对囊肿处的结膜呈紫红色或灰黄色。囊肿可自结膜面穿破，露出肉芽组织（图 2-2、图 2-3）。

睑板腺囊肿的病因较多，包括病毒感染、睑缘炎、酒渣鼻、蠕形螨、低维生素 A 水平、低雄激素水平、吸烟及紧张等。酒渣鼻是一种慢性皮肤病，研究表明，92% 睑板腺功能障碍患者合并酒渣鼻，表现为异常增多的、成分改变的睑板腺分泌物阻塞睑板腺口，出现复发性的睑板腺囊肿。近年来的研究表明，睑板腺囊肿者较未患病者眼睑组织中存在更高比例的蠕形螨，且螨虫感染与睑板腺囊肿的复发有一定的联系。此外，维生素 A 缺乏可导致腺上皮组织过度角化，进而造成排出管道阻塞，腺体分泌物在皮脂腺和睑板腺内积存，引起无菌性慢性肉芽肿性炎症。值得注意的是，大量研究已证实，性激素的水平、吸烟与紧张也是睑板腺囊肿发生与复发的重要影响因素。

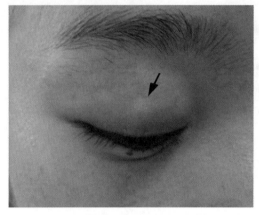
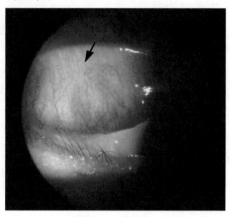

图 2-2　睑板腺囊肿，箭头指示处皮肤呈结节性局部隆起，无明显充血　　图 2-3　睑板腺囊肿，箭头指示处结膜面见黄白色实性隆起，相应结膜轻度充血

睑板腺囊肿有自愈的可能，小的霰粒肿可热敷或理疗按摩，以促进囊肿吸收。有研究表明，非手术治疗的治愈率约为 46%。非手术治疗不佳或较大者可在囊肿周围或囊肿内注射曲安奈德（triamcinolone acetonide，TA）或行手术治疗。国外研究显示，TA 注射及手术治疗睑板腺囊肿的治愈率分别为 80% ～ 84% 及 80% ～ 87%。我国一空军医院回顾性研究表明，5 例睑板腺囊肿经手术治疗后均已痊愈并飞行合格。

（二）诊断及鉴别诊断

1. 诊断　根据临床表现，眼睑皮下局限性无粘连的无痛硬结，以及相应结膜面局部呈暗紫色或灰黄色表现即可做出诊断。

2. 鉴别诊断

（1）睑板腺癌：反复出现硬结者，术后应将标本送病理科检查。

（2）睑腺炎：眼睑局限性红肿，可无硬结，红肿区有触痛点。

（三）航空医学考虑

睑板腺囊肿在招飞体检中少见。较大的囊肿可影响如视力、视野等视觉功能，影响飞行设备佩戴的舒适性，若不及时治疗，可增大和（或）急性感染后形成麦粒肿，故患病期间应不考虑纳入合格行列。经手术或非手术治疗痊愈后，一般认为不会对视觉功能造成损害，但仍应仔细检查眼睑功能及结膜情况。

（四）体检方法

睑板腺囊肿在招飞体检外眼检查中可发现。一般采用聚光灯照射检查法和裂隙灯照射检查法。聚光灯下观察眼睑皮肤是否隆起，边缘是否清楚，触之是否与皮肤粘连，有无触痛点，是否影响眼球运动。翻转眼睑观察结膜面是否充血及局限隆起。必要时可用裂隙灯观察细节，检查时可先嘱学员闭眼，观察眼睑皮肤细节，有无红肿、脓点等，而后翻转眼睑，观察结膜面有无破溃、肉芽组织突破等。

三、睑缘炎

（一）概述

睑缘炎（blepharitis）是睑缘皮肤、睫毛毛囊及其腺体的亚急性、慢性炎症。睑缘为皮肤与结膜移行处，富含腺体组织和脂肪性分泌物，易沾染尘垢和病菌而导致感染。我国临床分析显示，调查人群中 99.3% 的患者双眼发病，女性多于男性，占 63.7%。睑缘炎临床上分三型：鳞屑性睑缘炎、溃疡性睑缘炎及眦部睑缘炎。

鳞屑性睑缘炎多由腺体分泌过多继发感染引起。该病的病因尚不十分明确，可与局部存在的卵圆皮屑芽孢菌有关，它能将脂类物质分解为有刺激性的脂肪酸。此外，屈光不正、视疲劳、营养不良和长期使用劣质化妆品也可能是本病的诱因。患者常自觉眼痒不适，检查可见睑缘充血，睫毛根部和睑缘表面附着上皮鳞屑或少许痂皮，但无溃疡、无秃睫。如长期不愈，可使睑缘肥厚，重者引起泪点外翻而导致溢泪（图 2-4）。

溃疡性睑缘炎者大多为睫毛毛囊和睑缘皮肤受葡萄球菌感染所致，见于营养不良、贫血或全身慢性病者。患者自觉眼睑灼热疼痛不适，但更为严重。睑缘皮肤充血，散布小脓疱，可有痂皮覆盖。拭去痂皮后露出浅小溃疡，较易出血。溃疡愈合后，瘢痕形成，组织收缩，引起倒睫（图 2-5）。部分睫毛毛囊因感染而被破坏，不能再生，形成秃睫。日久可引起睫缘肥厚变形，引起睫毛乱生及溢泪。

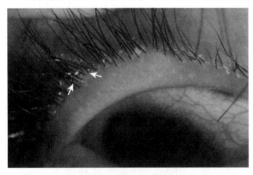

图 2-4　鳞屑性睑缘炎
睑缘充血，箭头指示处睫毛根部附着上皮鳞屑或少许痂皮

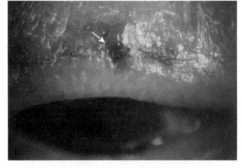

图 2-5　溃疡性睑缘炎
睑缘肥厚，秃睫，箭头指示处示溃疡愈合瘢痕

眦部睑缘炎多为 Morax-Axenfeld 双杆菌所致，此外也与核黄素缺乏症、慢性全身性疾病有关。该病多为双侧，主要发生于外眦部。患者自觉眼眦部痒痛不适，检查可见外眦部睑缘及皮肤充血、糜烂。邻近结膜常伴有慢性炎症，严重者侵及内眦部，可同时合并口角炎。

（二）诊断及鉴别诊断

1. 诊断　根据临床表现，睑缘皮肤潮红，有鳞屑或痂皮、糜烂、脓疱等即可做出诊断。

注意各类型间互相鉴别：

（1）鳞屑性睑缘炎：睫毛根部和睑缘表面附有头皮样鳞屑，局部无溃疡面。

（2）溃疡性睑缘炎：睫毛根部有出血的溃疡面和小脓疱，溃疡愈合后形成瘢痕，泪点闭塞。

（3）眦角性睑缘炎：内、外眦部皮肤发红、糜烂、湿润，有黏稠性分泌物。

2. 鉴别诊断　接触性皮炎：通常有接触史，在接触部位突然发生边界清晰的急性皮炎，多有皮疹，去除病因后皮损很快消退。

（三）航空医学考虑

睑缘炎在招飞体检中罕见。患有睑缘炎者体征和症状较明显，睑缘皮肤的鳞屑、溃疡、糜烂可引起眼睑结构和功能异常，同时睑缘的痒痛不适感将影响患者视觉信息的正常接收。合并角结膜病变者，由于有角膜混浊、结膜充血、水肿等症状，可导致如视力、对比敏感度、立体视觉等视觉功能的减退。体征和症状较轻的睑缘炎者经治疗痊愈后，无复发迹象，一般无秃睫、倒睫、下睑外翻等并发症，则认为眼睑和视觉功能良好；较重者往往疗程长、并发症概率高且多预后不良，可对眼睑和视觉功能造成损害。

（四）体检方法

睑缘炎在招飞体检外眼检查中可发现。一般采用聚光灯照射检查法和裂隙灯照射检查法。聚光灯下检查睑缘皮肤是否红肿，有无鳞屑或痂皮、糜烂、脓疱等体征，有无眼睑闭合功能异常及眼球运动异常等。必要时可用裂隙灯观察细节，检查睑缘及眦角皮肤有无红肿、鳞屑、溃疡，结膜面有无充血、水肿，有无角膜感染等。

（齐林嵩）

第三节　眼睑位置、功能和先天性异常

眼睑的正常位置是眼睑与眼球表面紧密接触，中间形成一个潜在毛细间隙，使泪液能吸附在这一毛细间隙中，润泽眼球表面，并随着瞬目动作向内眦流动。上、下睑的睫毛分别向前上、下方伸展充分，整齐排列，阻挡尘埃、汗水等侵入眼内，但不与角膜相接触。上、下泪点位于内眦部睑缘前唇，紧靠泪阜基部，以保证泪液能顺利导入。并且上、下眼睑运动时可闭合完全，上睑缘可上举至瞳孔上缘。然而，一旦这些解剖关系发生异常，不但无法完成正常的生理功能，还会导致眼球损害。

一、倒睫、乱睫与睑内翻

（一）概述

睁眼向前方注视时，上眼睑睫毛倾斜度为 110°～130°，闭眼时睫毛倾斜度为 140°～

160°，性别无明显差异。睫毛始终不断更新，一般寿命为 3 ～ 5 个月。睫毛的功能是遮挡及防止各种异物进入眼内，并减弱过强的光线。倒睫（trichiasis）是指睫毛倒向眼球；乱睫（aberrant lashes）是指睫毛不规则生长。两者都可致睫毛触及角膜造成眼部疼痛、畏光、流泪及异物感等不适。倒睫和乱睫是常见的眼部疾病，多由沙眼、睑内翻、睑缘炎等引起。

　　睑内翻（entropion）是指眼睑，特别是睑缘向眼球方向卷曲的位置异常。当睑内翻达一定程度时，睫毛甚至睑缘外皮肤也随之倒向眼球。因此，睑内翻和倒睫常同时存在。睑内翻可分为三类：先天性睑内翻、痉挛性睑内翻和瘢痕性睑内翻。先天性睑内翻常为双侧，痉挛性睑内翻和瘢痕性睑内翻可为单侧。①先天性睑内翻：临床上较少见，发病率较低，仅为 0.02%，常见于婴幼儿，女性多于男性，大多由内眦赘皮、睑缘部轮匝肌过度发育或睑板发育不全引起（图 2-6）；②痉挛性睑内翻：主要为自身或外界因素致眼轮匝肌痉挛所致，主要发生于下睑，常见于老年人；③瘢痕性睑内翻：为睑结膜睑板瘢痕收缩所致，多由沙眼、结膜烧伤等引起，上、下睑均可发生。

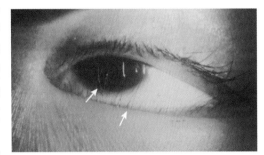

图 2-6　先天性睑内翻、倒睫

下睑缘向内翻，箭头示相应睫毛接触角膜表面

　　倒睫或内翻倒睫触及角膜、眼球者可引起眼部疼痛、流泪，持续性异物感等不适。在睫毛长期的摩擦下，可致结膜充血、角膜上皮点状混浊、角膜上皮部分脱落、角膜浅层混浊或弥漫性损伤，重者可导致角膜溃疡、角膜白斑等，继发感染可致角膜溃疡、结膜炎等，长期迁延可导致新生血管生成，影响角膜透明性甚至导致失明。少数倒睫可机械性拔出，但可再生；也可采用电解术或冷冻法，破坏毛囊并拔出；多数倒睫者可行手术矫正，有内翻者需行内翻矫正术，靠近外眦部无内翻者可行睑缘灰线切开加皮瓣转移术。我国一项研究显示，睑内翻倒睫术后总有效率为 97.9%，其中先天性睑内翻倒睫、瘢痕性睑内翻倒睫术后满意率分别为 97.1% 和 96.6%，术后倒睫消失，眼睑功能良好。

（二）诊断及鉴别诊断

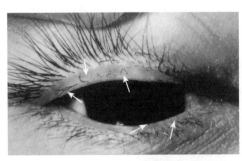

图 2-7　先天性双行睫

箭头示双行睫毛，细短，生长方向不规则

　　1. 诊断　外眼常规检查，聚光灯侧照即可发现。在裂隙灯辅助下如发现睫毛向后生长或杂乱生长，触及角膜，角膜上皮可脱落或呈点状混浊，荧光素弥漫性着染，即可做出倒睫或乱睫的诊断。若常规检查见眼睑，尤其是睑缘部向眼球方向卷曲，常合并倒睫即可做出睑内翻的诊断。

　　2. 鉴别诊断　双行睫（distichiasis）：指一排或部分睫毛于睑板腺开口或于其后长出，这种异常的睫毛通常较细短或缺少色素（图 2-7）。

（三）航空医学考虑

倒睫、乱睫与睑内翻在招飞体检中较少见。倒睫可直接降低飞行员的眼部舒适性，严重导致角膜溃疡形成瘢痕者将削弱如视力、对比敏感度等视觉功能，故睑内翻及倒睫一经发现，需及时治疗。经治疗后，一般眼睑功能良好，需评估角膜有无感染及瘢痕、眼睑功能是否正常等；倒睫复发、眼睑瘢痕明显、睑板萎缩者可影响眼睑和视觉功能。

（四）体检方法

倒睫、乱睫与睑内翻在招飞体检外眼检查中可发现。聚光灯检查下观察睑缘部有无向眼球方向卷曲，睫毛有无向内生长，角膜有无明显混浊等，但短而细小的倒睫仍易漏诊。必要时使用裂隙灯辅助检查细节，嘱被检者向正前方看，观察顺序为从鼻侧到颞侧，检查上、下睑缘方向是否正常，观察上、下睑缘睫毛生长方向是否正常，有无触及角膜，角膜上皮有无点状混浊，检查下睑倒睫时，可嘱被检者向下注视，便于发现睫毛是否触及角膜，必要时可加做角膜荧光染色。

二、睑外翻与眼睑闭合不全

（一）概述

睑外翻（ectropion）是指眼睑向外翻转离开眼球甚至睑结膜离开眼球，暴露在外，常合并眼睑闭合不全，若外翻涉及内眦侧泪点，则可引起溢泪。此外，睑结膜因外翻后长期暴露而发生慢性结膜炎，导致分泌物增多，结膜干燥、肥厚并充血。睑外翻按病因可分为瘢痕性睑外翻、麻痹性睑外翻、老年性睑外翻、痉挛性睑外翻、先天性睑外翻五大类。①瘢痕性睑外翻：最为常见，为眼睑皮肤面瘢痕性收缩所致。睑皮肤瘢痕可由创伤、烧伤、化学伤、眼睑溃疡或睑部手术等引起。②麻痹性睑外翻：仅见于下睑，由于面神经麻痹，致使眼轮匝肌收缩功能丧失，下睑依其本身的重量下垂而形成外翻。③老年性睑外翻：仅见于下睑，由于老年人的眼轮匝肌功能减弱，眼睑皮肤及外眦韧带也较松弛，使睑缘不能紧贴眼球，终因下睑本身重量下垂而外翻。④痉挛性睑外翻：为眼睑皮肤紧张、眶内容充盈、眼轮匝肌痉挛压迫睑板上缘所致，多见于青少年，特别是患大疱性结角膜炎或高度眼球突出者。⑤先天性睑外翻：较为少见，可单独发生或伴随其他异常（图 2-8）。

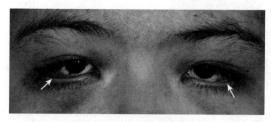

图 2-8　先天性睑外翻

箭头示下睑缘向外翻，结膜面暴露且有轻度充血

眼睑闭合不全（hypophasis）指睡眠或试图闭眼时上、下眼睑不能完全闭合，导致部分或大部分眼球暴露，又称为兔眼。面神经麻痹为导致眼睑闭合不全的最常见原因，其次为瘢痕性睑外翻，另外眼眶容积与眼球大小的比例失调，全身麻醉或重度昏迷时均可发生眼睑闭合不全。值得注意的是，少数正常人睡眠时，睑裂也可有一缝隙，但角膜不会暴露，称为生理性兔眼。轻度眼睑闭合不全者可引起结膜充血、干燥、肥厚和过度角化；重度者因角膜长期暴露，表面无泪液湿润而干燥，导致暴露性角膜炎。

（二）诊断及鉴别诊断

1. 诊断　外眼常规检查可见眼睑离开眼球，向外翻转，同时根据病史即可做出睑外翻的诊断。若自然闭眼时上、下眼睑不能完全闭合，可做出眼睑闭合不全的诊断。

2. 鉴别诊断　临床表现明确即可诊断，关键在于鉴别类型和病因。

（三）航空医学考虑

睑外翻与眼睑闭合不全在招飞体检中少见。轻度睑外翻和（或）眼睑闭合不全者可致飞行员流泪、疼痛等眼部不适。重度引起角结膜病变者，可导致角膜、结膜瘢痕，不仅影响眼睑正常功能，还将导致视力、对比敏感度的下降。经治疗后，尚需评估眼睑功能是否正常等，眼睑瘢痕明显、外翻过矫或合并其他疾病者可影响眼睑及视觉功能。

（四）体检方法

招飞体检外眼检查中可发现。在聚光灯下检查睑缘是否向外翻转，眼睑闭合是否完全，是否存在 Bell 征，有无角膜混浊及结膜充血等体征。必要时使用裂隙灯辅助检查细节，嘱被检者向正前方看，检查上、下睑缘方向是否正常，同时仔细观察有无泪点外翻、有无溢泪现象、有无结膜充血及角膜感染，眼睑闭合时角膜和结膜有无外露等。

三、上睑下垂和假性上睑下垂

（一）概述及流行病学特点

上睑的正常位置约在上方角膜缘与上方瞳孔缘的中部，具体位置因人而有小的差异，但一般认为不超过角膜缘 2mm。上睑下垂（ptosis）指上睑提肌（动眼神经支配）和 Müller 平滑肌（颈交感神经支配）功能不全或丧失，导致一侧或双侧上睑部分或全部下垂。然而，我们在临床检查时常发现许多患者上睑提肌肌力正常，上睑缘的位置正常，仅因眼睑缺少支撑而造成睑缘位置低于正常，这类情况称为假性上睑下垂。

真性上睑下垂可为先天性上睑下垂和后天性上睑下垂两大类。先天性上睑下垂是婴幼儿上睑下垂中最常见的原因，我国有文献报道称发病率为 0.56%，居先天性眼病发病率的第 2 位（图 2-9）。国外研究报道称发病率为 0.12%，是一种常染色体显性或隐性遗传疾病，多为常染色体显性遗传。初宪华等研究发现，32.9% 的先天性上睑下垂患者有遗传史，且常染色体显性遗传占 82.4%，隐性遗传占 17.6%，其他为散发病例。散发病例可能是非遗传性的，为胚胎期母体受环境因素影响所致，或为产伤所致。病理学研究发现，先天性上睑下垂患者的上睑提肌可见不同程度的肌纤维断裂、缺失，胶原纤维增生；重度者数目减少、排列疏松、走行紊乱，间质中胶原纤维增多，纤维结缔组织取代了肌纤维。

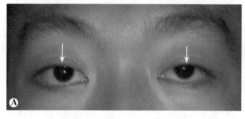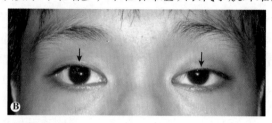

图 2-9　先天性上睑下垂

A. 箭头示双眼眉弓上挑，左眼上睑缘遮盖瞳孔约 1/3，右眼上睑缘位置大致正常；B. 箭头示左眼上睑皮肤变薄，上睑缘遮盖瞳孔约 1/3，右眼上睑缘位置大致正常

后天性上睑下垂的病因较多，多由眼睑本身的病变引起，也可由神经系统及其他全身性病变导致。常见的原因有动眼神经麻痹、上睑提肌腱膜缺损、交感神经疾病、重症肌无力及机械性开睑运动障碍，如上睑的炎性肿胀或新生物等。根据眼肌运动障碍的机制，后天性上睑下垂可分为神经源性、肌源性、腱膜性和机械性四大类。

真性上睑下垂者应先针对病因治疗，矫正需行上睑提肌缩短术，若上睑提肌肌力弱不能满足手术要求时，可选择额肌悬吊术或自体阔筋膜悬吊术。由于真性上睑下垂病因复杂，治疗烦琐，术后欠矫或过矫情况时有发生，就算术后效果满意，也常有上睑下垂再次复发。我国有学者报道称，上睑提肌缩短术后矫正不足占 19.2%，不良占 0.70%，应用额肌腱膜悬吊法术后复发率为 2.94%。一旦上睑下垂术后效果不良或出现复发情况，则需行二次手术。

假性上睑下垂是指由多种原因引起的上睑负荷过重而造成的睑裂相对变小，但上睑提肌、Müller 平滑肌及眼球各向活动正常。青年人假性上睑下垂主要是由于脂肪组织过剩、眶隔筋膜囊内压力过大、眼轮匝肌过于肥厚、内眦部肌肉附着异常等改变，加重了上眼睑的负荷，使上睑抬起幅度变小，从而被迫利用额肌的过度收缩提拉上睑或以仰头姿势视物，形成额部皱纹增加、眉毛上抬等畸形，久之眉眼之间皮肤被拉松，造成上睑皮肤继发性悬垂，呈垂帘样改变并遮盖上睑缘，使平视时上睑最低点落在上睑皮肤悬垂反折处而不是上睑缘，进而形成假性上睑下垂。

尽管假性上睑下垂患者上睑提肌和 Müller 平滑肌的功能完全正常，但仍会出现上睑视物遮挡。在治疗方面，假性上睑下垂无须采用上睑提肌缩短等术式，仅通过重睑术去除肥厚的眼轮匝肌、过多的脂肪、多余的松垂皮肤及松解拉紧的内眦角等减轻上睑负荷的方法即能达到理想的临床疗效。严玲玲等研究报道，点切缝合联合间断埋线重睑术，并同期联合内眦开大术，术后随访 3 个月至 5 年，重睑线弧度流畅，维持持久，无明显切口瘢痕。

（二）诊断及鉴别诊断

1. 诊断　根据病史和上睑缘过度遮盖瞳孔的体征即可做出诊断。可通过指压眉弓测试上睑提肌功能，睑缘活动度 4mm 以下者为肌力很差，5～7mm 者为肌力中等，8mm 以上者为肌力良好。

2. 鉴别诊断　需鉴别排除重症肌无力、神经系统或眼部及全身病变引起的上睑下垂。

（1）重症肌无力：是累及神经-肌肉接头处突触后膜上乙酰胆碱受体的自身免疫性疾病，隐匿起病，慢性进展，出现上睑下垂、复视、四肢近端无力等症状。其中，上睑下垂在起病时的出现率约为 70%，病程极期为 90%，通常为双侧，但部分患者两眼上睑下垂交替出现。新斯的明试验或腾喜龙试验可有助于鉴别。

（2）甲亢性眼肌病：通常隐匿起病，缓慢进展，出现双眼不对称的眼外肌麻痹；下直肌和内直肌最容易受到累及并出现复视，之后逐渐出现上睑下垂及其他眼外肌麻痹，同时伴有突眼，球结膜水肿，角膜溃疡，视力、视野障碍等。

（3）线粒体眼肌病：往往以双上睑下垂为首症，病情进展缓慢，数年后出现其他眼外肌麻痹，但复视并不多见，病情发展中尚可出现面肌和四肢近端肌肉无力。

（4）动眼神经麻痹：动眼神经支配上睑提肌，作用是使眼裂开大。引起动眼神经麻痹并致上睑下垂的原因很多，包括脑血管病、颅内肿瘤、动脉瘤、基底脑膜炎、外伤、海绵窦疾病和动眼神经炎症等，需仔细鉴别。动眼神经麻痹所致上睑下垂者多为单眼，常合并有动眼神经支配其他眼外肌或眼内肌麻痹。

（5）Horner 综合征：由支配眼肌的交感神经通路被毁坏所致，临床表现为同侧上睑下垂、瞳孔缩小、轻度眼球内陷等，但这种上睑下垂较轻，用力睁眼时仍可抬起。颈交感神经受损者可同时出现同侧瞳孔缩小、眼球内陷、颜面潮红及无汗等。

（6）Marcus-Gunn 综合征（颌动瞬目综合征）：为发生于婴幼儿的先天性上睑下垂，多为一侧，有家族遗传倾向。典型特点是当患者张口时，下颌偏向健侧（或向前），下垂的上睑突然自动抬起，睑裂开大，比健侧位置还高，但这种眼裂开大是暂时性的，不能持久。

（7）先天性睑裂狭小综合征：为常染色体显性遗传，外显率高，常有垂直遗传史。体征可有睑裂水平径及上下径较正常者明显变小，常伴有上睑下垂、下睑赘皮、双内眦距离过远、下睑内翻、鼻梁低平、上眶缘发育不良等一系列眼睑和颜面发育异常，面容十分特殊，先天性睑裂狭小综合征治疗较复杂，预后判断不定，可影响眼睑功能及视野、立体视觉等视觉功能。

（8）假性上睑下垂与上睑下垂的鉴别：假性上睑下垂通常是由先天性上睑发育异常造成的，儿童期或青春期早期即可发病，症状表现与先天性真性上睑下垂一样，往往容易相互混淆。上睑下垂患者往往上睑组织较薄甚至可有上睑凹陷。假性上睑下垂可有明显的上睑臃肿，且为单睑伴严重内眦赘皮。其眼睑典型形态特点为内眦角小，上睑弧线低平，眼轮匝肌肥厚且两侧牵拉力大，睑裂高度低。此时可嘱患者在没有额肌参与下，两眼自然睁开平视，同时用棉签轻轻挑起悬垂的上睑皮肤反折，观察其后方的上睑缘遮盖角膜和瞳孔的程度，如上睑缘遮盖瞳孔上方不超过 2mm，则说明上睑提肌和 Müller 平滑肌的功能正常，上睑下垂症状是上睑负荷过重引起皮肤松垂，从而遮挡视线，此诊断为假性上睑下垂（图 2-10）。

（三）航空医学考虑

在航天环境中正常的视觉功能是至关重要的。上睑下垂可影响如视力、视野、立体视觉等视觉功能，飞行员为了能够看清物体，常需要后仰头部，皱额头，久之会导致额部皱纹加深，同时可能引起颈部疾病，从而对飞行安全造成负面的影响。另外，真性上睑下垂病因复杂，手术烦琐，疾病复发率高，常伴有眼部或全身其他症状，预后往往不良。假性上睑下垂者上睑提肌功能正常，术后效果稳定，需复查上睑缘与瞳孔缘的距离关系及眼睑和视觉功能是否正常，一般预后良好。

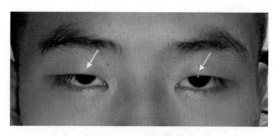

图 2-10　假性上睑下垂

箭头示双眼上睑臃肿，眼睑皮肤遮盖瞳孔约 1/2，用棉签轻挑皮肤见睑缘位置大致正常

（四）体检方法

上睑下垂和假性上睑下垂在招飞体检外眼检查中可发现。在聚光灯下嘱被检者闭眼后自然睁眼，不可皱眉以排除额肌代偿，仔细观察上睑缘与瞳孔的关系及患侧额部皮肤有无横纹等，必要时可用棉签轻轻挑起悬垂的上睑皮肤，以观察其后方的上睑缘有无遮盖瞳孔及其程度。同时，应通过指压眉弓测试评估上睑提肌肌力。必要时联合全身性检查和实验室检查辅助诊断。

四、内眦赘皮

（一）概述及流行病学特点

内眦赘皮（epicanthus）是指遮盖内眦部的垂直的半月状皮肤皱褶。内眦赘皮与种族有着密切的联系，最常见于中亚、北亚、东亚等地区的蒙古人种中，故又称为"蒙古皱襞"。其中，在中国人中占有率超过 50%，而在韩国和日本人中甚至达到了 50% ～ 90%。单睑人群占有率在 70% 以上。我国一项中小学生调查研究显示，内眦赘皮者占 91%，男女未见明显差异。内眦赘皮的特征为正常内眦角被赘皮遮盖，赘皮遮挡部分视线，有时可造成假性内斜视，多为先天性的发育异常，有遗传因素，双侧性。内眦赘皮按形成原因主要分为先天性内眦赘皮和后天性内眦赘皮。

先天性内眦赘皮者为亚洲地区蒙古人种所特有，多为双侧。其有明显的年龄变化，在儿童中的发生率高，即随着年龄的增长，内眦赘皮有逐渐改善的趋势。轻度的内眦赘皮大多数随着鼻梁的发育而消失或改善，一般不需手术，少数患者成年后仍明显，甚至伴有上睑下垂、小睑裂、倒睫等异常，往往需要手术治疗（图 2-11）。

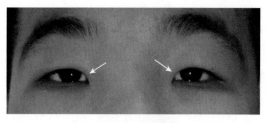

图 2-11　内眦赘皮

箭头示双眼皮肤皱褶呈半月状垂直遮盖内眦部

后天性内眦赘皮常见于烧伤或外伤后，多为瘢痕性，可为单侧或双侧，多伴有邻近组织器官的病损，如睑球粘连、睑外翻、内眦韧带断裂或泪小管断裂等。

　　逆行型内眦赘皮指皮肤皱襞由下睑向上延伸，常合并上睑下垂、小睑裂畸形，并且它不会随鼻梁的发育而消失（图 2-12）。这种上睑下垂不仅与本身上睑提肌发育不全有关，还与睑裂狭小和内眦赘皮的机械牵引有密切关系，必须先矫正内眦赘皮，再行上睑下垂矫正。

　　内眦型内眦赘皮起于上睑眶隔前部，以凸向鼻侧的弧形走向下睑的泪沟或眶隔前部，外观上，内眦角呈弧形（图 2-13）。

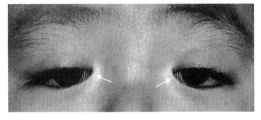
图 2-12　逆行型内眦赘皮
箭头示双眼皮肤皱褶呈半月状逆行向上遮盖内眦部

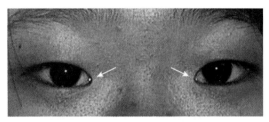
图 2-13　内眦型内眦赘皮
箭头示双眼皮肤皱褶呈弧状遮盖内眦部

　　内眦赘皮若影响美观和功能，多采用手术治疗。我国长期随访研究指出，294 例患者在 6 ～ 38 个月随访区间，264 例内眦赘皮完全矫正，内眦角完全开放，30 例矫正不够，内眦角仍呈尖形。另一项随访研究显示，58 例随访 3 ～ 36 个月，新内眦成形良好，泪阜外露适中，瘢痕不显，眼睑功能正常。

（二）诊断及鉴别诊断

　　1. 诊断　外眼常规检查发现遮盖内眦部的垂直的半月状皮肤皱褶即可做出诊断。

　　2. 鉴别诊断

　　（1）先天性睑内翻：睑缘及睑板向内翻转，而内眦赘皮的睑缘和睑板位置正常。

　　（2）先天性睑裂狭小综合征：为常染色体显性遗传。睑裂水平径及上下径明显变小，常伴有上睑下垂、下睑赘皮、双内眦距离过远、下睑内翻、鼻梁低平、上眶缘发育不良等一系列眼睑和颜面发育异常，面容特殊。

（三）航空医学考虑

　　内眦赘皮在招飞体检中较常见。轻度内眦赘皮且无斜视者一般不影响眼睑功能及视觉功能；较重者如伴有睑裂过小、明显遮盖泪阜、倒睫者，可对视力及视野造成影响。经手术治疗后，赘皮解除，需评估眼睑及视觉功能，一般预后良好，若出现赘皮矫正不良、复发、泪小管断裂、泪小管瘘或眼睑瘢痕等将明显影响眼睑和视觉功能。

（四）体检方法

　　内眦赘皮在招飞体检外眼检查中可发现。聚光灯下观察内眦部皮肤生长情况，是否遮盖内眦部，同时还应关注有无睑裂较小、有无倒睫、有无遮盖泪阜、有无上睑下垂等。必要时可行裂隙灯照射检查，观察泪点及泪阜细节情况，有无溢泪现象等。

（齐林嵩）

▥ 第3章

泪器疾病

第一节　概　述

　　泪器包括分泌泪液的泪腺和排泄泪液的泪道两部分。

　　泪腺（lacrimal gland）位于眼眶外上方的泪腺窝内，约 20mm×12mm 大小，被上睑提肌腱分割成较大的眶部泪腺和较小的睑部泪腺。正常时，泪腺从眼部不能触及。泪腺组织是由腺小叶合并而成的葡萄状浆液腺，排泄管开口于上穹窿部结膜的颞侧。泪腺的血供来源于眼动脉的泪腺动脉。泪腺神经的感觉纤维是三叉神经眼支的分支，分泌纤维来自面神经中的副交感神经纤维和颅内动脉丛的交感神经纤维。

　　泪道（lacrimal passage）由泪点、泪小管、泪囊和鼻泪管四部分组成。泪点位于上、下睑缘内侧端，是泪道的起始部分，直径为 0.2～0.3mm，开口面向泪湖。正常情况下泪点贴附于眼球表面；泪小管连接泪点和泪囊，长约 10mm，上、下泪小管多先汇合成泪总管后进入泪囊；泪囊位于内眦韧带后方泪骨的泪囊窝内，上方为盲端，下方与鼻泪管相连续，长约 12mm；鼻泪管位于骨性鼻泪管的管道内，向下开口于下鼻道，长约 18mm。

　　泪器病是眼科的常见病和多发病之一，一般情况下不会严重影响视功能，但应对患者生活质量和飞行训练、任务执行的影响予以重视。

（吴腾云）

第二节　泪腺疾病

　　泪腺疾病相对少见，招飞体检中以泪液异常（干眼症）和炎症较为常见。

一、干眼症

（一）概述及流行病学特点

　　眼球前表面覆盖的一层液体称为泪膜，为眼表结构的重要组成部分，按照泪液分布

66

位置分为眼球前泪膜（结膜表面）和角膜前泪膜（角膜表面）。按照主要成分泪膜分为三层：表面的脂质层，主要由睑板腺分泌的脂质成分形成；中间的水液层，主要由泪腺和副泪腺分泌形成；底部的黏蛋白层，主要由眼表上皮细胞及结膜杯状细胞分泌形成。目前认为黏蛋白与水液是混合在一起的，底部的黏蛋白较多，两者没有明确的分层。泪膜厚约 7μm，总量约为 7.4μl，以每分钟 12%～16% 的速度更新，pH 为 6.5～7.6，渗透压为 296～308mOsm/L，含有 IgA、溶菌酶、β 溶素、乳铁蛋白、电解质等成分，靠眼睑的瞬目动作均匀地涂抹在眼球前表面。泪膜的生理作用是润滑眼球表面，防止角膜、结膜干燥，保持角膜的光学特性，供给角膜氧气及冲洗、抵御眼球表面的异物和微生物。

干眼症是指任何原因造成的泪液质或量异常，或动力学异常，导致泪膜稳定性下降，并伴有眼部不适和（或）眼表组织病变为特征的多种疾病的总称。常见的症状是眼部干涩和异物感，其他症状有烧灼感、痒感、畏光、充血、眼痛、视物模糊、易疲劳等。干眼症相关的损伤日久可造成角结膜病变，并会影响视力。目前，干眼症已成为眼科常见病之一。国外流行病学调查显示，30～40 岁的人群中干眼症的患病率为 20%，而在 70 岁以上人群中，干眼症的患病率则高达 36.1%，其中男性发病率为 14.9%，女性发病率为 22.8%；亚洲人干眼症的发病率为 17%～33%。

（二）诊断及鉴别诊断

干眼症的诊断主要依据患者的症状和泪液相关检查。干眼症患者可有干涩、异物感、刺痛、畏光、视疲劳等不同的不适主诉。裂隙灯下，有时可看到角膜上皮点、片状混浊，称为干燥斑（点），荧光染色后更明显。

泪液相关检查是诊断干眼症的有力证据。考虑到招飞体检工作与临床诊疗的不同，仅列举较为常用和简便易行的检查方法。

1. 泪河宽度检查　裂隙灯下在角结膜表面和下睑睑缘的交界处可见泪液的液平，其宽度可在一定程度上反映泪液分泌的多少。在临床上测量的泪河宽度相当于泪河曲率半径，正常值为 0.5～1.0mm，≤0.35mm 则诊断为干眼。观察效果欠佳时可配合荧光染色。

2. 泪液分泌量检查　Schirmer 试验（吸墨试验）最为常用，根据检测方法的不同可分为 Schirmer Ⅰ 和 Schirmer Ⅱ 两种。Schirmer Ⅰ 试验在无眼部表面麻醉的情况下，测试的是主泪腺的分泌功能，表面麻醉后检测的是副泪腺的分泌功能（基础分泌）。观察 5 分钟内滤纸条被泪水浸湿的长度，正常值为 10～15mm/5min，<10mm/5min 为低分泌，反复多次检查泪液分泌量<5mm/5min 提示为干眼。Schirmer Ⅱ 试验测量反射性泪液分泌，需用一棉棒刺激同侧鼻黏膜。若 5 分钟后滤纸浸湿长度<15mm，表示反射性泪液分泌功能不足。Schirmer 泪液分泌试验相对敏感，操作简便，但可重复性差，不能仅凭一次测量结果就确诊或排除干眼症，需多次反复测量，结果一致时才具有诊断参考价值。

3. 泪膜稳定性检查　泪膜破裂时间（BUT）最为常用，BUT 正常时基本可排除干眼。方法是在结膜囊内滴入荧光素钠溶液，被检者瞬目几次后平视前方，测量者在裂隙灯的钴蓝光下用宽裂隙光带观察，从最后一次瞬目后睁眼，荧光素钠均匀涂抹在角膜表面至角膜表面荧光素钠液膜破裂出现第一个黑斑的时间，为泪膜破裂时间（图 3-1）。正常值为 10～45 秒，<10 秒为泪膜不稳定。此方法操作简单，适合干眼症的初筛，但检查结

果受年龄、种族、睑裂大小、温度、湿度等因素的影响。

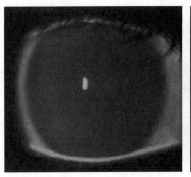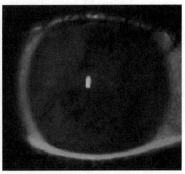

图 3-1　角膜荧光染色后泪膜破裂时间检查
泪膜破裂后均匀的绿色荧光破裂并出现黑色条纹

泪膜最外层的脂质层对于维持泪膜稳定起重要作用。近年来，基于光学成像原理，泪膜镜和泪膜脂质层干涉成像为评价泪膜稳定性提供了更客观和更准确的检测方法。此外，还可使用共聚焦显微镜观察泪膜脂质层的相对厚度以评价泪膜稳定性。但这些方法需要配备相应的仪器设备。

4. 眼表上皮活性染色　最常用的方法是荧光染色。将荧光素钠溶液滴于结膜囊内，用抗生素或生理盐水冲洗后，在裂隙灯钴蓝光下观察，荧光素着染阳性代表角膜上皮缺损，提示角膜上皮细胞层的完整性被破坏。泪膜与上皮微绒毛之间的联系被破坏，即使泪液分泌量正常，此时在角膜表面也难以形成稳定的泪膜。值得注意的是，干眼时眼表上皮点状荧光着染出现在结膜上，较角膜更早。

5. 角膜地形图检查　近年来发现，正常人角膜表面规则指数为 0.63，睁眼后 10 秒增加为 0.84，而干眼患者的表面规则指数则为 1.4，持续睁眼 10 秒后则上升为 6.8，提示角膜表面规则指数可作为干眼诊断的指标之一。

干眼症患者的症状和体征不具典型性。因此，需要与多种眼表疾病相鉴别。招飞体检中需鉴别诊断的常见疾病如下：

1. 眼睑倒睫或乱睫　任何原因导致的睫毛向后生长或不规则生长都可致睫毛触及眼球。随着眼球运动和瞬目，睫毛与眼球摩擦，导致患者出现异物感、刺痛等症状，甚至导致结膜充血、角膜浅层混浊、角膜新生血管和角膜溃疡等。招飞体检时常可在裂隙灯下检查时发现睫毛接触眼球及相对应区角膜上皮混浊，容易鉴别。

2. 干燥综合征（Sjögren 综合征）　是一种以侵犯唾液腺和泪腺为主的慢性炎症性自身免疫病，分为继发性干燥综合征和原发性干燥综合征两类。继发性干燥综合征是指有诊断明确的弥漫性结缔组织病（如系统性红斑狼疮等）并存的干燥综合征。原发性干燥综合征（primary Sjögren syndrome，PSS）在我国中老年人群中的患病率为 3%～4%，女性患者明显多于男性患者，男女比为 1：（9～20）；发病年龄多为 40～50 岁。病因不明，认为是多种病因相互作用的结果。特征是全身多发性干燥症状，包括口感、皮肤干燥，眼部表现为眼干涩感、刺痛、异物感、灼热感、痒感及眼睑开启困难和少泪等症状；眼睑皮肤干燥或轻度水肿；结膜干燥、充血；角膜干燥，点状、线状混浊，荧光染色阳性；

泪膜破裂时间变短；泪液分泌试验呈强阳性等。明确诊断需依赖于实验室检查，如自身抗体和高球蛋白血症等。

3. 病毒性角膜炎 　以单纯疱疹性角膜炎最为常见，其患病率约为 0.11%。多见于青壮年，90% 为单眼发病，可双眼先后发病。潜伏感染和复发性是本病的主要特点。病毒性角膜炎可分为上皮型病毒性角膜炎、基质型病毒性角膜炎和内皮型病毒性角膜炎，其中上皮型病毒性角膜炎根据病变的形态进一步分为点状病毒性角膜炎、树枝状病毒性角膜炎、地图状病毒性角膜炎。点状上皮型病毒性角膜炎病变早期患者可有轻度的异物感、畏光、流泪等眼部刺激症状或无明显症状，此时荧光染色呈阳性。点状上皮混浊需与干眼症形成的干燥斑点相鉴别。鉴别点在于干燥斑点边界清楚，多分布于睑裂区或下方角膜缘附近，一般不伴有角膜、结膜其他改变。病毒性角膜炎的上皮混浊略显污秽、边界不清，多集中于角膜较中央的区域，并伴有结膜充血、角膜水肿、分泌物增加等改变。

（三）航空医学考虑

由于职业的特殊性，飞行员常暴露在高空低湿度、低气压、高紫外线辐射等复杂环境下。高海拔是模拟航空座舱环境的常用手段。有研究显示，在高海拔下泪液分泌未受到明显影响，但泪膜挥发和稳定性的泪膜破裂时间明显缩短。在上述特殊飞行环境中，泪膜功能正常者尚且不时需要借助自身调节和适量的人工泪液缓解不适症状，更何况原本泪膜功能异常的干眼症患者。此外，患者的不适症状时常会分散注意力，还会表现为视物模糊，将不同程度地影响对目标的发现和观测；更有甚者还会继发角膜损伤等眼表疾病，导致飞行及训练中断，需要予以重视。

（四）体检方法

招飞体检时，详细询问是否存在眼干涩、异物感和易疲劳等相关症状。裂隙灯下检查发现角膜上皮散在有浅层点状混浊、可疑干燥斑点时，要常规进行角膜荧光染色，观察角膜上皮着染情况及泪膜破裂时间是否异常。必要时进行吸墨试验等辅助检查。如确实存在干眼症，需排除并明确继发原因，在飞行学员选拔时建议慎重，全面综合地对学员进行评价。

二、泪腺脱垂

（一）概述

泪腺脱垂（prolapse of the lacrimal gland）可以是自发性病变，也可继发于外伤、眶内压力增高及泪腺支持结构减弱等。自发性泪腺脱垂是由于泪腺支持组织薄弱，多双侧对称，且多为青年人发病。继发性泪腺脱垂多为外伤或肿瘤引起眶内压增高所致。

（二）诊断及鉴别诊断

自发性泪腺脱垂常表现为双侧上睑外侧肿胀、下垂甚至阻碍视线。皮下可扪及中等硬度肿块，分叶明显、可活动、可压回泪腺凹、无痛、情绪刺激性流泪减少，少有眼部干燥。

此外，泪腺组织可有轻度增生或间质炎性变化，以及局部皮肤色泽改变。

泪腺脱垂应与泪腺肿大和睑内肿物相鉴别，泪腺脱垂表现为无痛、分叶明显、活动度较大，而且泪腺脱垂能够压回泪腺凹，这是泪腺肿大和睑内肿物所不具备的特征。眼眶 CT 可区别肿物是脱垂的泪腺，还是肿大的泪腺，或是泪腺附近的肿物。

（三）航空医学考虑

轻度的泪腺脱垂患者一般无明显不适主诉，随着年龄的增长，皮肤和局部韧带松弛，脱垂程度多进一步加重。脱垂程度较重时可遮挡视线。解决泪腺脱垂需要手术治疗，还纳泪腺组织并加强眶隔，但手术后，随着年龄的增长，泪腺脱垂仍存在复发可能。

（四）体检方法

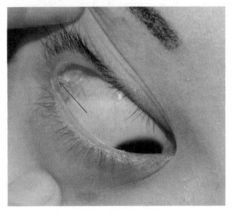

图 3-2　泪腺脱垂

外眼检查时，肉眼可发现上眼睑外侧肿胀、下垂。眼睑及眼眶触诊时注意肿块的位置、大小、形状、活动性及是否有触痛和压痛，尤其注意肿物能否压回泪腺凹。性质可疑时，条件允许的可行眼眶部 B 超、CT 和 MRI 检查。考虑泪腺脱垂无自愈可能，并会随年龄的增长而缓慢加重，手术还纳是治疗泪腺脱垂的唯一方法，在下招飞体检结论时需慎重。

（五）图谱

详见图 3-2。

三、急、慢性泪腺炎

急性泪腺炎（acute dacryoadenitis）并不常见，是由于感染和特发性炎症使泪腺出现急性红肿、增大等。原发性感染性泪腺炎可能由泪腺管侵入或血源性引起。常见于儿童和青年人，常为单侧，睑部泪腺和眶部泪腺可单独或同时发病，但睑部泪腺受累较多见。急性泪腺炎可分别或同时累及泪腺的睑叶或眶叶，表现为眶外上方局部肿胀、疼痛，上睑水肿呈 S 形弯曲变形，耳前淋巴结肿大。触诊可扪及包块，有压痛，结膜充血、水肿，有黏性分泌物。提起上睑，可见泪腺组织充血、肿大。通常急性泪腺炎病程短暂，经常规抗炎对症治疗后可缓解，并不遗留任何损伤或瘢痕，体检可无阳性发现，若无反复发作病史，多属于合格范畴。急性泪腺炎也有可能转为亚急性或慢性泪腺炎，形成泪腺脓肿甚至瘘管。

慢性泪腺炎（chronic dacryoadenitis）为病程进展缓慢的一种增殖性炎症，病变多为双侧性，免疫反应为最常见的原因。本病表现为泪腺肿大，一般无疼痛，可伴有上睑下垂，在外上眶缘下可触及较硬的包块，但多无压痛，眼球可向内下偏位，向上、外看时可有复视，但眼球突出少见。慢性泪腺炎患者在招飞体检工作中罕见，考虑到慢性泪腺炎是一种缓慢进展性、增殖性炎症并可急性发作，招飞体检时应慎重下结论。

（吴腾云）

第三节　泪液排出系统疾病

一、泪道阻塞或狭窄

（一）概述

泪道阻塞（stenosis of the lacrimal passage）常发生在泪点、泪小管、泪囊与鼻泪管交界处、鼻泪管下口。常见病因：①泪点外翻，且不能接触泪湖，多见于老年性眼睑松弛或睑外翻；②泪点异常，包括泪点狭窄、闭塞或缺如，多见于老年人和慢性结膜炎症刺激患者；③泪小管至鼻泪管的阻塞或狭窄，包括先天性闭锁、炎症、肿瘤、结石、外伤、异物药物毒性等各种因素引起的泪道结构或功能不全，致泪液不能排出，需要通过检查和问诊进行判断；④其他原因，如鼻阻塞等。

泪道阻塞或狭窄的主要症状为溢泪。成人溢泪多与功能性或器质性泪道阻塞有关，在刮风或寒冷气候时症状加重。相当多的成人溢泪并无明显的泪道阻塞，泪道冲洗通畅。溢泪为功能性滞留，主要原因是眼轮匝肌松弛，泪液泵作用减弱或消失，泪液排出障碍，出现溢泪。此为功能性溢泪。泪道阻塞或狭窄原因引起的溢泪均属于器质性溢泪。长期泪液浸渍，可引起慢性刺激性结膜炎、下睑和面颊部湿疹性皮炎。患者不断揩拭眼泪，长期作用可致下睑外翻，从而加重溢泪症状。

（二）诊断及鉴别诊断

泪道阻塞患者主要症状是溢泪，配合泪道通畅情况检查可明确诊断。泪道阻塞或狭窄的最常用检查方法是泪道冲洗术。泪道冲洗常可揭示泪道阻塞的部位。采用钝圆针头从泪点注入生理盐水，根据冲洗液体流向进行判断有无阻塞及阻塞部位（图 3-3）。通常有以下几种情况：①冲洗无阻力，液体顺利进入鼻腔或咽部，表明泪道通畅，患者为功能性泪道阻塞可能性大；②冲洗液完全从注入原路返回，为泪小管阻塞；③冲洗液自下泪点注入，由上泪点反流，为泪总管或鼻泪管阻塞，反之亦然；④冲洗有阻力，部分自泪点返回，部分流入鼻腔，为鼻泪管狭窄；⑤冲洗液自上泪点反流，同时有黏液脓性分泌物，为鼻泪管阻塞合并慢性泪囊炎。

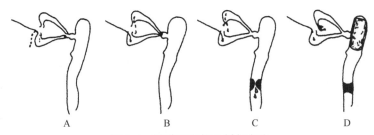

图 3-3　泪道阻塞部位判断方法

A. 泪小管阻塞，泪道冲洗原路反流；B. 泪总管阻塞，下冲上反，上冲下反；C. 鼻泪管阻塞，泪道冲洗大部分反流；D. 鼻泪管阻塞、泪囊炎，泪道冲洗反流伴脓性分泌物

泪道阻塞需要与泪腺分泌过多和慢性泪囊炎相鉴别。这些疾病的主要临床表现均为

溢泪。原发性泪液分泌过多少见，可见于早期的泪腺炎、泪腺肿瘤；继发性泪液分泌过多原因较多，如理化刺激或情感因素刺激，药物性（如毛果芸香碱）和症状性（见于某些全身性疾病如脊髓痨、帕金森病和甲亢突眼等）。一种特殊的泪液反常性分泌是每当进食时出现流泪，俗称"鳄鱼泪"，主要见于面神经麻痹后，神经发生了错位性再生。泪液分泌过多，可同时合并泪道阻塞，吸墨试验可判断泪液分泌量是否异常增多。慢性泪囊炎多可合并不同程度的泪道阻塞，在挤压泪囊区或行泪道冲洗时，可见有脓性分泌物。

（三）航空医学考虑

泪道阻塞患者在不伴发其他疾病时，除溢泪外多无其他不适。但长期流泪加之患者反复擦拭，可导致泪道眼睑外翻、阻塞加重及眼周围皮肤皲裂、溃疡，形成恶性循环，严重影响患者生活质量和工作效率。器质性泪道阻塞还容易继发感染，反复感染不仅影响患者生活和工作，还可能进一步加重泪道阻塞。

（四）体检方法

招飞体检对象为青少年，一般很少发生功能性溢泪。一旦发现学员有溢泪症状，怀疑泪道问题，需进行相关检查明确病因，注意排除是否存在刺激泪液分泌的客观情况。泪道阻塞引起的器质性溢泪往往需手术治疗，且复发率相对较高。

二、泪囊炎

急性泪囊炎（acute dacryocystitis）大多在慢性泪囊炎的基础上发生，初次发生泪囊炎的患者，60% 左右的会复发。本病与侵入细菌毒力强大或机体抵抗力降低有关，最常见的致病菌为金黄色葡萄球菌或溶血性链球菌。患眼充血、流泪，泪囊区局部皮肤红肿、坚硬，疼痛、压痛明显，炎症可扩展到眼睑、鼻根和面颊部，甚至可引起眶蜂窝织炎，严重时可出现畏寒、发热等全身症状。数日后红肿局限，出现脓点，脓肿可穿破皮肤，脓液排出，炎症减轻。但有时可形成泪囊瘘管，经久不愈，泪液长期经瘘管溢出。

慢性泪囊炎（chronic dacryocystitis）在泪囊病变中常见，多继发于鼻泪管狭窄或阻塞后，泪液滞留于泪囊之内，伴发细菌感染引起，多为单侧发病。常发病于中年以后，常见致病菌为肺炎链球菌和白念珠菌，一般不发生混合感染，泪点反流的分泌物做涂片染色可鉴定病原微生物。本病多见于中老年女性，以老年女性多见，占 75% ～ 80%，青少年少见。鼻指数（鼻宽 ×100/ 鼻高）较大，可能与泪囊炎发病有关。慢性泪囊炎的发病与沙眼、泪道外伤、鼻炎、鼻中隔偏曲、下鼻甲肥大等因素有关。本病的主要症状为溢泪。检查可见下睑皮肤出现湿疹、结膜充血，用手指挤压泪囊区，有黏液或黏液脓性分泌物自泪点流出。泪道冲洗时，冲洗液自上、下泪点反流，同时有黏液脓性分泌物。由于分泌物大量储留，泪囊扩张，可形成泪囊黏液囊肿。慢性泪囊炎是眼部的感染病灶。由于常有黏液或脓液反流入结膜囊，结膜囊长期处于带菌状态。如果发生眼外伤或施行内眼手术，则极易引起化脓性感染，导致细菌性角膜溃疡或化脓性眼内炎。因此，应高度重视慢性泪囊炎对眼球构成的潜在威胁。慢性泪囊炎的治疗必须依靠手术，药物治疗仅能暂时减轻症状。目前，泪囊鼻腔吻合术临床治愈率可达 90% 以上，复发率也较低，但手术过程中需凿骨开窗，改变鼻腔、泪道生理结构。其他术式还有泪囊摘除术、泪道置管、泪道扩张及泪道冲洗等，泪囊摘除虽解决了炎症问题，但泪道引流泪液的功能丧失；而泪道置管、泪道扩张及泪道冲洗虽能在短期内起到引流泪液的作用，但并未解决患者的根本问题。

三、泪囊瘘管

（一）概述及流行病学特点

一些患者在泪囊区皮肤可见一粟粒大小的凹陷，底部中央为针尖样孔，有时压迫泪囊泪液可从该孔溢出，称为泪囊瘘。本病有先天性泪囊瘘与后天性泪囊瘘之分。先天性泪囊瘘由胚胎时面裂未能很好闭合而致。该处面裂于胚胎时与表面上皮分开，到后期才闭合，如不能闭合完全，即形成瘘。

（二）诊断及鉴别诊断

根据溢泪，泪囊区皮肤瘘孔，冲洗泪道或挤压泪囊时从瘘孔有液体溢出等临床表现，容易做出诊断。招飞工作中重要的是判断瘘管的性质，一是先天的还是后天的；二是湿性的还是干性的，是否合并泪道系统其他异常。性质不同体检的结论差异很大。先天性泪囊瘘常为双侧，瘘管口成粟粒大小凹陷，瘘管口多在内眦韧带水平之下，挤压泪囊可有泪液从瘘管口溢出，说明瘘管与泪道沟通，称为湿性泪囊瘘管。湿性泪囊瘘中有部分患者泪道通畅而仅有少许泪液从瘘孔溢出，也有部分人泪道阻塞而从瘘孔溢出泪液。一些患者则可并未形成完整的瘘管，仅仅是靠近皮肤的部分组织闭合不全，表现为皮肤表面凹陷、小孔，挤压泪囊无泪液溢出，泪道多通畅，称为干性泪囊瘘。后天性泪囊瘘多由急性泪囊炎破溃、破口未闭而形成，皮肤表面通常瘢痕化。

（三）航空医学考虑

干性泪囊瘘管仅为局部皮肤软组织缺损，对航空作业无任何影响。湿性泪囊瘘管泪道的正常结构被破坏，泪液引流不畅，容易继发感染。在航空环境下由于泪道、气道、鼓室互相沟通，若不进行治疗，在气压变化时不排除发生内耳、鼻咽意外的可能。

（四）体检方法

泪囊瘘管多于外眼检查时发现，双眼内眦皮肤局部可见粟粒大小的凹陷，中央有针尖样孔。需轻轻挤压泪囊区，观察瘘管口是否湿润甚至有液体流出，以判断干湿性。发现湿性泪囊瘘管后可行泪道冲洗术，探查泪液引流情况并排除其他泪器疾病。

后天性泪囊瘘管非常少见。发现泪囊表面皮肤瘢痕化、溢泪、泪道不通或有异常分泌物反流，可明确诊断。招飞体检中上述情况不合格。先天性泪囊瘘管多稳定，不会继续发展。干性泪囊瘘管仅是局部皮肤软组织缺损，没有伴随症状，按照招飞体检相关标准属于合格范畴。湿性泪囊瘘管系泪液排出系统解剖异常，容易继发感染。若泪道通畅，单纯进行瘘管局部烧烙封闭或激光照射封闭，均易复发。理想方式为手术分离瘘管。

（五）图谱

详见图 3-4。

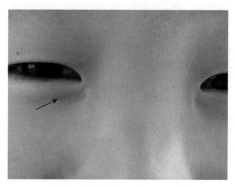

图 3-4　先天性干性泪囊瘘管

（吴腾云）

第4章

结膜疾病

第一节 概 述

结膜（conjunctiva）是一层半透明黏膜组织，由球结膜、睑结膜和穹窿结膜三部分构成，其中睑结膜覆盖于上、下睑板内表面，与睑板结合紧密；球结膜覆盖于眼球表面；穹窿结膜位于睑结膜和球结膜连接处，它们与眼球结合相对疏松。结膜主要起眼表屏障功能。

一、结膜的解剖学特点

结膜从组织学上分为上皮层和黏膜下基质层。球结膜以复层扁平上皮为主，睑结膜以分层立方状上皮为主，向穹窿部逐渐过渡为柱状上皮；此外，一些区域还分布着杯状细胞。黏膜下基质层由疏松结缔组织组成，并且含有与结膜相关的淋巴样组织及细胞，但生理情况下结膜组织不含嗜碱性粒细胞和嗜酸性粒细胞。

结膜富含血管和神经，睑结膜与眼睑有共同的血液供应，球结膜的血液供应来源于眼动脉分支的睫状前动脉。结膜的感觉由第 V 对脑神经眼支的泪腺神经、眶上神经、滑车上神经和眶下神经分支支配。

二、结膜的病变特点

结膜上皮毗邻角膜上皮，并延伸至泪道和泪腺，因此这些部位的疾病容易相互影响。结膜表面暴露于外界，易受外界环境的刺激和微生物感染而致病，以结膜炎最为常见。结膜上皮损伤后通常可在 1 ～ 2 天修复，且常不产生瘢痕；而基质层的修复时间稍长，修复过程受血管生成数量、炎症反应程度、组织更新速度等因素影响，是结膜瘢痕形成的主要原因。

（王 权 齐林嵩）

第二节　结　膜　炎

结膜与外界环境直接接触，易受外界环境的影响。生理状态下约 90% 的人的结膜囊可分离出细菌，以表皮葡萄球菌（> 60%）、类白喉杆菌（35%）和厌氧痤疮丙酸杆菌为主，这些常驻菌可释放抗生素样物质和代谢产物以减少其他致病菌的侵袭，但当致病菌的侵袭力强于宿主的防御能力或宿主的防御能力受到破坏时，就会发生结膜感染。另外，过敏反应、自身免疫反应等非感染因素也会引起结膜的炎症反应，这些炎症统称为结膜炎。结膜炎是眼科最常见的疾病。

结膜充血、水肿、分泌物、乳头及滤泡增生是结膜炎最常见的体征，不同类型结膜炎又各具特点，表现为膜和假膜的形成、结膜下出血、结膜肉芽肿、结膜瘢痕、假性上睑下垂及耳前淋巴结肿大等其他体征。本病常引起患者眼红、眼痛、眼痒、畏光、流泪、异物感等眼部不适症状，严重时还会引起角膜混浊、睑球粘连、睑内翻及倒睫，导致患者视力明显下降。

一、急性细菌性结膜炎

（一）概述

急性细菌性结膜炎（acute bacterial conjunctivitis）又称为急性卡他性结膜炎，俗称"红眼病"，传染性强，可散发感染，也可流行于部队营地、学校、宿舍等集体生

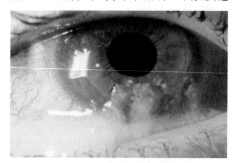

图 4-1　急性细菌性结膜炎
球结膜充血明显，可见白色分泌物

活场所。病原体随季节变化，冬天多见由肺炎双球菌引起的感染，春夏季多见由流感嗜血杆菌引起的感染。主要通过接触传播，多具有自限性，病程多数少于 3 周。

急性细菌性结膜炎发病急，双眼同时或先后发病，发病 3 天左右症状达高峰。患眼刺激感症状明显，晨起睑缘有较多分泌物，多为黏液性及脓性。检查可见睑结膜乳头增生、结膜充血，偶伴眼睑水肿。视力一般不受影响，但当角膜受累

后可造成视力下降（图 4-1）。

（二）诊断及鉴别诊断

1. 诊断　根据临床表现即可诊断，主要诊断要点：①急性发病，多具流行性；②结膜充血，有脓性或黏液脓性分泌物；③必要时行结膜刮片或分泌物涂片查找到细菌。

2. 鉴别诊断

（1）超急性细菌性结膜炎：成人多由淋球菌引起，主要通过生殖器 - 眼接触传播，往往病情凶险，进展迅速。患者结膜充血、水肿明显，伴有大量脓性分泌物，15% ～ 40%

的患者可迅速引起角膜混浊、浸润、溃疡，如治疗不及时，数天后可发生角膜穿孔，严重威胁患者视力，部分患者还伴发前房积脓性虹膜炎、泪腺炎、眼睑脓肿、全身感染等严重并发症。

（2）慢性卡他性结膜炎：可由细菌感染引起，也可由刺激性的非感染因素引起，多双侧发病。多数患者眼部刺激症状较轻，眼部检查时，轻者仅表现为睑结膜轻度充血，表面光滑，结膜囊内可有少许黏性分泌物；而慢性炎症长期刺激者则表现为睑结膜充血、肥厚、乳头增生，呈天鹅绒样，有黏液或黏液脓性分泌物（图 4-2）。

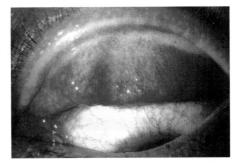

图 4-2　慢性结膜炎

上睑结膜见大量滤泡增生，明显充血，球结膜充血不明显

（3）流行性角结膜炎：由病毒感染引起。患者结膜充血，结膜囊见水样分泌物，部分患者伴有耳前淋巴结肿大、角膜上皮损害。具有自限性，病程 1 周左右。具体详见本节"流行性角结膜炎"部分。

（4）沙眼：由沙眼衣原体引起，病情迁延，急性期可出现结膜充血、乳头滤泡增生等体征，但无明显脓性分泌物。慢性期出现特征性的角膜血管翳及睑结膜瘢痕，晚期可出现睑球粘连及角膜混浊等严重后遗症。具体详见本节"沙眼"部分。

（三）航空医学考虑

航空训练中高强度体能训练和飞行中密闭、高温、干燥环境会明显加重细菌性结膜炎的眼部刺激症状，严重者可侵及角膜，从而影响飞行员的视力、对比敏感度、视野等视觉功能，威胁飞行能力及安全。有资料显示，急性细菌性结膜炎治疗有效率为 95% 左右，用药后眼部症状多于 1 周内明显缓解，且痊愈后一般不会对飞行员视觉功能造成影响。

超急性细菌性结膜炎若引起角膜穿孔、角膜瘢痕等严重并发症，将对视觉功能带来不可逆性损害。

轻度慢性卡他性结膜炎者几乎无眼部刺激症状，一般不影响眼部舒适性及视觉功能；但重度者眼部刺激症状明显，若形成结膜瘢痕，则可能影响眼睑功能。此外，长期刺激迁延不愈，影响正常航空训练及飞行，可缩短飞行员飞行寿命。

（四）体检方法

急性细菌性结膜炎在招飞体检中少见，主要采用聚光灯照射检查法及裂隙灯照射检查法。检查过程中应注意结膜有无充血、水肿、乳头滤泡增生等炎症表现，特别要注意结膜分泌物的性状，勿遗漏睑结膜折叠处、角膜缘结膜、内外眦部结膜、角膜、前房及耳前淋巴结等部位的检查。必要时可通过前节照相系统进行拍照及摄像，或通过 OCT 及角膜共聚焦显微镜来评估角膜病情。另外，为明确病因，评估病情，必要时可行分泌物涂片或结膜刮片等检查。体检过程中注意勿交叉感染。

二、沙眼

（一）概述

沙眼（trachoma）是由沙眼衣原体感染所致的一种慢性传染性结膜角膜炎，是一种常见的致盲性眼病，患病率为 4.3% ～ 8.5%。20 世纪 50 年代以前曾在我国广泛流行，是当时首要致盲性眼病，20 世纪 70 年代后随着生活水平的提高、卫生常识的普及和医疗条件的改善，其发病率大大降低。地方性流行性沙眼多由沙眼衣原体 A、B、C 或 Ba 抗原型所致，主要通过直接接触传播或通过污染物间接传播。急性沙眼感染主要发生于上学前和低年级儿童，但瘢痕等并发症在 20 岁左右才开始明显，成年后各个时期均可出现严重的眼睑和角膜并发症。发病率无性别差异，但女性出现严重瘢痕的比例比男性高出 2 ～ 3 倍。

沙眼起病缓慢，双眼发病，急性期症状包括畏光、流泪、异物感，有黏液或黏液脓性分泌物，眼睑红肿，结膜充血明显，乳头增生，上、下穹窿结膜满布滤泡，严重者

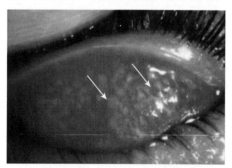

图 4-3 沙眼活动期，箭头指示处可见睑结膜乳头、滤泡增生

可合并弥漫性角膜上皮炎及耳前淋巴结肿大。慢性期无明显不适，仅眼痒、异物感、干燥和烧灼感，结膜轻度充血、结膜污秽肥厚，同时有乳头及滤泡增生，病变以上穹窿部及睑板上缘结膜显著，并可出现垂帘状的角膜血管翳。另外，随病程进展，可出现结膜瘢痕和角膜缘滤泡瘢痕化。沙眼性角膜血管翳及睑结膜瘢痕为其特有体征。晚期可发生睑内翻与倒睫、上睑下垂、睑球粘连、角膜混浊等并发症，严重影响视力甚至失明（图 4-3 ～图 4-5）。

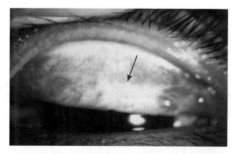

图 4-4 沙眼恢复期，箭头指示处睑结膜见少量细小乳头和中等大小滤泡，有线性和不规则白色瘢痕形成

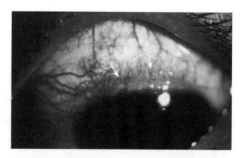

图 4-5 沙眼恢复期，箭头指示处见角膜血管翳、角膜缘滤泡及 Herbert 小凹

（二）诊断及鉴别诊断

1. 诊断　WHO 要求诊断沙眼时至少符合下述标准中的两条：①上睑结膜 5 个以上滤泡；②典型的睑结膜瘢痕；③角膜缘滤泡或 Herbert 小凹；④广泛的角膜血管翳。除了临床表现，实验室检查也可以明确诊断。

2. 鉴别诊断

（1）包涵体性结膜炎：成人主要通过性接触传播，游泳池也可间接传播该病，由D～K型沙眼衣原体引起，急性或亚急性起病，好发于性生活频繁的年轻人，多为双眼发病。包涵体性结膜炎的成年患者可有明显眼部刺激征，但部分患者也可无明显症状。检查可见结膜滤泡及乳头增生多位于下方，耳前淋巴结肿大，偶见周边部角膜上皮或上皮下浸润，或细小表浅的血管翳（＜2mm），无前房炎症反应，可有结膜瘢痕但无角膜瘢痕，可能同时存在其他部位如生殖器、咽部衣原体感染征象。

（2）细菌性结膜炎：多急性起病，病情发展迅速，主要表现为乳头滤泡增生及特征性的脓性分泌物。无沙眼特征性的角膜血管翳及睑结膜瘢痕。具体详见本节"急性细菌性结膜炎"部分。

（3）角结膜炎：多与花粉过敏有关，春夏季多发，多双眼发病。患者眼部奇痒，可有家族过敏史。本病睑结膜增生的乳头大而扁平，上穹窿部无病变，也无角膜血管翳，结膜分泌物涂片可见大量嗜酸性粒细胞。具体详见本节"春季角结膜炎"部分。

（三）航空医学考虑

沙眼属于慢性传染性角结膜炎，治疗不当易慢性迁延，长期的眼部刺激征可在航空条件下加剧飞行员的眼部不适感，进而影响目标注视。严重者引起角膜血管翳、睑结膜瘢痕、睑球粘连等并发症，将影响飞行员眼睑及视觉功能，削弱飞行能力。另外，沙眼易在集体生活、训练中可交叉传染，影响其他飞行员航空训练及飞行，因此招飞体检中应严格把控标准。

（四）体检方法

沙眼在招飞体检中少见，主要采用聚光灯照射检查法及裂隙灯照射检查法。检查过程中应注意结膜有无充血、乳头滤泡增生等临床表现，还应注意有无角膜病损、角膜缘血管翳及睑结膜瘢痕等特征性表现，以及病变的范围和是否影响眼睑正常功能等。

三、流行性角结膜炎

（一）概述

流行性角结膜炎（epidemic keratoconjunctivitis）是一种常见的病毒性结膜角膜炎，传染性很强，主要通过接触传播，由腺病毒8型、19型、29型和37型（人腺病毒D亚组）引起，潜伏期为5～7天，常合并角膜病变，通常具有自限性。

本病起病急，症状重，常一眼先发病。其主要症状为眼红、眼痛、畏光，伴有水样分泌物。急性期表现可出现滤泡和结膜下出血，随后可出现弥散的点状上皮损害，逐渐融合后发展为角膜中央的上皮下浸润，但角膜敏感性正常，严重者形成角膜瘢痕，造成永久性视力损害。部分病例可形成假膜（或真膜），导致结膜瘢痕及睑球粘连。结膜炎症状可持续3～4周，角膜混浊可持续数月。部分严重病例可伴随全身发热、咽痛、腹泻、耳鸣等症状（图4-6）。

（二）诊断及鉴别诊断

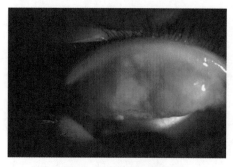

图 4-6　流行性角结膜炎
上睑结膜大量滤泡增生，充血明显，球结膜充血不明显

1. 诊断　根据病史和临床表现，此外患者常出现耳前淋巴结肿大和压痛，这是与其他类型结膜炎的重要鉴别点。

2. 鉴别诊断

（1）咽结膜热：由腺病毒（3 型、4 型和 7 型）引起的另一种急性滤泡性结膜炎，常伴有上呼吸道感染和发热症状，主要通过呼吸道传播，以青少年多见。多伴有全身乏力、体温升高（38～40℃）等前驱症状，随后出现眼部刺激症状。检查可见眼部滤泡性结膜炎、一过性浅层点状角膜炎或上皮下混浊、耳前淋巴结肿大等。病程为 10 天左右，有自限性。

（2）流行性出血性结膜炎：由 70 型肠道病毒（偶由 A24 型柯萨奇病毒）引起的一种暴发流行的眼部传染病，又称为"阿波罗 11 号结膜炎"。1971 年曾在我国大范围流行。结膜下出血呈点状或片状，从上方球结膜开始向下方球结膜蔓延，多数患者有滤泡形成，伴有角膜上皮炎和耳前淋巴结肿大，少数患者伴发前葡萄膜炎及发热、肌肉痛等全身症状，个别病例出现类似小儿麻痹样下肢运动障碍。病程为 5～7 天，具有自限性。

（3）急性细菌性结膜炎：有黏脓性分泌物，特别是晨起时上、下睑睫毛常被脓性分泌物黏合在一起为主要鉴别点。具体详见本节"急性细菌性结膜炎"部分。

（4）春季角结膜炎：有过敏原接触史或家族过敏史。本病主要表现为睑结膜增生的乳头大且扁平，一般无结膜下出血及角膜浸润。具体详见本节"春季角结膜炎"部分。

（三）航空医学考虑

病毒性结膜炎多起病急，病程短，具有自限性，通过常规抗病毒治疗后，有效率达 90% 以上，且通过积极治疗多不留有眼部器质性改变及视觉功能损害。若病情较重，侵及角膜，引起角膜瘢翳、结膜瘢痕甚至睑球粘连，可严重影响视力、对比敏感度等重要视觉指标，存在飞行安全隐患。

（四）体检方法

流行性角结膜炎在招飞体检中少见，主要采用聚光灯照射检查法及裂隙灯照射检查法。体检过程中应注意观察有无结膜下出血、角膜病损、水样分泌物、耳前淋巴结肿大和压痛等特征性表现。

四、春季角结膜炎

（一）概述

春季角结膜炎（vernal keratoconjunctivitis，VKC）又称为春季卡他性结膜炎、季节性结膜炎等。青春期前起病，持续 5 ～ 10 年，多为双眼发病，男孩发病率高于女孩，属于 Ⅰ 型和Ⅳ型超敏反应，通常认为与花粉过敏有关，但很难找到特殊的致敏原。

本病的特征性表现为眼部奇痒，有黏丝状分泌物，夜间症状加重明显，多有家族过敏史。临床上可分为睑结膜型、角结膜缘型及混合型三种。睑结膜型的特点是结膜呈粉红色，上睑结膜的乳头巨大扁平，大小不一，呈铺路石样排列，严重者可有假膜形成，下睑结膜可出现弥散的小乳头，但通常结膜乳头可完全消退，不遗留瘢痕。角结膜缘型重要特点是在角膜缘有黄褐色或污红色胶样增生，以上方角膜缘明显。混合型表现介于两者之间（图 4-7 ～图 4-9）。

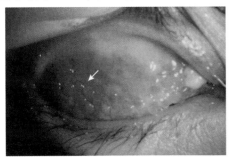

图 4-7　春季结膜炎（睑结膜型）

箭头指示处可见上睑结膜铺路石样乳头增生，充血明显

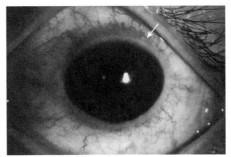

图 4-8　春季结膜炎（角结膜缘型）

箭头指示处可见角膜缘有灰色胶样增生

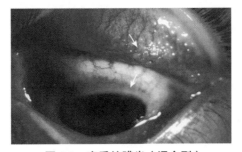

图 4-9　春季结膜炎（混合型）

箭头指示处可见上睑结膜铺路石样乳头增生与角膜缘灰色胶样增生并存

部分病例可累及角膜，以睑结膜型常见，常引起弥漫性点状角膜上皮炎，严重时可形成盾形无菌性上皮损害，病灶多分布于中上 1/3 角膜，称为春季溃疡。急性期部分患者角膜缘可见白色 Horner-Trantas 结节，活检可见大量嗜酸性粒细胞和嗜酸性颗粒。反复发作后角膜上方可有微小血管翳，但极少引起角膜全周血管化。另外，该病与圆锥角膜可能有一定关系。

（二）诊断及鉴别诊断

1. 诊断　严重的 VKC 患者具有典型的体征：睑结膜乳头铺路石样增生、角膜盾形溃疡、Horner-Trantas 结节等。然而对于轻型病例，确诊比较困难，常需要借助实验室检查。在结膜刮片中发现嗜酸性粒细胞或嗜酸性颗粒，提示局部有变应性反应发生。

2. 鉴别诊断

（1）过敏性结膜炎：一种超敏反应引起的结膜炎，分为速发型和迟发型，前者多见于接触花粉、角膜接触镜等；后者多见于使用眼部药物后。速发型多于接触致敏物数分钟后发生，表现为眼部瘙痒、眼睑肿胀、结膜充血及水肿，极少表现出系统过敏症状。迟发型多于滴入眼部药物后 24 ～ 72 小时发生，表现为眼睑皮肤急性湿疹、皮革样变，睑结膜乳头增生、滤泡形成，严重者可引起结膜上皮剥脱，角膜斑点样上皮糜烂，甚至皮肤色素沉着、瘢痕及睑外翻。脱离过敏原及抗过敏治疗后明显好转。

（2）巨乳头性结膜炎：多见于佩戴角膜接触镜，尤其是配戴材料低劣的软性角膜接触镜或义眼的患者。典型表现为上睑结膜产生大量巨乳头。该病很少累及角膜，少数患者可出现浅点状角膜病变及 Trantas 斑。

（3）泡性角结膜炎：多见于女性、青少年及儿童。患者有轻微的异物感，若累及角膜则异物感明显。疾病初期于角膜缘处出现由实性、隆起的红色小结节（1 ～ 3mm）形成的三角形病灶，尖端指向角膜，顶端易破溃，但多在 10 ～ 12 天愈合，不留瘢痕。若病变发生在角膜缘，则有单发或多发的灰白色小结节（较结膜结节稍小），病变局部充血，愈合后可留有浅瘢痕，使角膜缘参差不齐。若反复发作，疱疹样病灶可向角膜中央进犯，新生血管随之长入，称为束状角膜炎，即使痊愈后仍遗留带状薄翳（图 4-10）。

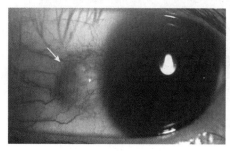

图 4-10　泡性角结膜炎
箭头指示处可见角膜缘实性、隆起的红色小结节

（4）沙眼：典型的睑结膜瘢痕，角膜缘滤泡或 Herbert 小凹及广泛的角膜血管翳是主要鉴别点。具体参见本节"沙眼"部分。

（三）航空医学考虑

免疫性结膜炎常反复发作（过敏性）或长期存在（自身免疫性），发作时眼部不适感明显，多无根治方法。较重者病情反复或慢性迁延后又会出现角膜病变、角膜新生血管、睑内翻、倒睫甚至睑球粘连等严重后遗症，可影响飞行员视力、视野、对比敏感度等重要视觉指标。其中，泡性角结膜炎及自身免疫性结膜炎影响视力证据明确，不适合航空训练及飞行要求。其他过敏相关的结膜炎，若病情较轻，且能查明过敏原，航空训练及飞行时可明确远离该过敏原，一般不会明显影响视觉功能。

（四）体检方法

春季角结膜炎在招飞体检中少见，主要采用聚光灯照射检查法及裂隙灯照射检查法。体检过程中询问病史及过敏史非常重要，还需注意观察有无结膜充血、滤泡、乳头、黏丝状分泌物、角膜病变、结膜瘢痕，必要时可行干眼、过敏原及自身免疫相关的检查。

（王　权　齐林嵩）

第三节 结膜变性疾病与其他

一、翼状胬肉

（一）概述

翼状胬肉是一种常见的结膜变性疾病，由慢性结膜炎症引起，多在睑裂斑的基础上发展而成。高温、风沙环境和户外工作者（如渔民、农民）发病率较高，具体病因不明，可能与紫外线照射、烟尘等有一定关系。局部角膜缘干细胞受损，失去屏障功能可能是其发病基础。多双眼发病，鼻侧多见，无明显症状或仅有轻度异物感，当病变接近角膜瞳孔区时，可引起角膜散光或直接遮挡瞳孔，继而导致视力下降。其特点为睑裂区肥厚的球结膜及其下纤维血管组织呈三角形向角膜侵犯，尖端朝向角膜（图 4-11）。当胬肉较大时，可妨碍眼球运动。

（二）诊断及鉴别诊断

1. 诊断　检查见睑裂区呈翼状的纤维血管组织侵入角膜即可诊断。

2. 鉴别诊断

（1）睑裂斑：是睑裂区以角巩膜缘为底的水平性、三角形或椭圆形、隆起的、灰黄色球结膜结节，鼻侧多见，多双侧发病（图 4-12）。与翼状胬肉病因基本相同。本病尖端远离角膜，一般无血管浸润，是与翼状胬肉相鉴别的重要鉴别点。本病常无明显症状，偶会充血或发生睑裂斑炎，有部分患者可发展为翼状胬肉。

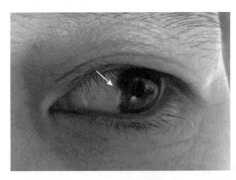 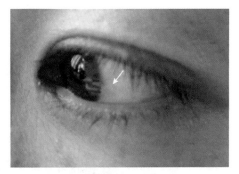

图 4-11　翼状胬肉
箭头指示处可见结膜增生侵入角膜，组织表面可见少量血管分布

图 4-12　睑裂斑
箭头指示处可见结膜组织增生，呈淡黄色，沿角巩膜缘分布，表面未见血管分布

（2）假性翼状胬肉：形态与翼状胬肉类似，但可位于角膜缘任何部位，多较小，亦无发展趋势，为球结膜与角膜上皮粘连所致，呈条索状或三角形固定于角膜混浊部位，多发生于角膜溃疡、灼伤或化学腐蚀伤后，一般无血管浸润，使用探针可从其颈部下方顺利通过。

（3）结膜结石：在睑结膜表面出现的黄白色凝结物，常见于慢性结膜炎患者，多无自觉症状，无须治疗；若结石突出于结膜表面引起异物感或导致角膜擦伤时，可在表面麻醉下剔除。

（三）航空医学考虑

翼状胬肉具有一定侵袭性，可不断向瞳孔中央生长。接近瞳孔区者遮盖瞳孔并可引起角膜散光，必然影响视力、视野等视觉功能指标。此外，手术治疗有一定的复发性，且易留下明显的角膜瘢痕。假性翼状胬肉状态稳定，不侵及瞳孔者一般不影响视觉功能，但应排查外伤后是否留有瘢痕等。睑裂斑一般状态稳定，但也有部分患者有发展为翼状胬肉的倾向，应仔细分辨。结膜结石者可影响眼部舒适性并易擦伤角膜，但一般剔除后对眼睑及视觉无影响。

（四）体检方法

翼状胬肉在招飞体检中少见，主要采用聚光灯照射检查法及裂隙灯照射检查法。体检过程中应查明病灶形态、颜色、大小、数量，有无血管浸润，对周边组织有无侵袭和影响等。

二、结膜色素痣

（一）概述

结膜色素痣是来源于神经外胚层的先天性良性错构瘤，极少恶变。多发生于角膜缘附近及睑裂部的球结膜，呈不规则圆形、大小不等、边界清楚、稍隆起。痣一般为黑色，深浅不一，偶见棕红色（图4-13）。如痣体突然变大且表面粗糙并有血管长入，则提示有恶变可能。

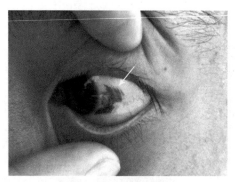

图4-13　结膜色素痣

箭头指示处可见球结膜色素痣，褐色，形状不规则，边界清楚，稍隆起

（二）诊断及鉴别诊断

1. 诊断　根据病史及临床表现即可诊断。

2. 鉴别诊断　结膜肿瘤确诊需要根据组织病理结果。

（1）原发性后天性结膜黑变病：为结膜上皮层内黑色素细胞增生性病变，通常为单侧、不规则、扁平而弥散的结膜表面色素斑块，可发生于结膜任何部位，有恶变趋势。

（2）结膜乳头状瘤：由人乳头瘤病毒引起，常发生于角膜缘、泪阜及睑缘部位，瘤体色鲜红，呈肉样隆起。有时会播散至角膜，手术切除后易复发。

（3）结膜皮样瘤和皮样脂肪瘤：是常见的先天性良性肿瘤，皮样瘤常见于颞下角膜缘，表现为圆形、表面光滑的黄色肿物，其中常见有毛发。皮样脂肪瘤多见于颞上象限近外眦部的球结膜下，呈黄色、质软的光滑肿块。

（4）结膜血管瘤：多为先天性，出生时或出生后不久即出现。可为孤立的、团块状或弥漫性扩张的海绵血管瘤，通常和眼睑皮肤、眼眶毛细血管瘤及静脉血管瘤有广泛联系。

（5）结膜鳞状细胞癌：是一种比较常见的结膜恶性肿瘤，多发生于睑裂区的角膜缘处、睑缘皮肤和结膜的交界处或内眦部泪阜等部位，少见于结膜的非暴露区。一些肿瘤外观类似胬肉，大多数肿瘤呈胶质状，上皮异常角化。

（6）恶性黑素瘤：少见，多数起自后天原发性黑素瘤，一部分起自结膜色素痣，极少数起自正常结膜。多数可手术切除，转移后预后不佳。

（三）航空医学考虑

结膜肿瘤属占位性病变，严重的眼部占位可导致眼部不适，引起眼部组织病变，进而影响视力及视野等；恶性肿瘤或良性肿瘤恶变后更会侵袭眼外组织，治疗不及时甚至有生命危险，往往需手术切除方可根治，势必可能造成结膜瘢痕等后遗症，体检时应严格评估。

（四）体检方法

结膜色素痣在招飞体检中少见，主要采用聚光灯照射检查法及裂隙灯照射检查法。体检过程中应查明病灶形态、颜色、大小、数量及对周边组织的侵袭和影响等，必要时行组织病理检查。

（王 权 齐林嵩）

第5章

角膜疾病

第一节 概　　述

一、角膜的组织结构和生理

角膜（corneal）是位于眼球前部最外层的组织，完全透明，呈横椭圆形，顶端向前凸出，约占眼球的 1/6，类似一个一面凸、一面凹的透镜，其前面为眼睑，后面与巩膜紧密连接。角膜从组织学上分为上皮层、前弹力层、基质层、后弹力层和内皮层五层结构（图 5-1）。角膜上皮层表面还覆有一层泪膜。为了保持其透明的特性，角膜没有血管，但是角膜的上皮层和前弹力层有致密的神经丛，所以角膜十分敏感。角膜基质层由200 ～ 250 层排列有序的胶原纤维板构成。角膜后弹力层由与角膜基质相类似的胶原纤维组成。角膜内皮层是由一层扁平的有规则镶嵌的六边形细胞构成，每个细胞厚约 5μm，直径为 15 ～ 30μm，在细胞与细胞之间有紧密的连接。角膜通过泪液及房水获取养分及氧气。

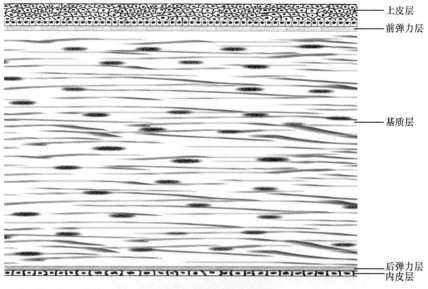

图 5-1　角膜的组织学

二、角膜的解剖结构特点

（一）角膜的胚胎发育

角膜由晶状体泡的外胚层细胞发育而成，角膜的胚胎发育是从晶状体泡与表面外胚层分离之后开始。晶状体泡陷入视杯以后，留在表面的外胚层细胞就发育成角膜上皮。在表面外胚层和晶状体泡之间伸入的中胚层组织发育成角膜内皮细胞及角膜实质层（图 5-2、图 5-3）。

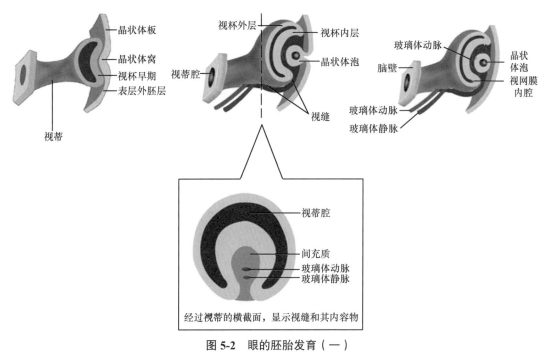

图 5-2　眼的胚胎发育（一）

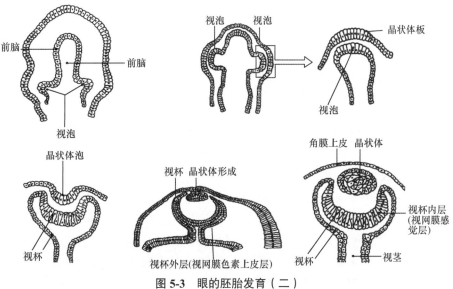

图 5-3　眼的胚胎发育（二）

角膜各层的功能及特点：角膜是重要的屈光介质，有完整的角膜上皮细胞和泪膜，基质层胶原纤维束规则排列，角膜无血管，以"脱水"状态共同维持角膜透明性。紧密排列的上皮细胞和表面覆盖的泪膜形成了光滑的光学界面，使其屈光指数近乎一致，光散射降低。基质中胶原纤维规则的网格状排列起到了衍射光栅的作用，通过破坏干涉来减少光散射。角膜的透明也依赖于角膜实质层保持的半脱水状态，主要由上皮和内皮的机械性屏障及内皮的温度依赖性 Na-K 泵来控制，内皮细胞以耗能的运输方式将基质水分从内皮细胞顶部胞质中泵入房水。因此，内皮细胞可维持基质层约 78% 的含水量。如果内皮细胞的离子泵功能减退或内皮间紧密连接破坏，水分进入基质的速度超过水分泵出的速度，则水分在基质层弥散，破坏胶原纤维的正常排列结构，从而引起散光和角膜混浊。此外，泪液蒸发的动力和渗透梯度促使角膜浅基质水分排出，对保持角膜的脱水状态也起一定作用（图 5-4）。

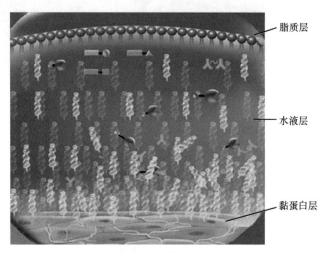

脂质层

水液层

黏蛋白层

图 5-4　泪膜的构成

（二）角膜的营养代谢

角膜代谢所需的营养物质主要来源于房水中的葡萄糖和通过泪膜弥散的氧。此外，周边角膜还接受来自角膜缘血管循环供应的氧。

三、角膜病变的特点

角膜病是我国的主要致盲病之一。角膜疾病主要有炎症、外伤、先天性异常、变性、营养不良和肿瘤等。其中，感染性角膜炎症更为多见，肺炎球菌较易直接感染角膜，其他病原菌则需要大量局部侵袭或机体抵抗力下降时才易致病。角膜是机体神经末梢分布密度最高的器官之一，感觉神经纤维从睫状长神经发出分支，穿过前弹力层在上皮下形成上皮下神经丛，释放的神经递质包括乙酰胆碱、儿茶酚胺、P 物质和降钙素基因相关肽等，因而角膜敏感度是结膜的 100 倍。任何深、浅角膜病变（角膜异物、角膜擦伤、角膜炎症）都导致疼痛和畏光，眼睑运动（特别是上睑）可使疼痛加剧。因此，角膜的炎症大多伴有畏光、流泪、眼睑痉挛等症状。但单纯疱疹性角膜炎除外，因为该病使角膜知觉减退。角膜是重要的屈光介质，角膜病尤其是位于角膜中央的病灶，严重影响视力。

四、角膜的病理生理

角膜缘血供丰富，角膜周边部和中央部之间在免疫相关的细胞与活性因子的分布上存在显著差异，角膜周边部或角膜缘的淋巴细胞及补体成分含量高于角膜中央部。此外，角膜的周边和角巩膜缘含有抗原递呈细胞——树突状细胞（表达 MHC- II 和共刺激分子，能有效地活化 T 细胞）。周边上皮层和角膜前基质层存在少量的淋巴细胞。血管黏附分子和细胞因子也可以把血管内不同类别的白细胞吸引到角膜缘。因此，临床上角膜周边部或角膜缘易发生免疫性角膜病（如蚕食性角膜溃疡、泡性角结膜炎和边缘性角膜溃疡等），而一些感染性角膜病则易发生于角膜中央区。

角膜上皮是抵御病原微生物侵袭角膜的第一道屏障，上皮遭受损伤后，极易发生感染性炎症。角膜上皮层损伤后可以再生，不留瘢痕。角膜前弹力层受损后不能再生，由上皮细胞或瘢痕组织填充。角膜基质层对维持角膜的透明性及抵抗眼内压有重要作用，损伤后由瘢痕组织修复填补，使角膜失去透明性。角膜后弹力层受损后可以由内皮细胞分泌再生，修复速度为每个月 10μm。内皮细胞的屏障功能遭到破坏后，伤口缘的后弹力层收缩并向基质层卷曲，数小时之内，毗邻的内皮细胞向伤口区迁徙，通过细胞重组、增大和迁徙，重建完整的内皮单层结构。当完整的单层内皮细胞重新覆盖后弹力层时，细胞间形成接触抑制和稳定的细胞连接。此时，参与创伤修复的细胞体积大于未参与修复区域的细胞。如果内皮损伤较重，局部的内皮细胞会形成复层及纤维化，引起异常的基膜样物质沉积。

（杨庆红）

第二节 角 膜 炎

一、概述

角膜炎（keratitis）是一个统称，它是角膜防御能力减弱后，外界或内源性致病因素引起的角膜组织的炎症。角膜炎的分类尚未统一。目前多按其致病原因分类，如感染性、免疫性、营养不良性、神经麻痹性及暴露性角膜炎。

角膜炎的病理变化过程通常有共同的特性，可以分为浸润期、溃疡期、溃疡消退期和愈合期四个阶段（图 5-5）。浸润期致病因子侵袭角膜，造成角膜组织结构破坏，形成局限性灰白色混浊灶，称为角膜浸润（corneal infiltration）。此时，患眼视力下降的程度与病灶所处的部位相关，病变位于瞳孔区者视力下降明显。经治疗后浸润可吸收，角膜能恢复透明。溃疡期因致病菌的侵袭力和产生的毒素不同而致炎症的严重程度不一。溃疡消退期患者的症状和体征明显改善，溃疡边缘浸润减轻，可有新生血管进入角膜。愈合期溃疡区上皮再生，前弹力层和基质缺损由成纤维细胞产生的瘢痕组织修复。溃疡面愈合后，根据溃疡深浅程度的不同而遗留厚薄不等的瘢痕。浅层的瘢痕性混浊薄如云雾状，通过混浊部分仍能看清后面虹膜纹理者称为角膜薄翳（corneal nebula）。混浊较厚略呈白色，但仍可透见虹膜者称为角膜斑翳（corneal macula）。混浊很厚呈瓷白色，不能透见虹膜者称为角膜白斑（corneal leucoma）。如果角膜瘢痕组织中嵌有虹膜组织时，便形成粘连性角膜白斑（adherent leucoma），提示病变角膜有穿破史。若白斑面积大，而虹膜又与之广泛粘连，则可能堵塞房角，房水流出受阻致使眼压升高，引起继发性青光眼。

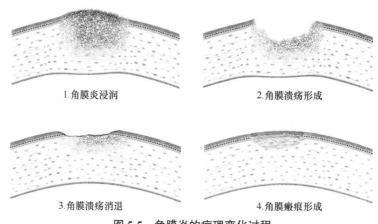

1.角膜炎浸润   2.角膜溃疡形成

3.角膜溃疡消退   4.角膜瘢痕形成

图 5-5 角膜炎的病理变化过程

二、感染性角膜病

（一）流行病学特点

感染性角膜病是常见的致盲眼病，约 20% 的盲人因眼部感染而失明。其人口患病率估计为 0.36/10 000 ～ 79.90/10 000。在我国，感染性角膜病多发生于城乡经济条件差的人群，角膜盲与女性、老龄、受教育程度低及处于西部地区明显相关。山东省眼科研究所所长谢立信在 2009 ～ 2011 年组织了全国感染性角膜病流行病学调查，对全国具有地理代表性的 10 省份进行了抽样调查，共抽样 191 242 人。研究结果显示，角膜盲已居我国致盲性眼病的第 2 位。其中，感染性角膜病居角膜盲的首位。有文献报道称，山东青岛地区真菌性角膜炎的发病呈显著季节性，植物性外伤和异物损伤是主要致病原因。在湖北黄石地区角膜疾病中，病毒性角膜炎的患病率居第 1 位，细菌性角膜炎居第 2 位，真菌性角膜炎居第 3 位。吉林地区 2005 年 1 月至 2007 年 12 月收治的 320 例感染性角膜病患者中真菌性角膜炎的患病率（38.6%）居感染性角膜病的首位，并呈逐年增高趋势。在福建省邵武市随机抽取 12 个行政村调查角膜病在人群中的患病情况，共调查 15 411 人，其中角膜病占 6.09%，居第 2 位。天津医科大学总医院眼科的张琳琳在《眼病流行病学调查的研究进展》综述中报道：中国香港地区（2002 年）感染性角膜炎的发病率为每年 0.63/10 000，角膜接触镜佩戴者的发病率高达每年 3.4/10 000。云南省屏边苗族自治县盲目及低视力的流行病学调查结果表明，双盲中,角膜病居第 3 位;单盲中,角膜病居第 2 位。流行性角结膜炎可以散发或流行，接触传染，夏秋季节流行，通常见于 20 ～ 40 岁的成年人，病毒有地域性，终身免疫，但腺病毒不同血清型有高度的特异性。以上流行病学调查表明，角膜病的患病率较高，其中角膜炎症多见，在发病地区、性别、民族方面无显著差异。

以医院为基础的关于感染性角膜病病原学和危险因素的研究表明，感染性角膜病的病原微生物谱因地理气候条件、经济发展水平和人群而异。在发达国家，细菌是非病毒感染性角膜病的主要致病微生物，而发展中国家感染性角膜病多以真菌感染为主。对感染性角膜病致病风险因素的分析表明，角膜外伤，特别是农业外伤是发展中国家角膜感染的首要危险因素。欧美等发达国家和地区，角膜接触镜的佩戴是感染性角膜病的重要危险因素，甚至是棘阿米巴性角膜炎的首要发病因素，88% ～ 93% 的棘阿米巴性角膜炎与佩戴角膜接触镜有关。而在中国、印度等发展中国家，棘阿米巴性角膜炎的报道逐年增多，由于佩戴接触镜的人数较少，感染与接触镜佩戴的相关性不大，多与农业活动、泥土外伤有关。

（二）诊断及鉴别诊断

感染性角膜炎根据致病微生物的不同进一步细分为细菌性角膜炎、真菌性角膜炎、棘阿米巴性角膜炎、病毒性角膜炎、流行性角结膜炎等。

1. **细菌性角膜炎** 是最常见的化脓性角膜炎，其患病率约为 0.08%。本病发病急，发展迅速，如感染未得到控制，可导致角膜穿孔甚至眼内炎，最终可导致眼球萎缩。其发病机制是由于角膜的防御屏障被破坏，角膜的抵抗力减弱而导致角膜的感染。细菌性角膜炎没有特别的临床表现及特征，感染严重程度和过程与角膜原来的状态、细菌的毒力、感染持续的时间及宿主对感染菌的反应有关。其一般症状表现为发病常在 24 ～ 48 小时，视力下降、畏光、眼红、眼痛、球结膜及眼睑水肿，可以出现角膜浸润、水肿、混浊、脓性分泌物、前房反应等体征。不同的致病菌感染角膜会造成不同的角膜病变特征。细菌性角膜炎的诊断根据病史和结合典型的临床表现即可明确诊断。治疗首先应去除诱发原因，如治疗慢性泪囊炎、处理睑内翻倒睫、剔除角膜异物、全身治疗等；其次应根据详细的病史及裂隙灯照射检查，结合医师的临床经验，予以高效、广谱的抗生素治疗，对已有细菌培养结果的，按药敏结果进行治疗；如药物不能控制感染，病情加重者应果断采取手术治疗。早期通过印迹细胞学检查可以与单纯疱疹病毒Ⅰ型感染进行鉴别。

2. **真菌性角膜炎** 是真菌直接感染角膜引起的一种严重致盲性角膜病，其患病率约为 0.01%，该病主要与农业外伤相关。近年来，由于抗生素和激素的广泛应用，其患病率有明显升高的趋势。真菌性角膜炎的感染早期，眼部刺激症状一般较轻，病变发展相对细菌性角膜炎缓慢，但合并有细菌感染或滥用糖皮质激素会使病情迅速加重。眼部症状主要是异物感或刺痛、视物模糊，伴有少量分泌物。真菌性角膜炎典型的角膜病变体征有菌丝苔被、伪足、免疫环、内皮斑、卫星灶和前房积脓等。真菌性角膜炎的诊断按照以下程序执行，大多数病例可以确诊：①角膜的植物性、泥土等异物外伤史，眼部手术史，长期局部、全身应用糖皮质激素及抗生素史等；②角膜病灶表面较干燥，常合并菌丝苔被、伪足、卫星灶、内皮斑、黏稠的前房积脓等典型的真菌性角膜炎体征；③角膜病灶刮片的实验室检查是早期快速诊断真菌感染的有效方法；④临床共聚焦显微镜检查能够观察到角膜组织中的菌丝和（或）孢子的情况。真菌性角膜炎强调多元化治疗，早期依靠抗真菌药物，中晚期需联合手术治疗。

3. 棘阿米巴性角膜炎　是由棘阿米巴原虫感染引起的慢性、进行性、疼痛性角膜溃疡。其临床表现为开始症状较隐匿，病程缓慢，患者主诉异物感、眼痛、畏光、流泪及视物模糊。其眼痛症状往往与体征不符，一般镇痛药难以奏效，这可能是区别于其他感染性角膜炎的一个重要症状。棘阿米巴性角膜炎的治疗比较困难，早期清除病灶，晚期只能行穿透性角膜移植术，且复发率较高。

本病的诊断可以根据以下三点进行：

（1）长期佩戴角膜接触镜史、与污水接触史、养家禽及宠物史、角膜异物及微小角膜擦伤史。

（2）典型的症状及临床体征，感染早期出现与体征不符的严重神经痛。

（3）实验室诊断，找出棘阿米巴包囊及滋养体。

本病主要应与单纯疱疹病毒性角膜炎相鉴别，其鉴别要点：①两者的症状不同，棘阿米巴性角膜炎早期出现症状体征不符的严重神经痛。②角膜上皮感染的形态不同，单纯疱疹性角膜炎有明显清晰的树枝状浸润、角膜上皮缺损、荧光染色清晰，而棘阿米巴性角膜炎的早期，角膜上皮完整，荧光染色阴性或表现为不典型、不完整的树枝状态。③病程不同，如药物治疗无效，单纯疱疹性角膜炎短期内将发展为地图状溃疡。如果有效，在愈合过程中树枝状浸润多出现增粗、扩大的表现，然后再愈合或表现为明显的树枝状愈合痕迹。棘阿米巴感染的病程较迁延，对药物治疗反应不明显。随着病程的发展，一般无典型的树枝状或从树枝状向地图状融合的过程。④对于治疗无效的单纯疱疹性角膜炎应高度怀疑棘阿米巴性角膜炎的可能。

4. 单纯疱疹性角膜炎（herpes simplex keratitis，HSK）　是由单纯疱疹病毒（herpes simplex virus，HSV）引起的一种严重的感染性角膜疾病，其患病率约为 0.11%。潜伏感染和复发是本病的特点。三叉神经节和角膜均可以形成潜伏感染。单纯疱疹病毒分为 HSV- Ⅰ型和 HSV- Ⅱ型 2 个血清型，大多数眼部感染都是由 HSV- Ⅰ型所引起，HSV- Ⅱ型的感染部位主要是生殖器，偶尔也可引起眼部感染。HSK 的病理损害机制，一方面是由于单纯疱疹病毒对角膜细胞的直接损害；另一方面是单纯疱疹病毒作为外来的抗原，引起机体自身的免疫反应对角膜组织造成的损害，以细胞免疫为主，体液免疫参与。Liesegang 对美国罗切斯特市居民的眼部 HSV 感染进行 30 年的追踪观察发现，HSV 眼部初次感染可发生于各年龄段，在初次感染后，1 年内的复发率为 9.6%，2 年内的复发率为 22.9%，10 年内的累积复发率为 49.5%。复发的次数越多，则复发的频率越高。在第 2 次复发后，第 3 次复发发生在 1 年以内为 22.6%，10 年以内为 71.6%。在第 3 次复发后，则 1 年以内的第 4 次复发率为 27.3%，10 年以内为 76.4%。在第 4 次复发后，则 1 年以内第 5 次复发率为 27.3%，10 年以内为 88.5%。初次感染后，发生第 1 次复发的时间平均约为 3 年，如复发次数增加则复发间隔时间缩短，其他文献中报道的复发率为 6% ～ 75%。

HSK 的临床分型如下：

（1）上皮型：根据病变的形态进一步分为点状角膜炎、树枝状角膜炎、地图状角膜炎。病变早期患者可有轻度的异物感、畏光、流泪等眼部刺激症状或无明显症状。此时，荧光染色呈阳性。通常树枝状缺损发生时，病变浸润深度已超过上皮基膜。树枝状或地图状角膜炎常伴有睫状充血，病变区角膜知觉减退。大多数上皮型 HSK 通常在 3 周左右自行消退，多不留下瘢痕，不影响视力。

（2）基质型：根据病变浸润的深度可将其分为浅中基质型角膜炎和深基质型角膜炎，后者又包括基质坏死型角膜炎和盘状角膜炎。

1）浅中基质型角膜炎：常原发或继发于上皮型 HSK。病变累及角膜的浅中基质层，通常是指炎性病变仅累及角膜的 1/2 深度，角膜基质内轻度炎性水肿、混浊，炎症控制后常留下角膜薄翳或斑翳。

2）深基质型角膜炎：又可以表现为两种临床亚型。①基质坏死型：病变位于角膜的深基质，呈黄白色浸润，坏死灶周围大量深层新生血管长入。常导致角膜瘢痕、角膜变薄或穿孔。②盘状角膜炎：为一种特殊盘状角膜基质炎，是 HSV 导致的角膜基质的感染，其炎症反映导致角膜基质盘状渗出、混浊和水肿，同时角膜基质炎症使血管内皮生长因子在感染的初期就升高，所以角膜基质有大量新生血管深入。

（3）内皮型：一种比较严重和少见的 HSK，它们的共同特点是 HSV 导致的角膜内皮炎性反应区域均出现了角膜水肿和角膜后沉着物。

HSK 的诊断标准：①反复发作的病史；②典型的临床表现：临床刺激症状较细菌或真菌性角膜炎轻，常规病理学检查结果为阴性；③对临床表现不十分典型的患者，可借助印迹细胞学等辅助检查。诊断 HSK 时需要与其他感染性角膜炎进行鉴别诊断，与细菌性角膜炎、真菌性角膜炎相鉴别时均可通过详细地询问病史及结合实验室检查进行鉴别。由于 HSV 在三叉神经节及角膜内终身潜伏，HSK 不可能完全根治，临床药物治疗的目的主要是控制病情发展和缓解症状。

病毒性角膜炎可由多种病毒引起，其临床表现轻重不等，对视力的损害程度视病变位置、炎症轻重、病程长短、复发次数和有无混合感染而不同，临床上常见的病毒性角膜炎有单纯疱疹性角膜炎和带状疱疹性角膜炎。有研究表明，单纯疱疹性角膜炎各型均引起角膜知觉下降，以上皮型为著，愈后有恢复趋势。

5. 流行性角结膜炎（epidemic keratoconjunctivitis） 是由腺病毒感染引发的角结膜炎症，目前已发现此病毒有 100 余个血清型，其中至少有 47 个可以感染人类，可以散发或流行。临床早期表现为急性结膜炎，双眼先后发病，5～7 天出现角膜炎症，可见上皮下和浅基质层的钱币状浸润（钱币状角膜炎），散在分布，荧光染色常为阴性。角膜出现炎症后，患者出现视力下降，及时治疗后一般不形成溃疡，炎症一般不累及角膜基质层及前房。愈后角膜上皮下留有多个钱币状瘢痕，可以持续数月或数年，经裂隙灯检查时仍可见瘢痕，视力很少受累，偶有畏光症状。本病主要依靠病史和眼部表现进行诊断，血清学检查是该病毒感染的诊断参考。本病应主要与单纯疱疹性角膜炎及流行性出血性结膜炎相鉴别，前者有反复发作的病史和特殊的角膜病损形态，而且多为单眼发病；后者多伴有结膜下片状出血。本病治疗旨在减轻症状，防止并发症的发生，当角膜有点状浸润时可予以抗病毒药物，局部滴用低浓度的糖皮质激素，适当应用抗菌药物防止细菌感染。炎症消退后局部可加用人工泪液和促进角膜上皮修复药物。不应过量应用糖皮质激素滴眼液，绝大多数患者经过 3～6 个月恢复期，钱币状浸润会吸收，不遗留后遗症。

（三）航空医学问题

1.病毒性角膜炎的航空医学问题　病毒性角膜炎主要可导致角膜知觉减退，反复发作后可导致视力进行性下降。飞行训练及飞行器驾驶过程均可导致机体抵抗力下降，单纯疱疹性角膜炎由 HSV-Ⅰ型所致，原发感染后病毒在三叉神经节内长期潜伏，一旦机体抵抗力下降即可出现复发。驾驶舱中干燥空气会使眼部不适症状加剧，进而影响视觉质量。活动期的角膜炎症在招飞体检过程中极为少见，偶尔在裂隙灯检查时会发现散在、多片、边界模糊的角膜薄翳，与临床遇见的病毒性角膜炎（单纯疱疹性角膜炎、流行性角结膜炎）遗留的薄翳体征一致。由于愈合期的角膜溃疡区上皮已完全再生，前弹力层和基质缺损已经由成纤维细胞产生的瘢痕组织修复，病变区域角膜处于稳定状态，所以眼科的荧光染色检查呈阴性。在体检过程中如遇可疑病例，建议可增加角膜知觉检查，丰富诊断依据。

2.流行性角结膜炎的航空医学问题　流行性角结膜炎是一种传染性疾病，其航空医学问题主要是发病期存在感染他人的可能，在集体生活及飞行过程中会使同宿舍、同机组人员感染上相同的疾病。因此，发病期间应予以适当隔离，直至传染性消失。

（四）体检方法

角膜病的发现、初步诊断主要依据裂隙灯检查，检查时，被检者坐于检查者对面，头部固定于可调的裂隙灯前的下颌托和额头带上，将裂隙光线投射到角膜形成光学切面，然后平扫整个角膜，借此观察角膜的弯曲度、厚度，角膜有无浸润、溃疡，角膜薄翳累及的角膜位置、范围、深度等病变的层次和形态。粗糙的切面提示上皮有缺损，弥漫的点状上皮脱失多见于局部药物如抗生素、抗病毒药和麻醉药引起的毒性反应，荧光染色可使上皮缺损区更加清晰。

三、免疫性角膜病

正常的角膜没有血管和淋巴管，所以单纯角膜自身造成的免疫性疾病很少，但是角膜处于一个特定环境中，其前表面为泪膜，边缘为角巩膜缘，后表面为房水，所以角膜的免疫学特点与其所在环境的免疫学特征相关。角膜除了自身的免疫学特征外，还与全身及其相邻组织的免疫学变化相关。除了众所周知的角膜移植术后的免疫排斥反应外，目前已知的许多角膜疾病都与免疫有密切关系。

（一）免疫性角膜炎的流行病学特点

有研究者曾对浅层点状角膜炎 1000 例患者进行分析报道：男女比例为 1∶57，单眼发病 323 例，双眼发病 677 例，两者比例达 1∶2。干眼症致角膜炎达 245 例（24.5%），各原因致暴露性角膜炎达 216 例（21.6%）。VKC 在 3 岁以下或 30 岁以上的个体中较少见。约 60% 的 VKC 患者的发病年龄为 11～20 岁，17% 的为 21～30 岁，6% 的在 30 岁以上。在青春期以前，男女比为 2∶1 或 3∶1。青春期后女性患病率增加，20 岁的患者男女比接近 1 : 1。严重期多发生于 3 ～ 10 岁。青春期左右开始消退。VKC 的发病具有季节性，但有小部分患者常年发病，并演变为成年变应性角结膜炎的愈合状态。

VKC 可以发生于世界各地，包括所有种族。但在酷热、干燥的地区发病率较高，如西非、地中海、巴尔干半岛及印度、中美和南美地区。在某些地区，VKC 占到严重眼科疾病的 3%；而在北欧和北美地区，其发生率约为 1/5000。在温暖的季节其发病增加，原因可能与此气候下花粉和其他变应原的相对浓度升高有关。在热带地区，疾病的季节性不太明显。

（二）诊断及鉴别诊断

1. 浅层点状角膜炎（superficial punctate keratitis，SPK） 这是一种病因未明的上皮性角膜病变，其特点为粗糙的点状上皮性角膜炎，伴或不伴结膜轻度充血。本病的发生与感染无关。它是角膜的活动性炎症，但不诱发角膜新生血管。浅层点状角膜炎的一般症状为部分患者有异物感、畏光现象、轻度视力下降。可查及以下体征：角膜上皮内出现散在分布的圆形或椭圆形、细小的结节状或灰色点状混浊，通常好发于角膜中央部或视轴区。其中央隆起，突出于上皮表面，荧光素及孟加拉红染色呈阳性。可伴有上皮及上皮下水肿，但无浸润。病灶附近角膜上皮呈现放射状或树枝状外观，有时可误诊为单纯疱疹性角膜炎。若不经治疗，病变也可于 1 ～ 2 个月愈合，但经过一段长短不一的时间（通常为 6 ～ 8 周）后又复发。在病变缓解期，角膜上皮缺损完全消失，但有时可在上皮残留轻微的瘢痕。本病的诊断主要依靠病史、裂隙灯显微镜检查所见的角膜上皮及上皮下簇状和片状浸润；另外，可予以诊断性治疗。本病对局部糖皮质激素治疗敏感。本病应与上皮型 HSK 及流行性角结膜炎相鉴别。其鉴别要点：上皮型 HSK 的印迹细胞学检查呈阳性；流行性角结膜炎有明显的结膜充血，多双眼发病，并且有耳前淋巴结压痛等。急性期症状严重时可局部短疗程使用低浓度糖皮质激素治疗，有较好的效果，也可用治疗性软性角膜接触镜治疗。予以保护和促进角膜上皮修复的药物，补充维生素类药物。

2. Thygeson 浅层点状角膜炎（superficial punctate keratitis of Thygeson） 这是一种原因不明的 SPK，可能与病毒感染有关。病情时轻时重，可迁延数月和数年之久，恢复后不遗留任何痕迹。体格检查可见角膜上圆形或椭圆形混浊，直径为 0.1 ～ 0.5mm，由许多灰白色颗粒聚集而成，轻度隆起。极少或无荧光素着色。角膜混浊可发生于任何部位，但以瞳孔区最为常见。病情时轻时重，新老病灶交替出现，最后彻底消退不留痕迹。角膜知觉一般正常，少数轻微降低。无结膜充血、角膜水肿或眼睑异常。治疗方法参见浅层点状角膜炎的治疗方案。

3. VKC 这是一种双眼反复发作，以上睑结膜的巨大卵圆石样滤泡和息肉样变，角巩膜缘典型乳头样上皮病变为特征的慢性外眼疾病，特应性个体对环境中普遍存在的抗原可以发生反应。引起春季角结膜炎的确切病因仍不十分清楚，但普遍认为是与自身免疫相关的疾病，可能与特应性有关，有环境和种族倾向。40% ～ 75% 的患者主要的特应性疾病包括湿疹、哮喘、荨麻疹。VKC 主要影响儿童和年轻的成年人，在春季最常见，所以称为春季角结膜炎。本病的主要症状为奇痒、畏光、流泪，有黏性分泌物，给患者带来痛苦，一般不会发生严重的视力障碍，有自愈性病程，但是该病的角膜缘型可造成前弹力层混浊，影响视力。目前已证实有效的治疗方法是局部使用糖皮质激素和肥大细胞稳定剂。

VKC 可能涉及不止一种免疫学机制。直接和间接的证据提示该病可能属于 I 型超敏反应（速发型、IgE 依赖的变应性反应），患者常有特应性家族史。泪液中组胺水平升高。组织病理学检查显示在结膜实质层和上皮层存在许多脱颗粒的肥大细胞。对色甘酸钠具有良好的治疗反应。这些信息均提示 VKC 是一种由 IgE 和肥大细胞介导的免疫过程。尽管难以鉴定触发异常过度炎症反应的特异性致病因子，但皮肤试验常显示患者对数种普遍存在的环境抗原发生了致敏，特别是对室内的尘螨。

然而，I 型超敏反应不能完全解释 VKC 的组织病理学。对 VKC 的组织病理学和免疫病理学的研究提示，VKC 还可能是 I 型超敏反应（速发型超敏反应）和 IV 型超敏反应（迟发型或细胞介导型超敏反应）的组合。对结膜乳头的组织病理学研究显示，乳头内除有变应性细胞（肥大细胞和嗜酸性粒细胞）外还有大量的单核细胞、成纤维细胞和新分泌的胶原。单核细胞中富有辅助性（CD4）T 细胞，特别是分泌 IL-4 的 Th2 型细胞。另外，还发现结膜上皮细胞和基质细胞 HLA-II 类抗原的表达升高。

VKC 的典型体征是双侧上睑结膜的巨大乳头增生，有时该体征也会出现于角巩膜缘区的结膜。而本病主要的症状是持续性瘙痒。其他症状还有眼痛、异物感、畏光、烧灼感、流泪和有黏性分泌物。症状的变异性是 VKC 早期的主要特征。随着疾病的进展，症状逐渐加重，某些病例为常年性发病。1888 年，Emmert 将 VKC 分为眼睑型、角巩膜缘型和混合型。但就某一病例有时很难将其分为某一型。因此，根据症状的严重性和重视受累组织的临床改变来考虑 VKC 可能具有更重要的分类意义。

VKC 角巩膜缘的改变多发生于有色人种，主要表现为角巩膜缘的胶质样结节或隆起，大多位于上 1/2 的角巩膜缘区。赘疣状的小白色斑称为 Horner-Trantas 结节，主要由嗜酸性粒细胞的炎性细胞组成。有时也可观察到角巩膜缘区结膜的变薄、变宽和混浊。

VKC 的角膜改变、VKC 患者角膜受累的程度可作为疾病严重程度的指征。在眼睑型 VKC 患者中，高达 50% 的病例有角膜病理表现。眼睑型或混合型 VKC 患者几乎毫不例外地都存在角膜的并发症。

表层上皮型角膜炎是常见的角膜表现，主要表现为在角膜上 1/2 存在点状暗灰色混浊，似粉尘状。这些点状混浊可以破溃并发生融合，形成较大的糜烂。这些糜烂基底较浅，边缘升高，形成由细胞碎屑和黏液组成的致密层，称为春季斑（vernal plaque）。有时也称为盾形溃疡（shield ulcer），通常仅发生于较年轻的患者。其常位于角膜上方，呈横椭圆形。溃疡区常抑制正常的再上皮化。因此，糜烂区的愈合非常缓慢，常最终导致永久性、灰色、椭圆形的上皮下混浊。这些角膜斑很少发生血管化，除非发生慢性炎症。然而，这些溃疡具有发生继发性微生物感染的危险性，从而导致永久性的角膜后遗症。

VKC 患者也可发生基质型角膜炎。最常见的角膜变性改变是假性老年环，近似于老年环。这种弧形表层基质混浊主要位于角膜周边部，在混浊区和角巩膜缘之间常有一间隔的透明区。在某些病例中，这种局灶性黄灰色混浊有时会发生溃疡，引起周边变薄的槽沟。进一步的变化将导致近视性散光。假性老年环常伴有新生血管进入角膜周边部，形成角膜上方血管翳（图 5-6）。

VKC 的并发症有圆锥角膜和特应性白内障。角膜溃疡、角膜基质炎、透明性边缘变性等也常见。

VKC 的实验室检查：①结膜细胞学检查有助于变应性眼病的诊断。结膜刮片的吉姆萨染色中如发现嗜酸性粒细胞或嗜酸性颗粒，将提示局部有变应性过程发生。结膜活检组织在电镜下发现有肥大细胞、嗜碱性粒细胞、嗜酸性粒细胞和（或）嗜酸性颗粒，也具有相同的临床价值。利用电镜技术可以对肥大细胞及其颗粒进行鉴定和计数。在 VKC 患者中，许多肥大细胞发生了广泛性的脱颗粒，从而使其在光镜下难以辨认。②泪液的

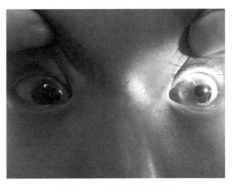

图 5-6　春季角结膜炎

改变具有重要的临床意义。泪液内嗜酸性粒细胞、中性粒细胞或淋巴细胞数量增加，提示存在变应性状态。在变应性眼病患者中，偶尔可检测到组胺水平的升高，但 VKC 患者并不存在这种升高。VKC 患者的血清和泪液中 IgE 的水平高于正常。泪液中类胰蛋白酶的水平可以反映肥大细胞参与变应性眼病的程度。对正常人、VKC 患者、其他变应性眼病或非变应性炎性疾病患者在未受刺激情况下泪液中类胰蛋白酶的水平进行了检测，发现变应性眼病患者非刺激性泪液类胰蛋白酶水平明显升高，而特应性个体在眼局部使用变应原和化合物 48/80，或正常个体在使用化合物 48/80 刺激和揉擦外伤后，仅出现轻微的升高。类胰蛋白酶是肥大细胞参与疾病过程的前兆。因此，测定其水平可以作为肥大细胞参与春季结膜炎和其他变应性眼病的有用指标。③干燥性角结膜炎患者的泪液乳铁蛋白和溶菌酶浓度皆下降。VKC 或巨乳头性结膜炎（giant papillary conjunctivitis，GPC）患者泪液中的乳铁蛋白浓度下降，但溶菌酶水平却保持正常。这种乳铁蛋白下降而溶菌酶正常的水平偏离模式可能是 VKC 和 GPC 的独有现象，其原因有待进一步研究。

VKC 的免疫组织化学分析显示，结膜内具有大量的辅助性 T 细胞，辅助性 T 细胞 / 抑制性 T 细胞的比率（CD4/CD8）发生逆转，且含有大量的朗格汉斯细胞。受累区结膜内含有许多分泌 IgE 的浆细胞。许多活化的 T 细胞表达 CD25（IL-2 受体）。由这些免疫活性细胞所分泌的 γ- 干扰素和其他细胞因子可以诱导上皮细胞表达 HLA- Ⅱ类抗原。VKC 结膜内的大多数 T 细胞属于 Th2 型细胞，可以产生辅助 IgE 合成的 IL-4。IL-4 是肥大细胞和 B 细胞的生长因子。因此，Th2 型细胞可能促使肥大细胞和 B 细胞在 VKC 结膜中的聚集。

本病是一种自限性疾病，短期用药可减轻症状，长期用药则对眼部组织有损害作用。可予以物理治疗，局部冰敷能使患者感觉舒适；使用糖皮质激素要避免长期使用所导致的青光眼、白内障等严重并发症；非甾体抗炎药、肥大细胞稳定剂、抗组胺药的使用应注意给药时机，如非甾体抗炎药在其发作的急性阶段、间歇阶段均可使用；肥大细胞稳定剂在接触过敏原之前使用，抗组胺药与肥大细胞稳定剂联合使用治疗效果较好。对于顽固的病例，局部可应用免疫抑制剂，如 2% 环孢素或 0.05% 他克莫司。人工泪液可以稀释肥大细胞释放的炎症介质，同时改善因角膜上皮点状缺损引起的眼部异物感，但是需要使用不含防腐剂的剂型。

本病的诊断：①主要依靠病史，如发病与季节有关。②患者有持续性眼痛、畏光、

眼部痒感等临床症状和典型的巨大睑结膜乳头增生的体征。体征重点检查睑结膜、角巩膜缘、角膜的典型病变以进行临床诊断。

鉴别诊断：VKC 应与其他变应性结膜病相鉴别。严重的 VKC 具有典型的体征，轻型的 VKC 确诊比较困难，常需要借助实验室检查。血清学检查发现部分患者 IgE 升高和局部应用糖皮质激素治疗有效成为鉴别诊断的参考。

（1）VKC 发病早期易与特应性角结膜炎发生混淆。在流行病学上，AKC 多发于十几岁到中年；多为常年性，比 VKC 病程长。从外部观察，AKC 患者的眼睑常有慢性眼睑炎和湿疹。同 VKC 不同，AKC 常引起结膜瘢痕、上皮下浸润和下穹窿缩窄。其他的症状和体征也有助于两者之间的鉴别：AKC 主要影响下睑结膜，可见小乳头增生，角膜新生血管化通常位于深层，分泌物多为水样；VKC 的分泌物多为黏稠性。AKC 很难发现 Horner-Trantas 点，结膜刮片很少发现嗜酸性颗粒。

（2）枯草热性结膜炎：又称为季节变应性结膜炎（seasonal allergic conjunctivitis, SAC），是临床常见疾病，与抗原接触后迅速发病。本病主要表现为结膜充血、结膜水肿和偶发眼睑水肿。与 VKC 不同，SAC 患者常伴有变应性鼻炎或鼻窦炎。在 SAC 中很难观察到角膜的改变。

（3）巨乳头性结膜炎：主要与佩戴角膜接触镜有关，其他的刺激因素还有配戴义眼、埋藏缝线暴露。其上睑结膜的乳头反应和黏液的产生非常类似 VKC。当去除刺激因素后，GPC 的症状和体征将明显减轻或消失。通过病史分析和仔细检查可以进行鉴别诊断。

（4）接触性结膜炎：使用药物诱发超敏反应而造成的化学性（或毒性）结膜炎，也可产生类似 VKC 的症状和体征。引起药物超敏反应的主要药物有阿托品、局部麻醉药、抗生素、去氧肾上腺素和其他药物载体。化学性结膜炎的乳头反应不剧烈，下穹窿结膜易受累。

（5）沙眼：也可引起上睑结膜和角巩膜缘上方的病理改变。然而，与 VKC 不同，沙眼可以引起结膜瘢痕、滤泡性结膜炎和 Arlt 线（水平方向的上皮下纤维化）。结膜刮片无嗜酸性粒细胞存在。然而，VKC 有时和沙眼同时存在。

（三）航空医学问题

1. 浅层点状角膜炎的航空医学问题　浅层点状角膜炎虽有自愈性，但是其反复发作的特点及异物感、畏光、轻度视力下降的症状对患病的飞行员来说存在飞行安全隐患。大多数驾驶舱的干燥空气会加剧症状，从而导致视觉质量下降。

2. 春季角结膜炎的航空医学问题　主要是发作期持续性眼痛、畏光、眼部痒感症状进行性加重引起的视觉质量下降。春季角结膜炎的患者在白天经过刺激或环境诱发后，如灰尘、亮光、风、汗渍和揉擦，夜间症状会加重，对飞行学员来说，正常的日间训练均会成为该病的刺激诱发因素，从而加剧症状，导致正常训练的中断。

（四）体检方法

春季角结膜炎的体检方法：裂隙灯检查时，被检者坐于检查者对面，头部固定于可调的裂隙灯前的下颌托和额头带上，将裂隙光线投射到角膜形成光学切面，然后平扫整个角膜，主要观察上 1/2 的角巩膜缘有无胶质样结节或隆起，有无赘疣状的小白色斑（Horner-Trantas 结节），观察角巩膜缘区结膜有无变薄、变宽和混浊。观察上 1/2 角膜有无点状暗灰色粉尘状混浊或春季斑、盾形溃疡。观察角膜周边部有无弧形表层基质混浊，局部是否伴有角膜血管翳（图 5-7）。

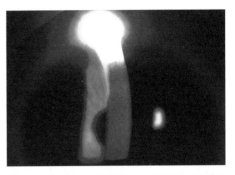

图 5-7 双眼上方角膜散在小点状灰白色浸润灶，考虑角膜炎症可能性大，体检结论为不合格

刘祖国，1995. 诱导单纯疱疹病毒性角膜炎复发的研究进展 [J]. 国外医学眼科分册，19（4）：246-249

（杨庆红）

第三节　角膜变性与角膜营养不良

一、角膜变性

（一）角膜老年环

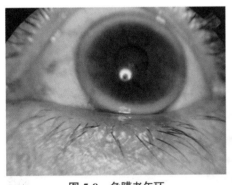

图 5-8 角膜老年环

1. 概述　角膜老年环（cornea arcus senilis）是最常见的边缘性角膜混浊，由角膜周边部基质内的类脂质沉着造成。在 50 ～ 60 岁老年人中，约 60% 的有老年环，超过 80 岁的老人几乎全部有老年环（图 5-8）。男性比女性多见。老年环的发病可能与家族或非家族性的异常高脂血症相关，多发生在血管分布多的区域，角膜的上方和下方是角膜最温暖的地方，在角膜温度高的区域，血管的渗透性增加容易引起脂质的沉积，而中央角膜温度最低，所以老年环多在周边角膜形成。其临床表现：①双眼发病，起初混浊在角膜上、下方，逐渐发展为环形；②该环呈白色，通常宽约 1mm，外侧边界清楚，内侧边界稍模糊，与角膜缘之间有透明角膜带相隔；③偶尔可作为一种先天性异常出现于青壮年，又称为"青年环"，这时病变常局限于角膜缘的一部分，而不形成环状，也不伴有血脂异常。本病无须治疗。

2. 诊断及鉴别诊断　角膜老年环主要根据体征、症状、年龄确诊，需要与边缘性角膜溃疡等角膜疾病相鉴别。

3. 航空医学问题　青年人的边缘性角膜混浊常局限于角膜缘的一部分，中央角膜不会受累，所以对视觉质量不会造成明显的影响。笔者认为，此类型的角膜变性属于良性变性，不会影响飞行训练及飞行安全。

4. 体检方法　边缘性角膜混浊需要进行裂隙灯检查进行确诊，裂隙灯检查时应重点观察角膜混浊的形态特点，注意与边缘性角膜炎的体征相鉴别。

（二）角膜变性

角膜变性（corneal degeneration）指由于某些先期的疾病引起角膜组织退化变质并使功能减退。引起角膜变性的原发病通常为眼部炎症性疾病，少部分原因未明，但与遗传无关。角膜营养不良（corneal dystrophy）指角膜组织受某种异常基因的决定，结构或功能进行性损害，并发生具有病理组织学特征的组织改变。

角膜营养不良是一组少见的遗传性、双眼性、原发性的具有病理组织特征改变的疾病，与原来的角膜组织炎症或系统性疾病无关。此类疾病进展缓慢或静止不变，患者多于出生后或青春期确诊。

二、角膜营养不良

（一）角膜营养不良的流行病学特点

目前认为角膜内皮细胞营养不良是一种常染色体显性遗传性疾病，约 30% 的患者有明确的家族史。我国在老年性白内障术前角膜内皮细胞检查中，富克斯角膜内皮营养不良的发现率为 0.8%。病例报道中女性与男性的发病率为 2:1。富克斯角膜内皮营养不良很少在青春期发现或与病变早期无任何临床症状有关。

后部多形性角膜内皮细胞营养不良具有阳性家族史，常在年幼时发病，一般为双眼对称发病，亦有不对称或为单侧及发育不完全的后弹力膜组织学的特点，所以认为该病的病因是遗传性疾病，多为常染色体显性遗传，又见于常染色体隐性遗传者。患者中约 13% 的人合并青光眼，没有种族和性别差异，家族患病成员之间的临床表现存在较大差异。

（二）诊断及鉴别诊断

1. 角膜内皮细胞营养不良（Fuchs endothelial dystrophy of cornea）　是一种双眼发病、进展缓慢、角膜内皮发生病变的疾病。此病最早于 1910 年由维也纳眼科医师 Ernst Fuchs 描述，裂隙灯显微镜在临床使用后，Vogt 首次描述了这组患者角膜后表皮有小的赘生物或角膜后有油滴状物。组织病理学检查、电子显微镜检查、扫描电镜检查均可见角膜后弹力层增厚、内皮细胞变性等体征。富克斯角膜内皮营养不良（图 5-9）是一种进展缓慢的疾病，通常进展数十年。患者于

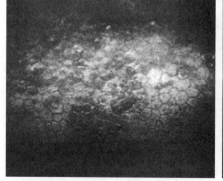

图 5-9　富克斯角膜内皮细胞营养不良

富克斯角膜内皮细胞营养不良是角膜后部营养不良的典型代表，是角膜内皮的进行性损害，最后发展为以角膜内皮失代偿为特征的营养不良性疾病，早期病变局限于内皮及后弹力层时无自觉症状，角膜的后弹力层出现滴状赘疣，推压内皮突出于前房，后弹力层可呈弥漫性增厚

40 ~ 50 岁时临床表现显著，出现视力下降。角膜改变通常是双眼，随病程发展出现角膜上皮和基质水肿、混浊，最终导致角膜瘢痕。病例报道中女性与男性的发病率比为 2∶1。富克斯角膜内皮细胞营养不良很少在青春期发现或与病变早期无任何临床症状有关。本病的鉴别诊断主要是进入晚期后出现大疱性角膜病变体征，与其他原因造成的大疱性角膜病变进行鉴别：其他原因的大疱性角膜病变有外伤、手术及感染的病史，多为单眼发病，角膜内皮显微镜检查不伴有角膜内皮赘疣。

2. 后部多形性角膜内皮细胞营养不良（posterior polymorphous dystrophy，PPMD） 是一种进展缓慢的角膜疾病，由 Koeppe 在 1916 年首次报道。既往对本病提出过不同名称，如后部多形性营养不良、后部角膜疱疹、后发多形性营养不良、角膜深层遗传性营养不良、内部大疱性角膜病变、遗传性深部角膜营养不良、遗传性中胚叶营养不良，现代普遍接纳 PPMD 这一名称。它代表一组具有临床和组织病理差异的系列疾病，其中一种形式与虹膜角膜内皮综合征类似。Silberman 首先提到 PPMD 与青光眼的联系，而 Grayson 和 Gibis 等详细论述了 PPMD 的临床表现。

研究发现，目前有支持角膜内皮细胞或基膜遗传缺陷的假设：①异常的后弹力膜后胶原层提示内皮细胞在胎儿后期或出生后早期已开始变化。②曾发现本病与其他先天性疾病的联系，如圆锥角膜和 Alport 综合征，提示可能是基膜遗传缺陷。③迷走的角化细胞群进行性替代内皮细胞，这些失去功能的变性角化细胞具有异常的超微结构和上皮样细胞的特点，包括微绒毛、少量线粒体、胞质内角蛋白丝和桥粒接触等。这些细胞与后弹力膜小的环状病变有关。④多数研究者认为异常细胞具有上皮样细胞特点，可能起源于角膜内皮细胞并经过化生过程，或对其基膜变化的一种反应。然而，在 PPMD 角膜移植术后复发的角膜标本研究中提出本病缺陷也许不在内皮细胞本身，而是在细胞周围的微环境尤其是房水。

PPMD 的发病机制不详，推测可能是角膜内皮细胞在胚胎发育时发生障碍所致。其根本缺陷在于角膜后表面的上皮样细胞。推测与角膜间质细胞的潜在演变能力相关，角膜间质细胞具有演化成上皮细胞、内皮细胞、胶原细胞的潜在能力，后弹力层后的多层且呈灶性增厚的胶原层即由此种细胞产生。PPMD 可伴发前房劈裂综合征及宽的虹膜粘连，暗示眼部可能有更广泛的间质发育障碍。PPMD 的前弹力层厚度正常为 110μm，提示其出现发育异常的时期开始于妊娠晚期或新生儿期。

另有一种理论为类似虹膜角膜内皮综合征的膜理论，该理论曾被认为是 PPMD 继发性闭角型青光眼的发病机制。异常内皮细胞或上皮细胞及其基膜样物质从周边角膜向下越过房角延伸到虹膜表面，随后此膜收缩导致虹膜角膜粘连、房角关闭、瞳孔移位、葡萄膜外翻及虹膜萎缩。PPMD 继发性开角型青光眼的机制尚未肯定。房角镜检查及超微结构研究发现，这些患者的虹膜恰好在巩膜嵴之前嵌入后部小梁网，推测虹膜起着压迫作用，导致小梁网间隙及小梁柱萎陷和增加房水流出阻力。这些发现提示房角发育异常和存在某些类似先天性青光眼的发病机制。

PPMD 的实验室检查：①遗传学检查，确定遗传方式。②组织病理学检查，可以发现角膜内皮异常，角膜内皮发生上皮化。光镜检查可见后弹力层纺锤状赘疣，Descemet 膜层可见小疱形成。一部分 PPMD 的病例可形成较宽的房角粘连，向前进展附着于

Schwalbe 线或角膜上，并且可合并瞳孔异位、虹膜色素外翻及虹膜稀疏，尚有病例可见到半透明的玻璃膜从角膜后面扩展到虹膜上。电镜观察可见角膜内皮和深层 Descemet 膜异常。房角可被角膜内皮细胞覆盖，但异位的角膜内皮细胞形态与 Chandler 综合征不同，具有上皮细胞特征，包括微绒毛突、一些线粒体、细胞质角质丝的存在和多层细胞间的桥连接。典型的表现为 Descemet 膜变厚，并被多层胶原覆盖，此外可有异常内皮细胞、成纤维细胞或上皮细胞的变异细胞充填。角膜混浊或水肿的临床区别取决于异常上皮细胞取代正常内皮细胞镶嵌的程度，特殊显微技术和细胞培养技术可判断 PPMD 患者内皮细胞和上皮细胞的存在。另外，这种膜及带有上皮样细胞的内皮亦见于虹膜上。

Descemet 膜的结构可以提供胚胎和出生后内皮功能的历史记录。人眼 Descemet 内皮沉淀的变化在出生时及出生前后已形成。前 Descemet 膜在胎儿期合成和连接。后 Descemet 膜在产后形成，并不连接。但是在 PPMD 的人群中却具有异常的后层和正常前层连接，前述不正常的连接伴随内皮细胞周期性重组和改变，进而导致混乱。

对 2～3 个月婴儿的角膜内皮的组织学研究表明，后细胞层主要是上皮细胞占优势，尽管也能看到内皮细胞，但在 Descemet 膜上能见到病灶变化。在上皮样细胞下存在较薄的膜或缺少膜，这些发现说明疾病开始于妊娠早期，与 Descemet 膜的初始发展形成相关。

其临床表现为裂隙灯检查所见的形态改变：本病最单纯的形式为聚集性小疱，又称为后部疱疹或线状小疱。角膜后表面孤立的或成簇的小囊疱，2～20 个小的（0.2～0.4mm）不相连的圆形病变聚集一处，在光线照射下形似成堆的小疱或水疱，围以弥漫的灰色晕。此病变可以出现在角膜后的任何地方，可长期保持稳定，亦可增多或退行，对视力无影响。随病情进展，成簇的小疱聚积，可出现地图形的分散的灰线，有的为宽带状不整齐，类似贝壳状、豆荚状的边界。较大的地图样病变为聚集性小疱的较严重型，其灰色晕较浓且有时呈结节状，其圆形或椭圆形小疱间分界则较模糊。病变分布可多种多样，自周边部呈环状至局部呈楔形，直至角膜后面弥漫的硬干酪状图案。在宽光带照明下可见病变由 2 个半透明的、边缘呈扇形花样突起的峰组成。用后照明法可见整个角膜后部呈金箔光泽的橘皮状。后弹力层呈灰色混浊或大小不等的斑块状混浊而无点状角膜变性。这些改变位于深部角膜后弹力层水平。有时一只眼的角膜表现为晚期的多形性改变，而另一只眼的角膜仅在一区域中有聚集小疱。发病年龄不易确定，因其早期极少产生基质混浊或上皮水肿，所以早期无自觉症状，通常也不影响视力。角膜基质及上皮水肿与其他类型的角膜水肿相似。基质水肿自后方开始逐渐变浓，当上皮表面变为不规则时，视力下降，各种形式的角膜基质水肿还可发生周边虹膜前粘连，有些病例，房角粘连范围宽达 1mm，有时伴有玻璃体膜，此玻璃体膜自房角粘连处延伸至虹膜表面，造成虹膜上皮外翻及瞳孔变形，并可见虹膜萎缩，但是这些体征较少见。10%～20% 的患者可出现眼压升高，原因是房角广泛粘连（通常出现 60°～120° 的粘连）而导致房角关闭，房角关闭的眼同时可以有虹膜萎缩和瞳孔移位的体征。角膜内皮显微镜检查可发现典型囊疱、内皮带或异常的角膜内皮细胞。

典型的 PPMD 伴有全身异常，已有报道指出该病可能是全身基膜疾病的一种证据，并已发现与 Alport 综合征（具有先天性肾炎和听力丧失的基膜疾病）有着密切关系。患有 Alport 综合征的患者必须进行全面的眼部检查，包括特殊显微镜检查，而患有 PPMD

的患者也要进行肾功能评价和听力检查。

PPMD 合并角膜异常，只有出现实质水肿时才进行治疗。轻者早期应用 0.5% 氯化钠滴眼液或眼药膏，局部的实质水肿能被改善。一旦疾病发展为只能看到少量基质和上皮出现水肿，则需行穿通性角膜移植。PPMD 和由于虹膜角膜粘连而继发青光眼的患者实行角膜移植手术是困难的。虹膜角膜粘连的眼最后都继发青光眼，这对角膜移植能否成功是至关重要的影响因素。对于这类患者只有到必需时才考虑行角膜移植术。

PPMD 合并青光眼的治疗方法类似虹膜角膜内皮综合征的患者。可考虑用缩瞳药打开房角，但实际效果并不肯定。β 受体阻滞药、碳酸酐酶抑制药及肾上腺素制剂对于开角型青光眼和闭角型青光眼同样有效。

激光小梁成形术很少有效。如果使用，小心由于膜的增生跨越房角加速房角关闭。应用最大剂量药物治疗后眼压仍不能控制者则需进行滤过手术。与其他类型慢性青光眼比较，手术成功率低。治疗原则同富克斯角膜内皮营养不良。

在 PPMD 患者中约 13% 的患者合并青光眼，没有种族和性别差异，家族患病成员之间的临床表现存在较大差异。

根据临床表现和遗传学特征可以确定 PPMD 的诊断，但需要与相似疾病进行鉴别。应注意与富克斯角膜内皮营养不良相鉴别。鉴别要点：本病在角膜内皮显微镜下可发现角膜内皮有典型的囊疱、内皮带或异常的角膜内皮细胞。富克斯角膜内皮营养不良者的内皮细胞数量减少、大小和形态不均，且存在病理性黑区；晚期应注意与虹膜角膜内皮综合征相鉴别，根据病程和相应的内皮细胞检查容易做出鉴别。

（三）航空医学问题

角膜内皮营养不良的航空医学问题主要是角膜内皮细胞的功能直接影响角膜的透明性，内皮细胞营养不良导致角膜内皮细胞变性，角膜正常组织结构破坏，在高空、缺氧、低气压、过载荷等飞行环境中，该病变存在潜在风险。目前尚未查及角膜内皮细胞营养不良早期病变对飞行员的职业影响及其病变在飞行员群体内的发展情况的有关报道。建议对该类疾病进行调研及追踪观察。

（四）体检方法

角膜营养不良的体征主要依靠裂隙灯检查，检查时，被检者坐于检查者对面，头部固定于可调的裂隙灯前的下颌托和额头带上，将裂隙光线投射到角膜形成光学切面，在裂隙灯显微镜的高倍率检查下，仔细观察角膜内表面，角膜内皮的小点状混浊应和角膜后沉着物进行鉴别，如果角膜内皮簇状小囊疱分布范围较广，需要调整裂隙光线的宽度，仔细观察病变范围及形态。必要时完善角膜共聚焦显微镜检查和角膜内皮显微镜检查。

（五）图谱

角膜检查的具体情况见图 5-10 ～图 5-13。

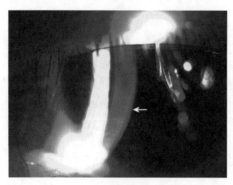

图 5-10　角膜内表面成簇的小囊疱（2015年体检采集图片）

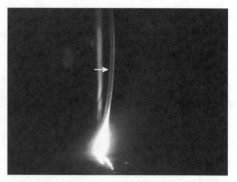

图 5-11　参检学生视力为 1.2、1.2；左眼4∶00 位孤立小点状角膜内皮混浊。体检结论：待结

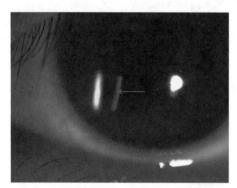

图 5-12　视力为 0.9+4、0.6+2；左眼鼻下方角膜内皮有小块混浊。体检结论：待结

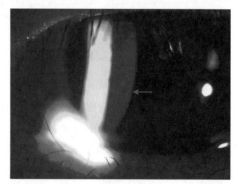

图 5-13　视力为 1.0+4、0.9+4；左眼角膜上皮下有细小点状色素沉着，呈线状排列。体检结论：合格

（杨庆红）

第四节　角膜先天性异常

一、概述

角膜先天性异常包括大角膜、小角膜、扁平角膜、圆锥角膜、球形角膜、硬化性角膜、先天性角膜混浊等角膜先天性发育异常。除大角膜外，小角膜、扁平角膜、圆锥角膜常同时伴有其他眼部异常。其中，有研究表明球形角膜与圆锥角膜的发展有密切关系，而且病理特征也相似，患病率很低。硬化性角膜和先天性角膜混浊都是一种先天性疾病，硬化性角膜是一种偶发的常染色体隐性或显性遗传性眼病，约 50% 病例为散发。组织病理学检查发现硬化性角膜没有正常的角膜内皮细胞，硬化性角膜组织内有血管生长。80%的硬化性角膜患者伴有扁平角膜，无性别差异，常可双眼同时发生，常伴有房角发育异常、球形晶状体等其他眼部异常体征。先天性角膜混浊是由于眼在胚胎发育过程中，外胚层

和中胚层的发育异常所致，常伴有眼内其他组织的发育异常。硬化性角膜主要和先天性角膜混浊相鉴别，其鉴别要点为先天性角膜混浊主要为角膜病变，与巩膜尚有明显界线，而硬化性角膜是巩膜组织和角膜直接相连，角巩膜间没有界线。

二、小角膜

小角膜（microcornea）是指角膜直径小于正常，同时常伴有其他眼部异常的先天性发育异常。其发病原因不明，可能与婴儿生长停滞有关。另外，也可能与视杯前部的过度发育及由此使角膜发育的空间减少有关。小角膜为常染色体显性遗传或隐性遗传，显性遗传更常见，无性别差异性。其临床特点：①单眼或双眼发病，无性别差异；②角膜直径＜ 10mm，角膜扁平，曲率半径增大，角膜曲率测量值较小，眼前节不成比例缩小，随着发育，高眼压及闭角型青光眼的发生率较高；③常伴有先天性角膜新生血管、虹膜缺损、脉络膜缺损、先天性白内障、视神经发育不良等眼部先天异常，以及肌强直营养不良、胎儿酒精综合征和 Ehlers-Danlos 综合征等全身性疾病。视力有不同程度的损害，同时伴有较严重的屈光不正，不伴有闭角型青光眼的患者中，20% 的人可能以后会发展为开角型青光眼。本病的治疗主要是长期随诊，及时纠正因角膜因素造成的屈光不正，伴有青光眼时应进行相应降眼压处理或选择手术治疗。

三、扁平角膜

扁平角膜（applanation）是一种角膜曲率低于正常，同时常伴有其他眼部异常的先天性发育异常。其发病机制为胚胎第 7 ～ 10 周，神经嵴细胞的第二次迁移形成角膜缘原嵴失败，不能代替角膜基质向类巩膜组织分化，角膜缘缺失同时伴随着角膜弧度形成失败。显性或较强的隐性遗传方式，显性遗传位点位于染色体 12q21。

其临床表现：①角膜和相邻巩膜平坦，其曲率半径增大使其屈光力低于正常值 43D，通常为 20 ～ 30D；②导致远视，由于眼球体积的不规则，各种不同的屈光不正均可出现；③扁平角膜通常因为前房狭小，伴有闭角型青光眼或由于房角畸形所致的开角型青光眼；④扁平角膜往往伴随硬化性角膜或小角膜同时出现，其他的眼部伴随病变或系统性异常还包括白内障、眼前段和后段组织缺损，或 Ehlers-Danlos 综合征。

其治疗主要是矫治屈光不正，但是由于技术上的困难，无论是光学眼镜还是角膜接触镜（rigid gas permeable，RGP）都很难达到矫治目的。如伴有中央角膜混浊，可行角膜移植术，但术后发生继发性青光眼、免疫排斥反应的发生率较高。如伴有高眼压等并发症，应行相应处理。

四、圆锥角膜

圆锥角膜（keratoconus）是一种以角膜扩张为特征，表现为局限性角膜圆锥样突起，伴突起区角膜基质变薄并产生高度不规则散光的角膜病变。本病多发于青少年，常双眼先后进行性发病。本病最早由 Mauchart（1748）报道，我国由罗宗贤（1933）首先报道。所有种族均可罹患此病。欧美统计发病率为 0.1‰～0.5‰，日本为 0.7‰～0.8‰。中国的患病率为 0.1‰～0.5‰。圆锥角膜的组织病理学特征是角膜上皮、前弹力层、基质层细胞的水肿、变性、结构排列紊乱，最明显的病理改变是中央部角膜基质变薄，锥顶部仅为正常角膜厚度的 1/5～1/2。约 12% 的患者在病变后期可出现后弹力层破裂，形成急性圆锥。1～2 个月后，后弹力层增生修复形成角膜瘢痕，将严重影响视力。

圆锥角膜分为继发性圆锥和原发性圆锥两大类。继发性圆锥的发病原因是感染、外伤所致角膜基质变薄，生物力学强度变弱。临床常见于准分子激光术后的患者，有报道显示准分子激光角膜屈光手术后继发圆锥角膜的发生率为 0.04%～0.6%。原发性圆锥角膜的确切病因及发病机制目前仍不清楚，但是有胶原学说、遗传学说、上皮学说、代谢与发育障碍学说、变态反应学说这几种见解。这几种学说分别从不同的角度阐述了原发性圆锥角膜发病的病因及机制。

本病好发于 15～20 岁的青年人，但在 9～40 岁也均可发病，一般认为发病年龄越小，病程进展越快。其临床发病分为四期：①潜伏期圆锥角膜不明显，角膜曲率小于 48D，单纯近视人群中很难确诊，但在角膜散光大于 2～3D 的人群中，且每年近视、散光均有加剧时，应予以高度重视，这部分人群有可能处于圆锥角膜的潜伏期。②初期以屈光不正为主，角膜曲率一般在 48～50D，角膜地形图表现为角膜后圆锥，角膜曲率表现为前表面正常，后表面异常，伴有难以矫正的视力下降，可有角膜中央基质的变薄。③完成期出现典型的圆锥角膜症状，视力明显下降，角膜曲率大于 50D，框架眼镜不能矫正视力，中央角膜明显变薄，可见 4 个典型的临床特征，如 Munson 征阳性、Fleischer 环、Vogt 线、角膜锥状前突。④瘢痕期一般在中央角膜的圆锥顶部形成丝网状及片状混浊、白色瘢痕、视力明显下降，各种眼镜均不能矫正。对圆锥角膜进行早期的筛查、治疗和教育十分重要。在潜伏期和初期可予以佩戴框架眼镜或佩戴 RGP。有些视光学专家认为，佩戴硬性透气性角膜接触镜（rigid gas permeable contact lens，RGPCL）除能矫正散光外，还可能减缓圆锥角膜的发展进程。但是也有专家认为，RGPCL 并不能阻止病变发展，且相当一部分患者起初因为 RGPCL 造成的眼部刺激症状而不能耐受该治疗，这些即使使用了 RGPCL 仍不能有效矫正视力者应尽早考虑角膜移植手术治疗。

角膜先天异常的体征主要依靠裂隙灯检查，检查时，被检者坐于检查者对面，头部固定于可调的裂隙灯前的下颌托和额头带上，将裂隙光线投射到角膜形成光学切面，调节裂隙光线的长度测量角膜的横径、垂直径，仔细观察角膜缘界线是否清晰，形态是否正常，角膜有无新生血管，角膜弧度是否正常，观察虹膜、瞳孔是否正常，有无虹膜缺损，晶状体是否混浊。完善房角镜检查除外房角畸形，完善角膜曲率检查、角膜地形图检查。有条件者可行眼前节分析系统检查以明确圆锥角膜诊断。

五、大角膜

大角膜（megalocornea）是一种角膜直径较正常大而眼压、眼底和视功能在正常范围的先天性发育异常。其发病原因可能是因为在视杯发育过程中视杯增大受阻、视杯前部边沿闭合障碍，导致视杯前部的空间增大，需要面积较大的角膜来填充，因而导致角膜增大。伴有系统性胶原合成疾病的患者会出现全身的胶原合成异常增多，因而导致大角膜。该病多为 X 染色体连锁隐性遗传，基因位点已被证实位于 Xq2.13—q22。其临床表现：①男性多见，90% 患者为男性，多为双侧性，无进展；②角膜横径 > 13mm，垂直径 > 12mm，眼前段不成比例扩大；③大角膜透明，角膜缘界线清晰；④少数患者可合并眼部其他异常如虹膜及瞳孔异常，或全身先天性异常如马方综合征。诊断大角膜时应与先天性青光眼相鉴别，后者角膜大而混浊，角膜缘扩张而界线不清，伴眼压升高等。其治疗一般无须处理，重要的是需要随访，并根据出现的并发症或视力异常进行对症治疗。

六、角膜先天性异常的航空医学问题

大角膜为一种先天性发育异常，如未合并眼部其他异常如虹膜及瞳孔异常，或全身先天性异常如马方综合征，笔者认为其性质稳定，对视功能无明显影响，航空环境对其影响不明显，建议体检合格。

小角膜、扁平角膜、圆锥角膜均可引起严重的屈光问题，小角膜和扁平角膜大多合并眼部其他组织异常，圆锥角膜为进展性角膜病变，性质不稳定，均不符合航空医学选拔标准。招飞体检中角膜曲率检查会发现角膜曲率明显低于或高于正常值 43D 的患者，但是往往不合并眼部其他组织结构异常，结合角膜地形图检查可与圆锥角膜和扁平角膜相鉴别，因此我们定义该人群为高 K 值、低 K 值，其中低 K 值者予以完善角膜地形图检查后可甄别是否为角膜屈光手术或角膜塑形镜治疗所致。

（杨庆红）

第五节　角膜接触镜引起的并发症

（一）概述

角膜接触镜是一种戴在眼球角膜上用以矫正视力或保护角膜的镜片。根据材料的软硬程度可分为硬性、半硬性、软性三种。日常生活中常说的隐形眼镜是一种软性角膜接触镜。角膜接触镜的镜片功能主要是矫正视力。RGPCL 对青少年真性近视和圆锥角膜的控制、矫正治疗有效，按照佩戴时间和功能不同，分为日戴型（RGP）、夜戴型（角膜塑形镜）、治疗型（圆锥角膜型）。

角膜塑形镜（lens for orthokeratology）也称为 OK 镜，是一种夜戴型硬性角膜接触镜，主要是通过镜片的机械压迫或按摩的方式，使角膜中央曲率半径变大，从而达到减少角膜屈光力，降低近视度数，显著提高视力，控制近视发展的目的。角膜塑形镜起源于美国，历经 50 年的发展，已在全球 34 个国家得到应用，曾于 1998 年引入我国，历时近 2 年，由于不适当的商业炒作，以致出现了角膜塑形镜的滥配、滥用，到 2000 年前后，黑龙江、湖南、河南、浙江等多地出现多例消费者因佩戴不当眼睛受损致残事件，有的甚至出现严重的角膜感染，并导致严重的视力低下，因此 OK 镜在我国叫停。美国食品药品监督管理局（FDA）从来就不批准任何医疗方法，只对具体的镜片或镜片材料的有效性和安全性进行审批。美国 FDA 已通过多种可以配戴过夜的 OK 镜材料的审批注册，目前已批准个别高质量的 OK 镜片（如斜视）进行临床验证。

角膜塑形镜的主要功能是可以迅速、安全、有效地矫治中高度真性近视，较好地矫正轻度循规散光，有效地阻止青少年近视的加深。其常见的危害是因为角膜塑形镜的透氧性能差而导致的角膜缺氧，角膜所需氧气 80% 来自空气，15% 来自角膜缘血管网，5% 来自房水，不同程度的角膜缺氧会出现不同的临床体征，如角膜水肿、视力下降、神经末梢感觉下降、角膜缘血管增生等情况。如果缺氧加重，角膜内皮细胞功能失常，则可造成角膜水肿、角膜大疱等。长期戴 OK 镜，局部抵抗力降低，护理不当则可造成角膜感染、角膜溃疡等严重并发症。近年来，由 OK 镜造成的铜绿假单胞菌及真菌性角膜溃疡等疾病在临床眼科中常见。严重者须进行角膜移植手术。

睡眠时，眼睑挡住了来自空气中的氧，角膜的供氧主要依靠角膜缘血管网中的氧弥散而来，此时泪膜中的氧含量约只有睁眼时的 1/3，近年来，由于高透氧材料（透氧系数大于 120）的出现，角膜塑形镜改为夜间配戴，其优点为镜片定位稳定，眼睑对镜片产生一定的压力，镜片下产生足够的负压，才使得其发挥充分的塑形功能，达到良好的矫治效果。通常在佩戴一夜后可以一整天维持较好的视力，但是角膜塑形镜的矫治效果有一定的可逆性，一旦停戴后，角膜形状将逐渐恢复原状，其恢复速度与佩戴者的屈光状况及戴镜时间长短相关。

在角膜接触镜的佩戴过程中应坚持定期到医院眼科进行专科检查，一旦发现由于佩戴眼镜造成的角膜、结膜异常（如中毒性结膜炎、过敏反应、巨乳头性结膜炎、角膜上皮损害、角膜基质浸润、角膜内皮变化、角膜新生血管、感染性角膜炎等），应立即停戴并予以积极对症治疗。

（二）体检方法

角膜接触镜可于外眼检查中发现，检查者用拇指和示指将上下眼睑分开，用聚光灯检查即可发现角膜接触镜的边缘。

角膜塑形镜的体征主要依靠检眼镜角膜透照法、散瞳检影验光、角膜地形图进行检查。其中，检眼镜角膜透照法筛查鉴定角膜塑形眼，在招飞体检中也已发挥出良好的防漏诊作用。该方法灵敏准确、实用性强、检查时间短，每检查一眼需时 2 ～ 3 秒，对检查环境要求不高，暗室或明室环境、小瞳或散瞳状态下均可检查。检查时，被检者所处环境应避免强光照射或过于明亮，可在室内少照明状态或暗室中检查，散瞳或不散瞳，采取站位或坐位。检查者右手持直接检眼镜，距离被检者约 30cm，对其右眼瞳孔区进行正面和侧面（约 45°）的彻照检查，利用橘黄色反光背景，调整检眼镜屈光度，清晰观察瞳孔区和角膜表面可能出现的各类暗影。根据彻照侧暗影缘表现特点，可将暗影大致分为四种形态类型，如盘状暗影、环形暗影、双环形暗影和人字形暗影。受近视度数、角膜塑形程度及塑形位置、瞳孔大小、眼内反射光线强弱、环境亮度等因素影响，角膜暗影的大小、形态、位置及色度等不尽一致。

该检查的光学原理是检眼镜照入眼内反射出的光线，经过角膜塑形面边缘时可发生折射分光现象，从而使角膜表面显现特异性暗影。这也是塑形后角膜的光学特征发生的根本性变化。

如遇可疑角膜彻照影，被检者本人不承认角膜塑形镜佩戴史的可予以完善角膜地形图检查进行佐证。

检眼镜角膜透照法检查现存的主要问题是检查技术推广受限，由于实践不足等问题，检测人员对此项技术的了解和掌握程度参差不一，在较大程度上限制了其作用发挥。

角膜塑形镜长期佩戴者可于裂隙灯检查时发现角膜上皮下弧形色素沉着线，为泪液内的含铁血黄素沉积在角膜塑形的边缘所致，往往在双眼对称位置出现。此时追问病史及加做角膜地形图检查往往可确诊。

（三）航空医学问题

角膜接触镜佩戴史的航空医学问题主要是配戴 OK 镜有可能导致多种并发症，如角膜感染、眩光、重影、结膜炎症等，甚至因严重的角膜感染而失明。另外，佩戴角膜接触镜的人群绝大多数都存在不符合航空医学选拔标准的近视、散光等异常屈光状态。目前，选拔军事和民用航空飞行学员及海陆空等其他种类的军事人员的相应医学体检鉴定条件均规定角膜塑形不合格。

（杨庆红）

第六节　激光角膜屈光手术的角膜并发症

（一）概述

角膜屈光手术是通过手术的方法改变角膜前表面的形态，以矫正屈光不正。其基本方法是通过去除部分角膜组织或在角膜上做不同形状的切口松解角膜纤维的张力等方法，以使角膜前表面变平或变陡。由于手术改变了角膜的正常解剖结构，术后可能出现难治性干眼、暗视力差、眩光、虚影等并发症。尽管发生比例低，但其一旦发生则不利于患者术后视觉质量的提高，并给患者带来新的问题，甚至影响终身的生活质量。准分子激光角膜屈光手术已经开展了近 30 年，我国引进此项技术至今已 27 年（1993 年 5 月开始），手术技术及方式不断发展与完善。按照手术方法的不同可分为激光角膜屈光手术和非激光角膜屈光手术。

1. 激光角膜屈光手术　主要有准分子激光角膜切削术（PRK）、准分子激光上皮下角膜磨镶术（LASEK）、机械法准分子激光上皮瓣下角膜磨镶术（epi-LASIK）、准分子激光角膜原位磨镶术（LASIK）、全飞秒激光微小切口透镜切除术。

（1）准分子激光角膜切削术（PRK）：PRK 手术所产生的屈光力变化是通过激光切削改变了角膜前表面曲率。

（2）准分子激光上皮下角膜磨镶术（LASEK）：LASEK 在制作角膜上皮瓣时利用乙醇对角膜上皮细胞层基膜的化学作用，使上皮细胞层基膜内形成缝隙而完整分离，后续的准分子激光脉冲直接作用到角膜前弹力层和基质层,进行切削以矫正近视、远视及散光。

（3）机械法准分子激光上皮瓣下角膜磨镶术（epi-LASIK）：又称为微型角膜刀准分子激光上皮瓣下角膜磨镶术。epi-LASIK 采用角膜上皮分离器取代乙醇制作上皮瓣，避免了乙醇的刺激作用和制作上皮瓣带来的一些并发症。以机械的方法替代乙醇作用制作完整的带蒂角膜上皮瓣，因此可更好地保存角膜上皮细胞的活性，减轻术后反应及角膜上皮下雾状混浊（Haze）形成。目前制作角膜上皮瓣已有多种刀具，可将角膜上皮层与 Bowman 层机械性分离，并且不损伤角膜基质。

（4）准分子激光角膜原位磨镶术（LASIK）：先用特制的微型角膜板层刀或飞秒激光在角膜上做一个带蒂的角膜瓣，掀开后在暴露的角膜基质床上进行准分子激光切削，以矫正近视、远视及散光，是目前的主流术式。与 PRK 相比，LASIK 保留了角膜上皮及前弹力层的完整性，因此更加符合角膜的解剖生理。LASIK 还可以避免或减少 PRK 术后的一些并发症，如 Haze 形成、屈光回退等，手术后无明显疼痛。

（5）全飞秒激光微小切口透镜切除术（无瓣全飞秒）：也称为全飞秒微创 SMILE 手术，是目前国际上最先进的角膜屈光手术模式之一。其手术方法是将激光精确定位于角膜基质，在角膜相对深的层面切割一个特定直径和弯曲度的界面，完成后再在相对稍浅的角膜层面切削一个直径稍大的特定弯曲度的界面，2 个界面周边相交，在角膜基质层中就形成了一个凸透镜形状的角膜薄层组织，也称为角膜基质透镜，透镜做好后，将其取出，从而改变角膜的屈光度，临床已有应用。该术式能大幅降低手术风险，具有较高的精确度，不受角膜曲率影响，矫正范围更广泛。相对避免了医源性感染。术后视觉质量更完美。独特的角膜手术系统能够改变各种切削参数，预测性极高，角膜厚度误差大大缩小。治疗更安全，接触镜面设计独特，不同规格大小适合不同眼睛，还能避免在负压吸引过程中眼压升高带来的不适，术中配合更好。手术只需做一个 2 ～ 4mm 的微小角膜切口，术后眼部疼痛不适感均不明显。

随着手术方式改变，并发症（包括角膜并发症和光学并发症两大类）也有时代性的变化。既往主要集中在角膜本身的并发症，现在光学并发症比较突出。前者主要有角膜上皮下或层间雾状混浊、干眼、角膜感染、角膜融解、继发性圆锥角膜、角膜瓣不规则等；后者则主要包括眩光、夜间或暗处视力差、虚影等。

2009 年 Solomon 等回顾了 1988 ～ 2008 年术后患者（年龄为 18 ～ 67 岁，术前屈光度为 −22.75D ～ +7.00D）的生活质量和满意度，发现全球患者 LASIK 手术后的整体满意度平均为 95.4%（87.2% ～ 100%）。在美国满意度为 95.2%（91.4% ～ 100%），在美国之外的其他国家满意度为 95.6%（87.2% ～ 100%）。满意度首先受屈光状态的影响，近视患者手术后满意度为 95.3%，远视患者手术后满意度为 96.3%；其次满意度随时间而改变，从 1995 ～ 2000 年的文献中发现患者满意度为 93.8% ～ 100%，平均为 96.0%，并逐年提高。角膜屈光手术虽然不断有技术创新，但 LASIK 手术仍是目前最主流的屈光手术，在美国接受此项手术的人数逐年提高。FDA 对 LASIK 手术设备进行大量临床研究和严格审查，研究发现接受 LASIK 手术的患者中 97% 者术后裸眼视力达到 0.5 以上，62% 达 1.0 以上，给患者带来良好的裸眼视力及相对较低的并发症。接受角膜屈光手术患者的裸眼视力和生活视觉质量比戴隐形眼镜或框架眼镜者更好。有研究对 1993 ～ 2003 年接受准分子激光角膜屈光手术的平均年龄为 27.2 岁（9 ～ 57 岁）的 26 743 例患者的回顾性研究发现，术后实际矫正度在预期矫正度误差 ±1.00D 范围内，生活质量满意度达到 98.7%。并发症的出现是导致患者不满意的主要原因。一项对欧美及亚非 13 个国家的调查分析显示，角膜屈光手术后整体不满意率为 4.6%，其中主要问题是夜间视觉差（11.3%）和眼干涩（7.1%）。不过患者满意率在逐年提高，这与手术设备逐渐完善、手术医师技术和处理问题能力逐渐提高及患者对这项技术逐渐了解有关。目前干眼症仍然是患者不满的主要原因。新型表层手术、薄瓣手术、飞秒激光制瓣技术使 LASIK 手术相关的干眼症发生率降低，多数患者术后 3 个月内基本恢复。

准分子激光手术不仅要改善屈光不正患者术后的裸眼视力及最佳矫正视力，同时也要保证患者术后的视觉质量。视觉质量主要是通过近视患者手术后的客观视力、像差、对比敏感度与眩光敏感度、非球面参数（Q 值）、主观视觉生活质量、优势眼改变及双眼视功能等方面来评价。

角膜屈光手术主要的目的就是改善患者的视力，因此视力的提高为准分子激光手术的有效性的直接反映指标。国内外大量研究表明，多数人的裸眼视力及最佳矫正视力均比术前有明显提高，也得到较满意的结果。国外有学者对准分子激光术后的患者随访 5 年后，少数患者出现裸眼视力及最佳矫正视力下降，但往往与患者的其他眼病有关。此外，手术可出现屈光回退、欠矫等并发症，影响患者的术后视力。术后视力的评价只是视觉质量的一部分，仍需其他的参数协助评估术后的视觉质量。

实际工作中光学系统所成的像与近轴光学（高斯光学）所获得的结果不同，有一定的偏离，光学成像相对近轴成像的偏离称为像差，包括色像差和单色像差。影响人视觉质量的主要是单色像差，包括低阶像差和高阶像差。低阶像差与传统的像差及近视、远视、散光相对应；高阶像差则对应于一些非经典的像差，包括球差、彗差、三叶草、四叶草、五叶草等，而高阶像差中影响视觉质量的主要是球差及彗差。目前临床上主要采用像差仪测定。角膜屈光手术后低阶像差降低，但大量研究表明各种角膜屈光术后高阶像差增加，同时研究表明高阶像差的增加与术后的眩光、复视、夜间视觉差等不适主诉密切相关。准分子激光术后高阶像差增加的主要原因：①术前已存在的像差，人眼并非理想的光学系统，角膜和晶状体前后表面不理想，角膜、晶状体、玻璃体光学中心不同轴，眼表面泪膜不规则等均可产生像差。②术中，角膜屈光手术会增加眼内像差，归因于激光切削角膜形状的改变及基质床的改变。众多研究表明，角膜瓣的制作可引起低阶像差和高阶像差的改变。Buzzonetti 等研究表明，机械角膜刀及飞秒激光制作角膜瓣的角膜屈光手术后，均可致高阶像差增加，但机械角膜刀制作角膜瓣者术后彗差增加更明显。但 Hosny M. 等研究 LASIK 术后产生的高阶像差和角膜瓣的厚薄无关。另外，Padmanabhan P. 等研究偏心切削较中心切削术后垂直彗差及球差更高。Arbelaez M. C. 等研究角膜顶点切削相对瞳孔中心切削而言，术后产生的像差低。Mok K.H. 等提出 LASIK 术中光学切削区直径越大，高阶像差显著下降。Ang R.E. 等研究非球面切削 LASIK 较传统的切削方式显著减少了所产生的球差，并保持角膜的非球面性。此外，有研究表示术后波前像差和上皮下混浊无明显相关性。③术后，Kwon Y. 等研究表明角膜切口愈合重塑可导致高阶像差的增加。近年出现的波前像差引导的屈光手术既是为了减少高阶像差，又是为了提高患者术后的视觉质量。

在日常生活中，人眼需要分辨边界清晰的物体，也需要分辨边界模糊的物体。后一种分辨能力则为对比敏感度。对比敏感度反映的是不同对比条件下对不同空间频率目标的分辨能力，眩光敏感度反映的是眩光条件下对比敏感度的情况，能测量出由于失能性眩光造成的视功能的下降。国内外学者对准分子激光术后的患者随访表明术后对比敏感度在不同频段都会有所下降，但随着时间推移可逐渐恢复至术前水平。Wahmoud Jabbarvand 研究表明术后 1 周、1 个月对比敏感度在各个频段都有显著下降，术后 3 个月在低频段（3cpd）的对比敏感度已恢复至术前水平，术后 6 个月 3cpd、6cpd、18cpd 频段的对比敏感度都已恢复至术前水平。术后的对比敏感度下降，与角膜屈光手术后早期角膜水肿、角膜层间界面光折射及角膜表面不规则、角膜中央扁平形切削、偏心切削及瞳孔的大小与切削区的匹配性等有关。有研究表明，对比敏感度的下降也与高阶像差的增加有关，且近视纠正度数越高，术后对比敏感度及高阶像差的变化越明显。因此，手术中的精细操作及尽可能减少高阶像差的因素可有效减少术后对比敏感度的下降及视觉质量的提高。

非球面参数（Q 值）是描述角膜非球面性的重要参数，反映角膜中央 30∀ 范围内角膜屈光力的分布特征。球面体 Q 值为 0，由中央向周边逐渐变平的椭圆弧度 Q 值为负，而逐渐变陡的 Q 值为正。正常角膜前表面并非一个完全球面，其平均 Q 值约为 -0.26。准分子激光手术后，角膜的正常形态改变，由原来的长椭圆形变成扁椭圆形，打破了角膜非球面与晶状体表面非球面性的相互协调性，引起视觉质量下降。国外学者研究表明，术后 Q 值增加且随着屈光不正的矫正量增加，角膜形态变化越明显，对视觉质量的影响越显著。Kwon K. 等研究发现，角膜屈光手术后角膜会变扁平，球差大大增加，手术后角膜非球面和球面像差的改变归因于切削效率低和屈光手术后角膜重塑。Lgarashi A. 等研究表明，非球面切削的 LASIK 相对于常规球面切削的 LASIK 而言并不增加球差及降低对比敏感度，对术后视觉质量影响相对较小。Ang R.E. 等也研究表明，非球面切削 LASIK 较传统的切削方式显著减少了所产生的球差，并保持角膜的非球面性。另外，Arbelaez M.C. 等研究角膜顶点切削相对瞳孔中心切削而言，术后能相对较好地维持角膜非球面性。另外，在减少准分子激光术后单眼 Q 值改变的同时，如果双眼实行角膜屈光手术，还需考虑双眼 Q 值的协调性，尤其注意双眼术后 Q 值的差异。

双眼视指同时使用双眼并对落在双眼各自视网膜上的像产生最终像的识别，是双眼协调、准确、均衡的能力，包括双眼单视、感觉融像和立体视觉。对于近视性屈光参差的患者，角膜准分子激光手术消除了患者双眼的屈光参差，避免了因戴镜引起的光学像差，增加了双眼物像的融合。Huang J. 等对 LASIK 矫治近视性屈光参差术后的病例进行随访发现，该手术不仅使患者获得良好的裸眼视力，还可以对患者的双眼视功能产生促进作用。但有部分患者角膜屈光术后双眼视功能下降，出现复视等不适。国外有研究表明复视产生原因包括技术问题、预先需要的棱镜、物像不等症、医源性单眼视和斜视等。Jimnez J.R. 等研究表明，LASIK 术后双眼视功能损害较单眼明显，双眼像差及角膜形状差异越大，双眼视功能损害越大。另外，Jimnez J.R. 等研究表明，立体视觉的下降与术后双眼高阶像差、角膜非球面性、术前双眼的屈光参差差距相关。因此，术前双眼全面评估可有助于术后视觉质量评价。

正常人眼分为优势眼和非优势眼。优势眼即主导眼，往往在一定程度上占优势，成为定位、引起融合的主要负担者，在视远处时起主要作用，而非优势眼在视近处时起主要作用。两者的平衡才能达到视物时舒适，准分子激光手术后可能会引起优势眼和非优势眼的颠倒，引起患者的视物不适感。优势眼别的判断可通过卡洞法或拇指法，Cheng C.Y. 等研究示右优势眼者居多，且优势眼眼别与双眼中近视性屈光程度较大眼别显著相关。术前正确评估优势眼别，并保证与术后一致，有助于改善患者术后的视觉质量。

关于准分子激光术后患者的视觉质量评价，目前已有视力表、对比敏感度仪、像差仪、角膜地形图等客观仪器对其的评价，但患者的主观感受是反映其真实感受的重要依据，因此患者主观感受的调查亦不可忽视。QIRC 问卷是全面了解具有屈光问题的患者在进行适当的屈光矫正如框架眼镜、隐形眼镜、屈光手术后的视觉质量乃至生活质量的调查问卷。调查问卷的方式简单易行，能较客观地表达患者术后的一些不适症状。因而受到国外学者的青睐，根据患者术后的主观症状来综合评价视觉质量。

完美的视觉应包括理想的视力、对比敏感度、眩光敏感度、波前像差及正常的暗适应和色觉功能。目前常规的准分子激光屈光手术术后存在部分视觉质量下降，波前像差引导、非球面切削等个体化切削等手术方式都是为了提高患者术后的视觉质量，但现有的技术尚不能达到理想的状态，完善术后的视觉质量评价对准分子激光手术的进一步发展具有指导意义。

2. 非激光角膜屈光手术

（1）放射状角膜切开术（radial keratotomy，RK）：在角膜光学区外的旁周边部做若干条非穿透性放射状松解切口，使该区域组织张力减低，在眼内压的作用下使角膜中央前表面相对变平，屈光力降低，达到矫正近视的方法。现基本上已被准分子激光角膜屈光手术所取代。

（2）角膜基质环植入术（intrastromal corneal ring segments，ICRS）：是一种非激光的矫正中低度近视的方法，是在角膜周边基质 2/3 深度植入一对聚甲基丙烯酸甲酯材料的半圆环，重塑角膜前表面使之中央区变平，从而达到矫治近视的效果。现有角膜基质环可以永久保留在角膜基质内，也可以取出和更换。

（3）其他：包括散光性角膜切开术（astigmatic keratotomy，AK）、角膜楔形切除术（wedge resection）、角膜磨镶术（keratomileusis）、角膜内镜片术（keratophakia）、角膜表面镜片术（epikeratophakia）等，在此不再详述。

（二）角膜屈光手术适应证

（1）排除眼部疾病，眼压和泪膜等正常者可行手术。严重糖尿病患者、全身结缔组织疾病患者、免疫功能异常患者慎行手术。

（2）对手术效果期望值过高者应谨慎手术。

（3）年龄不宜过小。一般要求年龄在 18 周岁以上。

（4）一般认为屈光力矫治范围：近视 -12.00 ~ -1.00D，远视 +1.00 ~ +6.00D，散光 6.00D 以下，且近两年屈光力稳定（每年变化在 0.50D 以内）。

（5）角膜曲率在 39.00 ~ 48.00D。角膜厚度一般大于 460μm。对于 LASIK 术式，角膜瓣下残余基质床厚度要求达到 280μm 以上。对于 PRK、LASEK、epi-LASIK 术式，术后角膜总厚度保留 360μm 以上，即角膜上皮下基质层厚度约为 300μm。

（6）测量暗室及一般照明下的瞳孔直径。瞳孔直径过大的患者（暗光下 7mm 以上）应慎行或不行手术。

（三）体检方法

激光角膜屈光手术的角膜并发症的体征主要依靠裂隙灯检查，检查时，被检者坐于检查者对面，头部固定于可调的裂隙灯前的下颌托和额头带上，将裂隙光线投射到角膜形成光学切面，调节裂隙光线的宽度观察角膜中央区是否存在角膜上皮下盘状混浊区、Haze 形成、环形角膜愈合线等体征。如体征不明确的患者可行角膜地形图检查以确诊，必要时加做角膜厚度测量予以佐证。

（四）航空医学问题

激光角膜屈光手术的航空医学问题主要是术后并发症所带来的像差、对比敏感度与眩光敏感度、主观视觉生活质量、优势眼改变及双眼视功能的变化。航空环境对视觉质量要求严格，尤其是高性能战机对视功能的要求更高，较好的视觉质量及视敏度才可以保证精确的判断能力及快速、灵活的反应能力。现行招飞体检标准第八十七条规定有眼屈光矫正手术史或角膜塑形治疗史者不合格。

（杨庆红）

第七节　角膜外伤性疾病

角膜外伤性疾病的致病方式包括钝挫伤、穿通伤、异物伤、酸碱化学伤、眼部热烧伤及冻伤、辐射性眼损伤。

（一）钝挫伤

钝挫伤（blunt trauma）由机械性钝力引起。砖石、拳头、球类、跌撞、车祸及爆炸的冲击波是钝挫伤的常见原因。钝挫伤可造成眼附属器或眼球的损伤，引起眼内多种结构的病变。例如，房角后退、前房或玻璃体积血、晶状体脱位、脉络膜破裂、黄斑裂孔及巩膜破裂等。对此，应进行全面评估。

角膜挫伤后可表现为角膜上皮擦伤和角膜基质层的水肿、增厚、混浊及局限性后弹力层皱褶。角膜上皮擦伤的临床症状主要是眼睑的痉挛、明显的疼痛、畏光和流泪,伴视力减退。裂隙灯检查可发现角膜上皮缺损区，荧光染色呈阳性；若发生感染，可引起角膜溃疡。

治疗原则：结膜囊内涂抗生素眼膏后包扎，预防、治疗感染，促进上皮愈合。眼球钝挫伤的力学研究发现，当受到强力打击时，眼球可产生剧烈形变，前后径最大可能缩短 43%，周径明显扩张。眼球形变时，角膜急剧内陷，内皮和后弹力层破裂导致角膜基质层水肿、增厚及混浊,后弹力层皱褶呈局限性。此时患者的临床症状主要是视力的下降，角膜刺激症状不如角膜上皮擦伤明显，该情况的治疗已予以点用糖皮质激素滴眼液或试用高渗液（如 50% 葡萄糖液）点眼。必要时用散瞳剂。

（二）眼球穿通伤

眼球穿通伤是指由锐器的刺入、切割造成眼球壁的全层裂开，伴或不伴有眼内损伤或组织脱出。以刀、针、剪刺伤等较常见。预后取决于伤口部位、范围和损伤程度，有无感染等并发症，以及治疗措施是否及时适当。

眼球穿通伤所致的角膜外伤包括角膜穿通伤和角巩膜穿通伤。角膜穿通伤较常见，分为单纯性角膜穿通伤和复杂性角膜穿通伤。①单纯性角膜穿通伤：角膜伤口较小且规则，常自行闭合，无虹膜嵌顿。②复杂性角膜穿通伤：角膜伤口大，不规则，常有虹膜脱出及嵌顿，前房变浅，可伴有晶状体破裂及白内障或眼后段损伤，有明显的眼痛、流泪和视力下降等症状。角巩膜穿通伤的伤口累及角膜和巩膜，可引起虹膜睫状体、晶状体和玻璃体的损伤、脱出及眼内出血，伴有明显眼痛和刺激征，视力明显下降。

（三）眼异物伤

眼异物伤比较常见，大多数异物为铁质磁性金属，也有非磁性金属异物如铜和铅。非金属异物包括玻璃、碎石及植物性（如木刺、竹签）和动物性（如毛、刺）异物等。不同性质的异物所引起的损伤及其处理有所不同。

角膜异物归类为球外异物，以铁屑、煤屑较多见，有明显刺激征，如刺痛、流泪、眼睑痉挛等。铁质异物可形成锈斑。植物性异物容易引起感染。其治疗方式取决于异物的深度，对于角膜浅层异物，可在表面麻醉下，用盐水湿棉签拭去；对于较深的异物可用无菌注射针头剔除。如有锈斑，尽量一次刮除干净。对多个异物可分期取出，即先取出暴露的浅层异物，对深层异物暂不处理。若异物较大，已部分穿透角膜进入前房，应行显微手术摘除异物。挑取异物时应严格执行无菌操作，否则有引起化脓性角膜溃疡的危险。异物取出后，用抗生素滴眼液或眼膏进行抗感染治疗，并包扎患眼，促进角膜修复。

（四）酸碱化学伤

化学性烧伤由化学物品的溶液、粉尘或气体接触眼部所致。多发生在化工厂、实验室或施工场所，其中常见的有酸、碱烧伤，都需要作为急诊处理。

酸碱烧伤的损伤机制不同：①酸性烧伤，酸对蛋白质有凝固作用。浓度较低时，仅有刺激作用；强酸能使组织蛋白凝固坏死，凝固蛋白可起到屏障作用，能阻止酸性向深层渗透，组织损伤相对较轻。②碱性烧伤，常见由氢氧化钠、生石灰、氨水等引起。碱能溶解脂肪和蛋白质，与组织接触后能很快渗透到深层和眼内，使细胞分解坏死。因此，碱烧伤的后果要严重得多。

角膜的酸碱化学伤可分为轻度烧伤、中度烧伤、重度烧伤三种不同程度。①轻度烧伤：角膜上皮有点状脱落或水肿。数天后水肿消退，上皮修复，不留瘢痕，无明显并发症，视力多不受影响。②中度烧伤：角膜有明显混浊水肿，上皮层完全脱落或形成白色凝固层。治愈后可遗留角膜斑翳，影响视力。③重度烧伤：角膜全层呈灰白色或瓷白色。由于坏死组织释放出趋化因子，大量中性粒细胞浸润并释放胶原酶，角膜基质层溶解，出现角膜溃疡或穿孔。角膜溃疡愈合后会形成角膜白斑,角膜穿孔愈合后会形成前黏性角膜白斑、角膜葡萄肿或眼球萎缩。最终引起视功能或眼球的丧失。

(五)眼部热烧伤和冻伤

1.眼部热烧伤　高温液体如铁水、沸水、热油等溅入眼内引起的热烧伤称为接触性热烧伤;由火焰喷射引起的烧伤称为火焰性热烧伤。沸水、沸油的烧伤一般较轻,角膜轻度混浊。热烧伤严重时,如铁水溅入眼内,可引起角膜的深度烧伤、组织坏死。组织愈合后可出现角膜瘢痕、睑球粘连甚至眼球萎缩。角膜热烧伤的治疗原则是防止感染,促进创面愈合,预防睑球粘连等并发症。

2.眼部冻伤　冻伤由寒冷引起的原发性组织冻结和继发性血循环障碍造成。轻度冻伤复温后皮肤发红,有痒和发热感,可有水疱出现;重度冻伤可累及深层组织,出现坏死。眼球被冻伤的机会较少,在特殊情况下可能出现眼睑或角膜冻伤,应对症处理。

(六)辐射性眼损伤

辐射性损伤包括电磁波谱中各种辐射线造成的损害,如微波、红外线、可见光、紫外线、X线、γ线等。中子或质子束照射也能引起这类损伤。

辐射性眼损伤对角膜的损伤主要是紫外线损伤,如电焊、高原、雪地及水面反光可造成眼部紫外线损伤,又称为电光性眼炎或雪盲。紫外线对组织有光化学作用,使蛋白质凝固变性,角膜上皮坏死脱落。本病可在照射后3～12小时发作,有强烈的异物感、刺痛、畏光、流泪及睑痉挛,结膜混合性充血,角膜上皮点状脱落。24小时后症状减轻或痊愈。电光性眼炎的治疗主要是对症处理,减轻疼痛,可涂抗生素眼膏包扎。另外,向患者宣教应严格佩戴防护面罩或眼镜以预防。

(七)体检方法

角膜外伤性疾病的体征可以通过裂隙灯检查而发现,检查时,被检者坐于检查者对面,头部固定于可调的裂隙灯前的下颌托和额头带上,将裂隙光线投射到角膜形成光学切面,观察角膜外伤后遗留的瘢痕深度,根据瘢痕的位置、深度推测致伤原因,分析或会出现的眼部其他组织损害,并对相应组织进行仔细观察,判断眼部其他组织是否存在相应损害及其受损程度。调节裂隙光线的宽度、长度,测量角膜外伤遗留的瘢痕大小。

(八)航空医学问题

角膜外伤性疾病的航空医学问题考虑主要是角膜外伤后遗留的视功能损害,角膜外伤后遗留的瘢痕位于角膜深层则会形成角膜斑翳,如果斑翳位于瞳孔区、功能区,面积偏大则会严重影响视功能,威胁航空安全。现行招飞体检标准第八十六条规定:影响视功能的角膜疾病、角膜瘢痕者不合格。

(九)图谱

详见图5-14、图5-15。

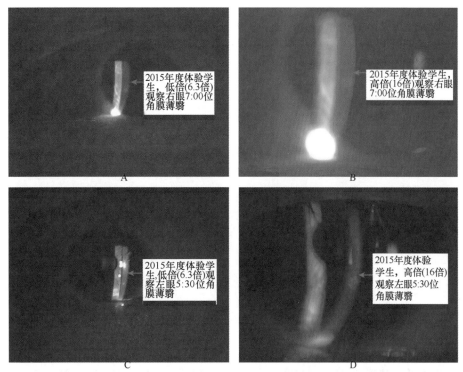

图 5-14 视力为 1.0+4、1.2+4；双眼角膜薄翳，右眼 7:00 位、左眼 5:30 位角膜薄翳间有少许色素附着，左眼角膜薄翳靠近瞳孔区，暗光下可位于瞳孔区内，影响视功能。体检结论为不合格

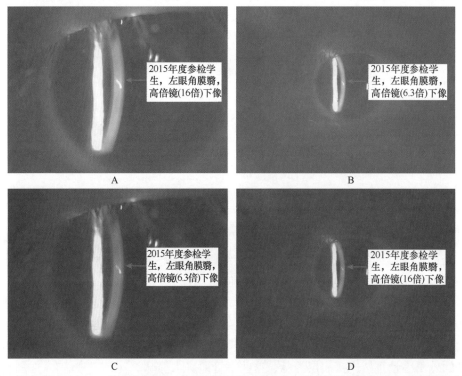

图 5-15 视力为 0.6、0.7；左眼角膜翳，考虑外伤遗留可能性大，瘢痕位于角膜基质层，性质偏向斑翳，但是瘢痕为线状，直径小于 1mm，如果该学生视功能良好可予以合格结论，结合视力，该学生体检结果为待结论

（杨庆红）

第6章

巩膜疾病

第一节　概　　述

巩膜（sclera）质地坚韧，主要由致密而相互交错的胶原纤维组成，与角膜共同构成眼球完整封闭的外壁，起到保护眼内组织、维持眼球形态的作用。巩膜呈乳白色，儿童因巩膜较薄，能够透见脉络膜颜色而呈蓝白色，老年人因脂肪沉积而呈淡黄白色。巩膜前接角膜，在角巩膜交界处内外各有一浅沟，即内巩膜沟和外巩膜沟，巩膜静脉窦与房角位于内巩膜沟处，其后部隆起，即巩膜突，附着有睫状肌。后巩膜孔为视神经穿出的通道，巩膜在此处分为内外两层，外 2/3 移行于视神经鞘膜，内 1/3 与脉络膜共同构成筛板。巩膜表面被眼球筋膜包裹，前面又被球结膜覆盖，于角膜缘处角膜、巩膜和结膜、筋膜在此相互融合附着。巩膜厚度各处不同，眼外肌附着处最薄（0.3mm），视神经周围最厚（1.0mm）。

一、巩膜的解剖结构和生理学特点

（一）巩膜的胚胎发育

巩膜主要由神经嵴细胞分化而来，部分来源于中胚叶，胚胎第 7 周前部巩膜开始形成并逐渐向后伸展，胚胎第 5 个月发育完成。

（二）巩膜的组织结构

巩膜可分为三层，即表层、基质层和棕黑色板层。巩膜表层为一层疏松的纤维组织，含有致密的血管结缔组织。基质层由致密结缔组织构成，基本不含血管。棕黑色板层由细小的弹力纤维组成，并含有大量的色素细胞。

1. **巩膜的血供**　巩膜基质与角膜相似，基本不含血管。但巩膜表层和筛板处含有丰富的血管，并构成血管网，靠近角膜缘的毛细血管充血时被称为睫状充血。巩膜前部的静脉网也较丰富，在巩膜内形成静脉丛，经表层静脉网汇入睫状前静脉；部分源于巩膜静脉窦的外出小管直接连接表层静脉，这些小管即房水静脉。

2. **巩膜的神经支配**　巩膜的感觉神经来自三叉神经眼支。眼神经的睫状神经分出睫状长神经和睫状短神经，分别支配巩膜前部和后部。巩膜表层的知觉敏感，受到炎症刺激时疼痛明显。

（三）巩膜的生理功能

巩膜主要具有屏障、避光作用，以及为眼外肌提供附着点。巩膜和角膜、结膜共同构成眼内容物的外屏障，且具有一定的弹性和韧性，能在一定范围内增强对眼压增高的抵抗力。与角膜不同，巩膜不透明保证了光线能够通过屈光系统进入眼内而成像。此外，所有眼外肌均附着于巩膜，改变肌肉的附着点即可改变眼球的位置和运动方向。

二、巩膜的病变特点

巩膜病以炎症最常见，容易发生在血管相对较多的巩膜表层结缔组织，即巩膜外层炎，其次为巩膜变性。由于巩膜血管和神经少，且没有淋巴管，绝大部分由胶原组成，与外界环境没有接触，因此不易发病；但一旦发生炎症，病程长且易迁延反复，药物治疗反应个体差异较大，常累及邻近组织且多伴有全身性疾病，我国有相关报道显示，伴发的全身性疾病主要有类风湿关节炎、炎症性肠道疾病、系统性红斑狼疮、复发性多软骨炎、系统性硬皮病、韦格纳肉芽肿等，也有伴发全身结核菌感染的报道。不同类型的巩膜炎伴发全身疾病的比例也不相同，以坏死性巩膜炎最常见，结节性前巩膜炎次之，后巩膜炎和巩膜外层炎较少见。除此以外，巩膜的自我修复能力较差，损伤后在创缘周围形成结缔组织修复且易与邻近结膜或葡萄膜形成粘连。病变形成的瘢痕组织难以抵挡眼压而导致病变区巩膜向外膨出或形成巩膜葡萄肿。巩膜炎患者除症状轻微者不需特殊治疗外，多需局部使用糖皮质激素滴眼液或口服非甾体抗炎药进行治疗，症状严重者必要时还需全身应用糖皮质激素和免疫抑制剂。

巩膜炎是一类较为少见的眼部疾病，除已知明确患有相关全身性疾病外，大都病因不明，仅占眼病总数的 0.5% 左右，多发生于中青年。巩膜疾病病程长、容易复发、迁延不愈，常伴发全身性疾病，甚至导致视觉功能的严重损害，一旦发生，对我军飞行人员的视觉功能会产生较为严重的影响，甚至危及飞行安全。

（姚　璐　齐林嵩）

第二节　巩膜外层炎

（一）概述及流行病学特点

巩膜外层炎（episcleritis）是巩膜表面的薄层血管结缔组织的炎症，多表现为表层巩膜血管的放射状充血扩张、轻度眼痛或不适。本病被认为是一种自限性、可复发的良性疾病，可于发病 24 ～ 72 小时后自然缓解，视力一般不受影响。若反复发生巩膜外层炎者可能存在全身性疾病。目前大多数患者病因不明，可能是外源性抗原抗体过敏反应，也有部分患者由带状疱疹病毒、单纯疱疹病毒、梅毒、乙型肝炎等病原体感染引起。根据临床表现不同，巩膜外层炎可分为结节性巩膜外层炎和单纯性巩膜外层炎。

我国尚无大样本、多中心的关于巩膜外层炎的流行病学研究，故其发病率和患病率未知。相关回顾性研究显示，巩膜外层炎好发于 20～50 岁青壮年，患者女性多于男性，常为单眼患病，但仍有约 1/3 的患者双眼同时或先后发病。

结节性巩膜外层炎（nodular episcleritis）起病急，表现为局限性巩膜紫红色充血、结节状隆起，周围结膜充血、水肿。结节数目不定，直径为 2～3mm，最大可达 6mm，位于巩膜表层组织内，可用手推动，有轻微刺激、轻按压痛或疼痛。病程为 2～4 周，结节可自行消退，一般不影响视力，部分患者合并轻度虹膜炎。结节不出现坏死，但同一部位长时间的反复发作会导致巩膜局部变薄。我国一项对结节性巩膜外层炎的诊疗分析显示，局部或全身应用非甾体抗炎药和糖皮质激素等方法治疗，有效率为 40%，复发率为 60%，表明其复发率很高。

单纯性巩膜外层炎（simple episcleritis）又称为周期性巩膜外层炎（periodic episcleritis），主要特点为急性起病，周期性发作。多发生于从角巩膜缘到直肌附着之间的区域，表现为巩膜表层及其上方球结膜发生弥漫性充血、水肿，充血为粉红色，巩膜表浅血管怒张、迂曲，偶有压痛。一般不影响视力，女性月经期发作较为多见。

巩膜外层炎一般不需特殊治疗，口服或局部应用非甾体抗炎药可减轻疼痛，冷敷、血管收缩剂和人工泪液可缓解眼红症状，但迁延时间长或频繁反复发作者也较多见。巩膜外层炎患者可出现视力下降、葡萄膜炎、角膜炎等眼部并发症，以及伴发关节炎和带状疱疹病毒感染等全身性疾病，但其比例较少。有些巩膜外层炎起初虽不影响视力，但由于其可复发或周期性发作及出现各种眼部并发症也会出现视力的下降，并同时伴有眼部的不适感。

（二）诊断及鉴别诊断

1. 诊断　根据临床表现可做出诊断。

2. 鉴别诊断　巩膜外层炎需要与结膜炎和巩膜炎等进行鉴别。

（1）结膜炎：充血由角膜缘向穹窿部逐渐明显，无局限性，睑结膜受累且分泌物增多，而巩膜外层炎充血多发生于角巩膜缘至直肌附着之间的区域，血管呈放射状垂直从角膜缘向后延伸。泡性结膜炎病变位于结膜本身，可形成浅表溃疡，而结节性巩膜外层炎的结节位于巩膜表层，推动结膜在结节之上滑动。

（2）巩膜炎：自然光线下巩膜炎为蓝色或紫红色充血，而巩膜外层炎为鲜红色或暗红色充血。如若血管粗大、迂曲，应怀疑巩膜炎，可局部滴用 10% 去氧肾上腺素可使浅层结膜血管和巩膜浅层毛细血管收缩，充血减轻，颜色变淡，但不能收缩巩膜深层血管，从而有助于两者相鉴别。

（三）航空医学考虑

巩膜外层炎可导致飞行员出现视力下降、眼球疼痛等症状，并可伴葡萄膜炎、角膜炎等眼部并发症，将对飞行员的眼部舒适性及视觉功能造成影响。此外，该病易反复发作，迁延不愈，对飞行员的飞行寿命存在潜在威胁。

（四）体检方法

招飞体检中很少见巩膜外层炎学员。若发现有可疑者，应首先询问病史，如有无皮肤病、关节病等，有无眼部类似发作史，近期有无病毒性疾病。然后在聚光灯及裂隙灯下观察病灶，检查巩膜、结膜充血范围，有无结节状隆起，结节处有无压痛，角膜、前房有无受累，表面麻醉下用棉棒推动球结膜和结节，观察球结膜与结节的位置关系及结节能否推动等。可局部滴用 10% 去氧肾上腺素而与巩膜炎相鉴别。必要时联合全身检查（有无发热、关节痛、肌痛、骨关节变形，有无紫癜、疱疹、结节等皮肤黏膜损害等相关全身疾病表现）及实验室检查（血常规、免疫学检查）辅助诊断。

（五）图谱

详见图 6-1、图 6-2。

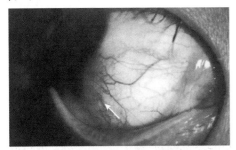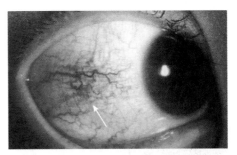

图 6-1　结节性巩膜外层炎
箭头指示处示红色结节，周围结膜充血明显

图 6-2　单纯性巩膜外层炎
箭头指示处巩膜血管扩张、迂曲，相应结膜处轻度充血

（姚　璐　齐林嵩）

第三节　巩　膜　炎

（一）概述及流行病学特点

巩膜炎（scleritis）是一类以细胞浸润、胶原破坏、血管重建为特征的巩膜基质炎症，较巩膜外层炎更严重，也更少见。发病缓慢，大多数患者会出现眼部疼痛或明显不适，夜间加重，导致难以入睡。目前病因尚不明确，巩膜炎与自身免疫性疾病、胶原和代谢性疾病密切相关，也常是全身性疾病的眼部表现。也有少部分巩膜炎由外伤、手术创面、眼内感染等外源性感染或是由全身性脓肿转移灶、结核、梅毒等非化脓性肉芽肿等内源性感染造成。发病时视力下降，眼压轻度升高，深层血管扩张、充血、迂曲、不能被棉签移动，自然光下充血呈蓝色或紫红色。反复发作可导致巩膜变薄和相邻组织的炎症而引起角膜和葡萄膜炎等并发症，预后不佳。根据病变的部位分为前巩膜炎和后巩膜炎。

巩膜炎多发生于中青年和老年人群，女性多于男性，占 70% 以上，50% 以上的患者累及双眼，30%～57% 的患者有全身性疾病，42%～57% 的患者出现眼部并发症。国外一项对 500 名巩膜炎与 85 名巩膜外层炎患者的临床分析表明，巩膜炎患者出现视力下降、前葡萄膜炎、边缘溃疡性角膜炎及眼压升高等并发症的比例显著高于巩膜外层炎，其中坏死性前巩膜炎出现眼部并发症和伴发全身性疾病的比例最高。

1. 前巩膜炎（anterior scleritis） 病变位于眼球赤道部，具有进展性，沿受累区域环形发展。根据病变程度又分为弥漫性前巩膜炎、结节性前巩膜炎和坏死性前巩膜炎三种。

（1）弥漫性前巩膜炎（diffuse anterior scleritis）：是巩膜炎中病变最轻的一种，约20%的患者合并全身性疾病。本病表现为巩膜弥漫性充血，可为紫色、蓝色或橙红色，其上的球结膜水肿明显，常可见轻度充血（图6-3）。结膜充血水肿严重时不易观察其下的巩膜病变，可滴1∶1000肾上腺素收缩结膜血管后进行观察。病变可局限于一个象限，严重者炎症弥漫至全眼前段。预后相对较好，但也可发展为结节性和坏死性前巩膜炎。病变的巩膜愈后变为半透明或灰蓝色。

（2）结节性前巩膜炎（nodular anterior scleritis）：起病缓慢，渐进发展。常见症状为眼球胀痛、压痛并伴头痛。结节呈深红色，无法推动，与上方的浅层巩膜组织分界清楚（图6-4）。结节可单发，也可多发，甚至形成环形结节。病程较长，可迁延数年，多合并角膜基质炎和前葡萄膜炎，对视力影响大。

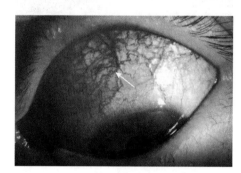

图6-3 弥漫性前巩膜炎
箭头指示处巩膜弥漫性充血，球结膜充血水肿

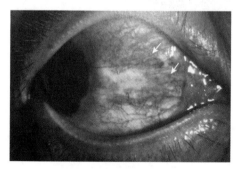

图6-4 结节性前巩膜炎
箭头指示处见巩膜数个紫红色结节

（3）坏死性前巩膜炎（necrotizing anterior scleritis）：常是自身免疫疾病或全身严重血管性疾病发生的前兆，是巩膜炎中最具破坏性的一种。眼痛明显，与炎症程度不成比例，进展迅速。早期表现为巩膜某一象限的局灶性炎症浸润、充血、血管怒张迂曲，区域性无血管区的附近或下方巩膜水肿，多累及双眼。随病情发展，坏死区向周围扩展，也可见不同象限同时存在病灶，最终侵及整个眼球前段和周边角膜，并发角膜溃疡、葡萄膜炎和青光眼。一般不引起眼球穿孔，会导致巩膜变薄、软化、坏死及巩膜葡萄肿。约60%的患者出现眼部和全身并发症，40%的患者丧失视力，少数患者甚至死亡。

2. 后巩膜炎（posterior scleritis） 在临床上较为少见，发生于眼球赤道后部和视神经周围巩膜，多不伴有全身性疾病。外眼无明显体征时易造成漏诊，具有一定隐匿性。可单独发生，也可与前巩膜炎同时存在。单眼发病较多见，眼前段一般无明显体征。患者表现为眼痛、眼球突出和视力下降，疼痛剧烈者会放射至头皮、耳部、颌部和牙齿，典型者夜晚加剧，晨起痛醒，体征不明显，有时只有巩膜充血水肿。偶会出现眼球运动障碍，向上方注视时下睑回退。可伴发眼眶炎性假瘤，当并发葡萄膜炎、渗出性视网膜脱离、视神经病变等疾病时视力明显下降。

巩膜炎是一类可引起严重视力损害的炎症性眼病,常伴自身免疫性疾病。刘志恒等研究表明,多数巩膜炎患者经过治疗后预后视力良好,治疗后矫正视力不佳的危险因素有坏死性巩膜炎、3 级以上巩膜炎症、后巩膜炎、伴发全身疾病和伴发前葡萄膜炎。另外,合并有全身疾病的巩膜炎患者治疗中应加强各专业间的合作,若只进行眼科治疗,通常疗效不佳或容易复发。

(二)诊断及鉴别诊断

1.诊断　因巩膜炎多与全身性疾病相关,故除对眼部症状体征进行检查外,还应进行全身和实验室检查。根据临床表现并结合相关眼科、全身和实验室检查一般可做出诊断。

后巩膜炎的临床诊断较难,需详细观察眼底病变并结合 B 超、FFA、CT、MRI 等检查进行诊断。眼底表现最多见的是脉络膜褶皱、视网膜条纹和视盘水肿;还可见局限性眼底肿胀,由局限性巩膜肿胀引起的脉络膜隆起,隆起的视网膜颜色与正常眼底视网膜无差异,但常可见周围的视网膜条纹或脉络膜褶皱(图 6-5);也可见环形或球形的脉络膜脱离,易导致虹膜、前房角前移造成眼压升高;后巩膜炎可见渗出性视网膜脱离。B 超检查显示眼球壁弥漫性或局限性增厚,炎症导致球后软组织水肿并与眼球后极部形成直角,即典型"T"字征。CT、MRI 检查可见巩膜增厚,对于眼底肿瘤、眼眶炎性假瘤等鉴别诊断也具有重要意义。患者散瞳后行 FFA(图 6-6)和吲哚菁绿脉络膜血管造影有助于诊断。后巩膜炎易被诊断为中心性浆液性脉络膜视网膜病变、视网膜脱离、闭角型青光眼、视盘炎或脉络膜肿瘤等疾病,应注意鉴别。

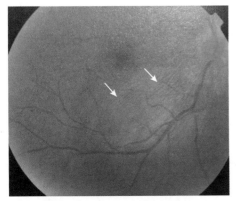

图 6-5　后巩膜炎彩色眼底像

箭头指示处示拱环鼻下有局限性视网膜下肿胀,视盘黄斑间可见皱褶样条纹

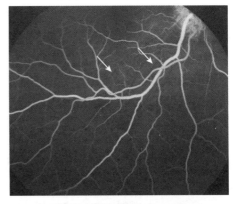

图 6-6　后巩膜炎 FAA 图像

箭头指示处示与脉络膜皱褶对应部位有弱荧光线条

2.鉴别诊断

(1)浅层巩膜炎:起病较急,症状轻,多发生于年轻人,局部滴用 10% 去氧肾上腺素可使浅层结膜血管和巩膜浅层毛细血管收缩、充血减轻,但不能收缩巩膜深层血管。

(2)眼眶炎性假瘤:许多症状、体征与后巩膜炎很相似,B 超均可见巩膜增厚,但眼眶炎性假瘤主要表现为眶周组织的增厚、回声不均匀,一条或多条眼外肌肿大,眶周软组织内可见一个或多个低回声或无回声区,CT 检查多可见眶内炎性肿块。

（3）脉络膜黑素瘤：巩膜局限性增厚时应与本病相鉴别，脉络膜黑素瘤一般不伴疼痛，眼球无突出，主要表现为视力下降，MRI 检查可见脉络膜实性占位样改变，呈浸润生长，肝脏超声和胸部 X 线检查有助于发现肿瘤转移。

（4）后巩膜炎继发青光眼应与原发性青光眼相鉴别，继发性青光眼降眼压药物控制不理想，糖皮质激素可缓慢降低眼压，停用后眼压复升。

此外，有病例报道前巩膜炎并发睫状肌痉挛导致突发视物模糊、眼球转动痛被误诊为球后视神经炎，而球后视神经炎巩膜无肿胀、结节，眼眶颅脑 CT、视觉电生理、视野检测可帮助诊断。

（三）航空医学考虑

无论是前巩膜炎还是后巩膜炎都将给飞行员带来严重的眼部疼痛，很大程度地影响其眼部舒适性。巩膜炎所导致的眼球运动受限、角膜溃疡、葡萄膜炎等都将削弱飞行员如视力、对比敏感度、立体视觉等视觉功能。并且，该病常合并眼部及全身系统的疾病，病程长，复发程度高，预后往往不良。

（四）体检方法

巩膜炎在招飞体检中少见。若发现巩膜炎学员，首先详细询问眼部症状及相关病史，询问有无反复发作史。在聚光灯和裂隙灯下检查眼球有无突出、有无眼球运动障碍，巩膜有无结节、充血、水肿、血管迂曲怒张、巩膜葡萄肿等表现。散瞳后行眼底镜检查有无脉络膜褶皱、视网膜条纹、视盘水肿和视网膜脱离等眼底改变。必要时联合全身检查（有无发热，有无关节、皮肤、心血管与呼吸道等全身症状和体征）及实验室检查（血常规有无贫血、血小板和嗜酸性粒细胞增多。红细胞沉降率是否加快，补体水平是否下降。肝肾功能、血肌酐、尿素氮等检查也有助于诊断。类风湿因子、循环免疫复合物、抗核抗体等免疫学检查观察有无相关全身性疾病）。

眼部特殊检查如下：

1. 后巩膜炎 FFA　早期可见脉络膜背景光斑，继而出现多个针尖大小的强荧光区，晚期则出现荧光素渗漏。吲哚青绿脉络膜血管造影（ICG）早期可见后极部脉络膜斑点状中强荧光，中周部脉络膜明显扩张，中期表现为散在的灶性荧光，但这些改变非巩膜炎的特异性表现。

2. B 超检查　主要用于后巩膜炎的诊断，对于眼前节无明显炎症的患者尤为重要，巩膜壁厚度超过 2mm 考虑异常，可见"T"字征。此外还可见视盘、球后组织的水肿，视网膜脱离等表现。

3. 超声生物显微镜检查　对前巩膜炎的诊断具有较高的临床价值，可见巩膜组织增厚，巩膜实质层回声减低或无回声裂隙状改变，重者巩膜实质层全层回声显著降低、增厚，内部虫蚀状，表层巩膜、巩膜实质和睫状体间界线不清。伴发前葡萄膜炎时可见与病变巩膜相对应处睫状体内回声减弱和增厚。

4. CT 和 MRI 检查　可见巩膜厚度、视神经和眼外肌的改变，也可排除眼底肿瘤等疾病。

（姚　璐　齐林嵩）

第7章

晶状体疾病

第一节　概　　述

一、晶状体的解剖结构特点

晶状体源自视泡外层的表皮外胚层，其发育是视泡与表皮外胚层相互诱导作用的结果。晶状体为富有弹性、形似双凸透镜的透明体，由囊膜、上皮细胞层、晶状体纤维、晶状体悬韧带四部分组成，其中晶状体纤维构成了皮质和核。晶状体位于虹膜后玻璃体凹内，前有虹膜，后有玻璃体支撑，赤道部借悬韧带固定其位置。成年人晶状体的直径为 9.0 ～ 10.0mm，厚度为 4.0 ～ 5.0mm。

二、晶状体疾病的特点

透光是晶状体的主要特征，任何影响其正常发育和代谢的因素均表现为晶状体透明度的改变，即混浊，当其达到一定程度即可导致视力降低，形成白内障。临床上通常将白内障分为先天性白内障和后天性白内障两大类，而关于其形成机制的学说主要包括氧化应激、渗透应激、蛋白质凝聚、相分离、翻译后蛋白质修饰等。晶状体具有改变形状的能力，从而使眼可以根据不同距离调整焦点，这一现象称为调节。当晶状体形状发育异常时，晶状体的调节能力也将发生异常，其将影像聚焦在视网膜上的功能也会出现异常，导致视物模糊。

随着年龄的增长，晶状体的增生贯穿生命的始终，其重量、厚度、形态都随之发生变化，这种随着年龄增长渐渐发生的老年变化又称为晶状体老化。晶状体老化的生理变化主要包括代谢变化和调节力的变化。代谢的变化是指随着年龄的增长而晶状体含水量减少，其内钠离子、钙离子浓度增加，钾及磷酸盐含量减少，而晶状体总蛋白量增加，不溶性蛋白或硬蛋白的比例增加，可溶解蛋白比例减少，发生晶状体纤维的硬化、屈光指数增加。调节力的变化是指晶状体悬韧带弹性下降、晶状体纤维硬化、弹性减小、调节力下降。晶状体老化在裂隙灯下主要表现为晶状体囊皮剥脱、晶状体皮质混浊、晶状体核混浊。

此外，晶状体病还包括晶状体先天异常和晶状体位置异常。

（王　华　杨庆红）

第二节　白　内　障

（一）概述及流行病学特点

白内障是指晶状体出现混浊并影响该眼的成像质量，使视力发生障碍的疾病。

先天性白内障的病因及发病机制：①遗传相关，遗传性白内障以显性遗传为主。有资料表明，先天性白内障与I血型基因位点（I-blood group locus）有关。X连锁遗传家族中，男性晶状体混浊显著，而女性携带者仅表现为缝性混浊。此外，染色体异常或突变常与遗传代谢性疾病共存。②胚胎期发育异常，母亲存在营养或代谢失调（维生素A缺乏、甲状旁腺功能障碍、钙质代谢异常）；妊娠早期病毒感染（风疹、麻疹、水痘、腮腺炎、巨大病毒等），其中妊娠2个月内感染风疹病毒，先天性白内障的发病率高达100%。③早产儿和围生期问题。④中枢神经系统障碍合并先天性白内障。此外，环境污染、电磁辐射、妊娠早期用药所引发的母婴疾病也可能是先天性白内障的病因。

后天性白内障的病因及发病机制：①老年性白内障，与多种因素有关，包括辐射损伤（紫外线辐射、红外线辐射）、全身疾病（如糖尿病）、遗传因素、吸烟与大量饮酒、营养缺乏等，其中晶状体的氧化损害是白内障形成的重要病因之一，各种理化因素通过不同途径导致晶状体自由基的聚集，损害晶状体上皮细胞、晶状体纤维，使蛋白质和脂质过氧化，发生交联、变性，并聚积成大分子，引起晶状体混浊。②外伤性白内障，机械性（眼球钝挫伤、穿通伤、球内异物）或非机械性（辐射性、电击性）损伤作用于晶状体，使晶状体蛋白有序排列受到破坏，导致晶状体混浊。③并发性白内障，由眼内疾病导致的晶状体附近组织的炎症或退行性变的产物袭击晶状体，使晶状体营养或代谢发生障碍而导致混浊。其中，眼内炎症是并发性白内障最常见的病因。④药物与中毒性白内障，任何影响眼部氧和营养供应或产生毒性产物的药物或眼部疾病都会加速白内障的发病。许多药物均可以诱发白内障，如皮质类固醇、吩噻嗪、缩瞳剂（抗胆碱酯酶药物）、胺碘酮、长期口服碳酸酐酶抑制剂、吸烟与饮酒等。

先天性白内障的发病率约为4‰，约占新生儿盲的30%。先天性晶状体混浊常见，一般肉眼难辨，部分性晶状体混浊，或者偏离视轴的晶状体混浊，除非严重干扰光线通过者，本病一般不需治疗，但需随访。单侧的高密度、中央性、直径超过2mm的先天性白内障，如在出生后2个月内未得到治疗，将会引起永久性形觉剥夺性弱视。65～74岁人群中白内障的患病率为50%，75岁以上人群患病率增至70%左右。

（二）诊断及鉴别诊断

白内障的临床表现为视物模糊、视力下降、近视性漂移，单眼复视、散光、对比敏感度下降，眩光、色觉漂移及视野缺损均是白内障患者常见的临床症状。其中，视物模糊最常见，常表现为渐进性的视物模糊。而视力下降则发生于瞳孔区晶状体混浊时，若晶状体混浊未波及瞳孔区，其视力可能不降低。当晶状体后囊下混浊时，早期即可出现对比敏感度下降，尤其发生于高空间频率，而晶状体混浊明显时，各空间频率上的对比敏感度都可下降。各种类型的白内障，即使程度轻，也都可以产生眩光感，尤其在暗光下更为明显，这是由晶状体皮质混浊导致光线散射所致，因此皮质性和后囊下性白内障发生眩光的概率更高。而色觉敏锐性下降则多见于核性白内障，且多在植入人工晶状体后才被发觉。皮质轮辐状混浊的白内障可引起周边视野缺损，可随光线增强而消失。此外，针孔视力检查可消除晶状体源性的单眼复视。

由各种因素在孕期和胎儿期内导致晶状体发育受到影响，在出生时既已存在影响视力的晶状体混浊，或随年龄增长晶状体混浊逐渐加重而影响视力的白内障，称为先天性白内障。根据晶状体混浊形态分为点状白内障、花冠状白内障、绕核性白内障、珊瑚状白内障等。先天性白内障常为双眼发病，常伴有眼球震颤、斜视、弱视、先天性小眼球、小角膜、先天性虹膜和脉络膜缺损及永存玻璃体动脉等异常体征。

先天性白内障的分类见表 7-1。

表 7-1　先天性白内障的分类

名称	混浊部位	是否对称	视力的影响	临床表现
前极性白内障	前囊膜中央	双眼患病	静止不发展，无明显影响	晶状体前囊膜中央的局限性混浊，混浊的范围不等，有不超过 0.1mm 的小白点混浊，也有占满瞳孔区的圆形混浊，可伸入晶状体皮质内或是突出到前房内，甚至突出的前极部分触及角膜
金字塔性白内障	前囊下圆锥形混浊			
后极性白内障	后极部		影响显著	
缝状（三叉状）白内障	沿着胎儿核的 "Y" 字缝		局限性、不发展，对视力影响不大	沿着胎儿核的 "Y" 字缝出现的异常钙质沉着，是 3 个放射状白线，由线状、结节状或分支样的混浊点构成，呈绿白色或蓝色，边缘不整齐。有家族史，为常染色体显性遗传
点状白内障	晶状体皮质或核		静止不发展，一般视力无影响，或只有轻度视力减退	晶状体皮质或核有白色、蓝绿色或淡褐色的点状混浊。发生在出生后或青少年时期
绕核性（板层）白内障	胎儿核周围绕核混浊，核中央透明	双眼	影响不十分严重	混浊由许多细小白点组成，同时可伴有周身其他系统疾病。盘状、U 形、男性居多，常染色体显性遗传最多
中央粉尘状白内障	胚胎核	双眼对称，静止不变	影响不大	胚胎核的 2 个 "Y" 字缝之间有尘埃状或颗粒状混浊。裂隙灯检查可见混浊区内有许多小白点，混浊范围为 1 ~ 2.5mm
前轴胚胎性白内障	前 "Y" 字缝之后	双眼不对称	无很大影响	前 "Y" 字缝之后有许多白垩碎片样或白色结晶样混浊
珊瑚状白内障	晶状体的中央区		一般静止不发展，对视力有一定影响	在晶状体的中央区有圆形或长方形的灰色或白色混浊，向外放射到囊膜，形如一簇珊瑚，中央的核亦混浊，多有家族史，为常染色体显性和隐性遗传
结晶样白内障				由雪球形结晶状体簇集而成

名称	混浊部位	是否对称	视力的影响	临床表现
苔藓状白内障	成人核深层			细小、彩色反光的花边样混浊
核性白内障	胚胎核和胎儿核	双眼	严重障碍伴眼震和斜视	白色、灰色，遮盖瞳孔领
冠状白内障	周边深层皮质	双眼	不进展不影响	花瓣状、油珠状
盘状白内障	核与后极之间	双眼	不影响	核与后极之间有边界清楚的盘状混浊，清亮的皮质将混浊区与后极分开
全白内障白内障	完全混浊	双眼或单眼	严重影响	皮质可液化形成膜性白内障

先天性白内障主要根据晶状体混浊形态和部位来诊断。为明确诊断，应针对不同情况选择一些实验室检查，如先天性白内障合并其他系统畸形时，应当完成染色体核型分析和分带检查。糖尿病、新生儿低血糖症者应进行血糖、尿糖和酮体检查。合并肾病者应检查尿常规和尿氨基酸。怀疑合并代谢病者应进行血氨基酸水平测定。此外，还可选做尿苯丙酮酸测定、同型胱氨酸尿的定性检查、半乳糖尿的筛选。

先天性白内障的瞳孔区有白色反射，视网膜母细胞瘤瞳孔区也可见此体征，但是其临床表现、治疗、预后与先天性白内障不同。先天性晶状体混浊可通过病史、年龄等相关因素与后天性白内障相鉴别。

外伤性白内障：①挫伤所致白内障，常可见虹膜色素印记与晶状体前表面，轻者一般不影响视力，严重者可致晶状体混浊，多数合并外伤性虹膜睫状体炎，也可合并晶状体半脱位或全脱位。②穿通伤所致白内障，即晶状体囊膜破裂，晶状体皮质接触房水后发生混浊。如囊膜破裂较大，晶状体物质阻塞房角可致继发性青光眼。③异物所致白内障，为机械性损伤和异物本身理化作用的共同后果，常见"晶状体铁锈、铜锈沉着症"。④电击性白内障，触电或雷击后发生白内障，多双眼发病，多数混浊静止不发展，少数发展迅速，数周甚至数天内晶状体全部混浊。

外伤性白内障均有明确的外伤史，为确诊的重要依据。其鉴别诊断主要与先天性晶状体混浊相鉴别。

并发性白内障：指眼内疾病引起的晶状体混浊。其可见于角膜溃疡、虹膜睫状体炎、全葡萄膜炎、脉络膜视网膜炎、视网膜色素变性、陈旧性视网膜脱离、青光眼、高度近视及眼内肿瘤。其治疗原则为在治疗原发病的基础上再行白内障手术治疗。

并发性白内障多并发眼部的其他疾病，根据患者眼部症状体征结合既往眼部病史即可明确诊断。

并发性白内障需要与年龄相关性白内障相鉴别。

药物与中毒性白内障：任何影响眼部氧和营养供应或产生毒性产物的药物或眼部疾病都会加速白内障的发生。许多药物和化学物质均可引起白内障，如皮质类固醇、缩瞳剂、氯丙嗪、别嘌醇、胺碘酮、氯喹、碳酸酐酶抑制剂、萘、二硝基酚、三硝基甲苯、芥子气、三乙烯亚胺三嗪等。此外，吸烟与饮酒也与白内障的形成有关。

药物与中毒性白内障的诊断应详细询问患者长期用药及烟酒史，根据病史结合晶状体混浊体征进行诊断。该类型白内障需要与年龄相关性白内障和并发性白内障相鉴别。

（三）航空医学考虑

在航空医学上，晶状体变化被定义为先天性晶状体混浊和白内障。先天性晶状体混浊由于其形态千变万化，其混浊的致密程度、大小、位置将影响视觉敏锐度和对比敏感度的下降及产生眩光，将有可能影响飞行任务的有效完成和飞行的安全性。有一些晶状体混浊并不显著影响视力，但是不除外晶状体混浊有进展的可能，部分人或进展相对迅速。这种潜在的进展性需要检测视功能变化，一些先天性晶状体混浊的患者只在特定环境下才会导致视觉问题，如在夜航情况下。因此，在招飞体检医学选拔中，位于晶状体前后囊、视轴附近、功能区内的较大的致密混浊不合格，位于晶状体皮质内的较多的细密点状混浊，影响晶状体通透性的不合格。人工晶状体植入术后存在诸多飞行安全隐患，包括术后眼表面变化引起的干眼不适及暗光下的眩光等视觉明锐度的变化，所以人工晶状体植入术后在临床和操作中的稳定性还有待观察，目前体检结论为不合格。

（四）体检方法

招飞体检中常规小瞳孔下使用裂隙灯检查晶状体，检查时，被检者坐于检查者对面，头部固定于可调的裂隙灯前的下颌托和额头带上，将裂隙光线投射到晶状体形成光学切面，然后平扫整个晶状体前囊，借此观察晶状体前囊有无色素沉着、局限性混浊，轻轻向前推动操纵杆，继续分层次观察晶状体皮质、核、后囊膜有无混浊，详细观察混浊的大小、数量、位置、致密程度，根据检查结果结合视功能及眼部其他检查情况予以体检结论，如果混浊位置靠近视轴或位于功能区，但是量少、致密程度低者必要时予以完善对比度视力检查。如需完善散瞳检查晶状体的，可予以充分散瞳后通过直接焦点照明法、镜面反射照明法、后照反光法和弥散照明法等检查晶状体混浊的部位、形态、范围和颜色等。此种方法最为重要，能够详细发现晶状体混浊的情况，具体可描述的形态为空泡、水裂、板层分离、尘点状、点状、条状、楔形、斑块状、扇形、星芒状、玫瑰花状等；颜色：灰白色、白色、黄色、棕黄色、棕褐色和黑色甚至多种色彩共存；混浊的部位：胎儿核、婴儿核、成人核、前囊膜、后囊膜、后囊下皮质、前囊下皮质或晶状体完全混浊；混浊的范围：单一象限、多象限或 360° 范围。此外，以直接检眼镜在 +10D 下用后照反光法可粗略估计晶状体混浊的部位和形态，以聚光手电筒光源用虹膜新月形投影法也可了解晶状体混浊部位和白内障成熟程度。

（五）图谱

详见图 7-1 ～图 7-4。

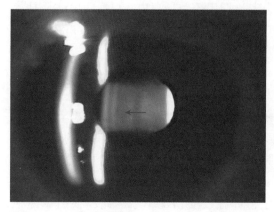

图 7-1 2015 年参检学生，左眼"Y"字缝少量细小点状混浊，视功能良好（视力：右眼 0.8+3，左眼 0.9+3），合格

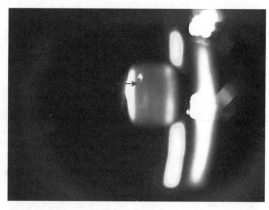

图 7-2 2015 年参检学生，视力：双眼 1.2；双眼晶状体大量点状混浊，遍布晶状体各个层面，部分混浊致密。对比度视力检查结果异常。结论为不合格

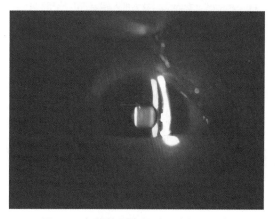

图 7-3 低倍镜观察图 7-2 致密混浊点

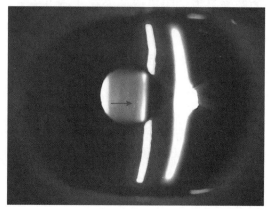

图 7-4 不同层面混浊，该层面采图区有部分混浊点

（王　华　杨庆红）

第三节　晶状体畸形和位置异常

一、晶状体畸形

①先天性球形晶状体：晶状体前、后表面曲率大于正常，使晶状体近球形外观。②先天性晶状体圆锥：晶状体后表面中央向后突出，使后表面呈圆锥状。圆锥顶端下晶状体皮质间或有局部混浊。部分患儿伴有玻璃体血管残留。③先天性晶状体缺损：指晶状体形态不是对称的双凸透镜状，部分边缘缺损。缺损部晶状体变薄，囊膜完整，悬韧带大多缺如。多数患眼同时伴有晶状体缺损相关部位的虹膜、脉络膜缺损。当晶状体悬韧带缺如波及面积较大时，会伴有晶状体的位置异常。

二、晶状体位置异常

①先天性晶状体异位：主要表现为晶状体半脱位，常出现视物模糊，视力随体位变化而不同，单眼复视等症状，检查可发现屈光不正、前方深浅不一致、虹膜震颤、晶状体半脱位。常见于马方综合征、Marchesani 综合征、同型胱氨酸尿症等全身疾病。②外伤造成的晶状体脱位：常同时伴有外伤性白内障。

（王 华 杨庆红）

第四节 晶状体手术

一、白内障人工晶状体手术

近几十年来，随着生物测量设备和手术设备的更新、人工晶状体（intraocular lens，IOL）材料和设计的更新，白内障手术在手术理念和技术上不断革新，从囊外摘除术、非超声乳化小切口手术到超声乳化白内障吸除术，白内障手术已由复明手术逐渐过渡到屈光性手术。目前，超声乳化白内障吸除联合折叠人工晶状体植入术已经成为全球广泛应用的白内障手术方式。其优点是切口小、组织损伤轻、手术源性散光低、手术安全稳定和术后恢复快。常规的超声乳化手术（phacoemulsification，Phaco）是指单手法超声乳化术或经典的双手配合劈核的超声乳化术。超声乳化头集灌注、乳化和抽吸功能于一体，手术切口被缩小至 3mm 甚至更小。此后随着超声乳化技术的发展，近年来，微小切口白内障手术（micro-incision cataract surgery，MICS）已逐步展开，MICS 是指通过 2.0mm 以下的透明角膜切口摘除白内障的方法。目前已经投入临床应用的主要有双通道白内障超声乳化术（bimanual-MICS，B-MICS），也即非同轴超声乳化白内障吸除术及同轴超声乳化白内障吸除术（coaxial-MICS，C-MICS），其最大的优势在于能够降低手术源性散光并减少手术创伤。其中，冷超声技术的出现，由于其无灼伤、无热量积累的特点，微小切口白内障手术真正得以实现。此外，飞秒激光在白内障手术中的应用使白内障手术更趋于完美，其精确切开前囊膜，使囊袋口的大小、形状更加准确，从而使 IOL 植入的位置和稳定性更好，从而得到更理想的视功能，同时减少手术并发症，使白内障手术更加安全。

二、有晶状体眼人工晶状体植入手术

近年来，准分子激光手术成为重要的屈光手术之一，但此类角膜屈光手术存在一定的局限性，比较广泛的共识是 -12.0D 以上的近视不应行角膜屈光手术，-9.0D 可能是 LASIK 适应证的上限。

可植入眼内接触镜（implantable contact lens，ICL）是一种用于矫正近视、远视和散光的软性后房型有晶状体眼人工晶状体。ICM 可矫正 -20.0 ~ -2.0D 的近视，ICH 可矫正

+2.0 ～ +10.0D 的远视，Toric ICL 可矫正 -19.0 ～ -2.0D 的近视合并 1.0 ～ 5.0D 的散光。该手术适合年龄为 21 ～ 45 岁，无合并其他眼病，角膜未行屈光手术，前房深度 > 3.0mm，近 1 年内屈光度变化 < 0.5D，暗室下瞳孔直径 < 6.0mm 的患者。ICL 植入后，约 2% 的患者可能发生术后早期的晶状体前囊膜混浊，并且此种情况与手术损伤密切相关，但不到 1% 的患者会继续发展而引起临床上明显的白内障。作为有晶状体眼人工晶状体植入矫正屈光不正的代表，ICL 对于高度近视、高度远视和散光均具有良好的矫正效果。随着产品的不断改良、手术技术的不断提高，ICL 手术的临床适应证将会日益拓宽。

（王　华　杨庆红）

第 8 章

青 光 眼

一、青光眼的流行病学特点

青光眼是一组以视神经凹陷性萎缩和视野缺损为共同特征的疾病，病理性眼压增高是其主要危险因素。它是一种常见且可致盲的眼病。我国的青光眼患者人数 2010 年估计为 1600 万人，2020 年将会增至 2200 万人。其中，55% 青光眼患者将成为单眼盲，18% 青光眼患者将成为双眼盲。美国空军航空航天医学院和 Armstrong 实验室对航空人员进行 20 年长期观察，发现青光眼和高眼压病例占所有眼病病例的 3%。对我国空军飞行员因眼病停飞的调查统计表明，因青光眼停飞的居同期飞行员眼部疾病的第二位。空军总医院经 40 多年调查发现飞行人员青光眼均为开角型青光眼。

二、青光眼的基本分类

根据病因学、解剖学和发病机制等，青光眼有许多种分类方法，临床上通常将青光眼分为原发性青光眼、继发性青光眼和发育性青光眼三大类。

原发性青光眼是主要的青光眼类型，在我国约占 86.7%，发生在成年以后人群。一般系双侧性，但两眼可先后发病，严重程度也不相同。依据前房角解剖结构的差异和发病机制不同，传统上将原发性青光眼分为闭角型青光眼和开角型青光眼两类，原发性闭角型青光眼的发病年龄多发生在 40 岁以上，50 ～ 70 岁者最多，30 岁以下者很少发病。本病主要分布在亚洲地区，尤其是在我国，黄种人最多见，黑种人次之，白种人最少；女性多见，男女之比约为 1 : 3，与正常女性前房角的解剖结构较窄有关。原发性开角型青光眼发病年龄多分布在 20 ～ 60 岁，随着年龄的增长，本病的发病率增高，具有家族倾向性。这类青光眼的病程进展较为缓慢，而且多数没有明显症状，不易被早期发现，具有更大的危险性。

继发性青光眼是由其他眼病所引起的，占全部青光眼的 20% ～ 40%，多为单眼。如继发于角膜病、虹膜睫状体炎、晶状体改变、外伤、眼内出血和血管疾病、眼部退行性变等。

发育性青光眼是指眼球在胚胎期和发育期房角结构发育不良或发育异常所致的一类青光眼，于出生前后和婴幼儿期及青少年期发病。目前我国暂时将 30 岁以下发病而不引起眼球扩大的开角型青光眼定为青少年型青光眼。临床过程与原发性开角型青光眼相似，但眼压变化较大，有时可迅速升高，合并虹视。因高眼压使眼轴加长，故高眼压可加重近视。

根据发病年龄来看，在招飞体检工作中可能检出的青光眼类型基本上为原发性开角型青光眼。因此，后面会对原发性开角型青光眼进行重点阐述。

三、青光眼的主要检查

（一）眼压

眼压正常范围为 $10 \sim 21$mmHg。正常人的眼压双侧相似或相等，两眼差值不应超过 5mmHg，正常眼压在 1 日之内是有波动的，不能以 1 次眼压测量值代替 24 小时眼压结果，眼压日差小于 5mmHg 者为正常，大于 8mmHg 者为病理性。开角型青光眼的最早期表现为眼压的不稳定性，眼压波动幅度增大。随着病程发展，眼压水平逐步稳定地升高，多在中等水平。

眼压测量的金标准是 Goldmann 压平眼压计，非接触式眼压计虽然具有操作简单、非接触等优点，但不能代替 Goldmann 压平眼压计。

（二）前房深度和房角检查

周边前房深度评价是闭角型青光眼筛查和诊断的重要技术。临床上常用的是 van Herick 方法和陆道平方法。van Herick 方法是应用最窄细的裂隙光束垂直投照和聚焦在颞侧或鼻侧周边角膜，将显微镜调至与裂隙灯成 60° 角处，观察最周边部角膜内皮与最周边部虹膜表面之间的距离，并与该处角膜光学切面的厚度（corneal thickness，CT）进行比较，即以 CT 作为记录单位来估量和评价周边前房深度分级。当周边前房深度 > 1/2CT 时，房角不可能关闭；当 ≤ 1/4CT 时，属高危前房（房角可能会闭合）。

陆道平方法是让患者眼睛注视裂隙灯光，窄细光束投照在被检眼的下方 6 : 00 方位的角膜缘处，裂隙灯与显微镜之间的观察角度为 45°，观察最周边角膜内皮与虹膜表面之间的距离（周边前房深度）。当下方周边前房深度 ≤ 1/3CT 时，应怀疑是否有闭角型青光眼。

房角镜检查详见第一章第六节。

（三）视盘损害

视盘的青光眼性凹陷及萎缩是诊断的可靠根据。越来越多的证据表明，原发性开角型青光眼最早的体征是视盘的改变，而视野研究在病情进展方面更有用。

在招飞体检中熟练掌握直接检眼镜观察视盘形态、盘沿的结构，对于青光眼具有更强的识别性。后节光学相干断层成像（OCT）检查可以客观地对视网膜神经纤维层及其他与青光眼相关的视网膜、视盘结构改变进行精准成像、测量及分析，也对青光眼诊断及评估病程进展具有重要意义。然而，对于部分非典型患者，如合并视盘倾斜、视盘发育不良、高度近视眼等患者，单纯依靠定量检查容易对青光眼诊断产生误判。

    测量视盘陷凹大小常用的简便方法是测量陷凹直径和视盘直径之比，即杯盘比，一般竖径常用。因杯盘比 ≥ 0.6 者为少数，中华眼科学会青光眼学组将杯盘比等于 0.6 定为青光眼筛选的指标。但大凹陷并非均为病理性的，应结合视盘的其他改变进行综合分析。

    盘沿是指陷凹边缘至视盘缘之间的环状部分。正常盘沿下方最宽，上方次之，再次为鼻侧，以颞侧为最窄。盘沿上无切迹或缺损，呈粉红色。

    体检医师需要掌握青光眼性视盘改变特点，主要有以下方面。

    1. 视盘凹陷扩大   有以下几种方式：①局限性扩大，主要发生在视盘的上下极，下极较上极多见，并轻度偏向颞侧。②同心性扩大，特点是盘沿呈同心性变窄，此种方式较局限性扩大少见。视盘凹陷的普遍性扩大是青光眼进行性视盘改变最常见的形式。这种变化发生在视野缺损以前。当看到大凹陷时，应考虑其是否为病理性。生理性大凹陷的盘沿宽度均匀一致，尤其是上下极不应较其他方向狭窄。如杯盘比大于 0.6，而上下盘沿不窄，则可能是生理性的。生理性凹陷多位于视盘中央，而青光眼性凹陷者视盘颞侧盘沿常较窄，而呈偏心性。当凹陷越大、越深、越偏向一侧时，越应考虑为病理性。生理性大凹陷与遗传有关，检查其直系亲属的凹陷，有助于鉴别先天性与后天性改变。③凹陷加深，在有些病例，早期青光眼性凹陷的改变是凹陷加深，这只发生在病前筛板不暴露者。如圆锥形凹陷，在凹陷底部组织变稀疏，呈半透明薄膜状。④凹陷垂直扩大，早期盘沿组织丢失常发生在视盘的上下极，凹陷垂直扩大较水平方向明显，故青光眼性凹陷呈垂直椭圆形。但是，正常视盘和凹陷常呈竖椭圆形，故竖椭圆形凹陷不能都认为是病理性的，应考虑凹陷形状与视盘形状的关系。根据视盘的形状，当垂直方向的凹陷比预期的大时，应怀疑为青光眼性损害。换言之，杯盘比垂直明显大于杯盘比水平时应怀疑为青光眼性改变。⑤双侧凹陷不对称，正常人双侧凹陷对称，如果双侧凹陷不对称，相差 0.2 或大于 0.2，应注意视野是否有改变。双眼凹陷的对称性较凹陷的大小更有意义。

    2. 盘沿组织丢失   典型的青光眼性视盘组织丢失开始于视盘的垂直部分，尤其是偏颞侧和下极。因此，对可疑性青光眼应仔细观察盘沿，尤其是上下方盘沿。盘沿变窄的早期颜色尚正常，当病情进展时，小血管相应也减少，颜色变浅。

    3. 血管改变   当青光眼视盘凹陷扩大时，视盘上的视网膜血管走行和形态可有改变。首先是血管向鼻侧移位，血管也可呈屈膝状或环形血管暴露。当眼压升高到视网膜中央动脉的舒张压时，会出现动脉搏动。

    4. 视盘出血   呈火焰状或片状，常发生于视盘的上方及下方。视盘出血不是青光眼的可作为诊断的病征，而是一种重要表现。它可能是青光眼性损害的第一个表现，常发生在视网膜神经纤维层缺损、盘沿切迹和视野缺损之前。

（四）视功能

    青光眼的视功能改变主要表现为视野损害和缺损。一般情况下，视野改变应与视盘的凹陷等体征的严重程度相对应。视野检测是评价青光眼病变的严重程度和治疗效果的重要指标。典型的青光眼视野损害如下。

1. 中心视野的损害　早期改变最常见的是旁中心暗点，在注视点周围 10° 范围内，以鼻上方最多见。其次是鼻侧阶梯，指鼻侧视野水平分界线附近等视线的上、下错位或压陷。随着病程进展，旁中心暗点逐渐扩大，多个暗点相互融合形成典型的弓形暗点。

2. 周边视野的损害　通常先是鼻侧周边缩小，常在鼻上方开始，然后是鼻下方，最后是颞侧。视野逐渐向心性缩小，最后可仅剩中央部 5° ～ 10° 的一小块管状视野。视野损害在鼻侧进展速度较快，最终在颞侧留下一小片岛状视野，称为颞侧视岛。病程进一步发展，就导致完全失明。临床上青光眼的视野检查策略是，早期病例以做静态阈值视野为主，晚期病例由于视功能损害严重，对静态光标不敏感，以做动态视野检测为好。

四、青光眼的诊断标准

（一）原发性开角型青光眼的诊断标准

采用全国青光眼学组提出的标准：①眼压＞ 21mmHg ；②青光眼性视盘损害和（或）视网膜神经纤维层缺损；③青光眼性视野缺损；④前房角开放。具有以上 4 项或具有 1、4 项与 2 项或 3 项者才能诊断为原发性开角型青光眼，激发试验阳性不作为诊断依据。

（二）高眼压症

眼压多次测量超过正常值范围上限，但眼底和视野无青光眼性改变，房角为宽角，并已排除继发性青光眼。

（三）原发性闭角型青光眼

原发性房角关闭所导致的急性或慢性眼压升高，伴有或不伴有青光眼性视盘改变和视野损害。常规检查包括眼压、前房深度、前房角镜检查。凡具有浅前房、窄房角，并有发作性虹视、黑矇、眼胀、头痛、眼眶或鼻根部酸胀等病史的 35 岁以上者，需密切观察，必要时做激发试验以明确诊断。目前认为闭角型青光眼激发试验阳性率较高的暗室试验或暗室俯卧试验。激发试验阳性可作为诊断依据，阴性不能排除原发性闭角型青光眼。

随着科技的进步，越来越多的新型青光眼检查设备应用于临床，提高了青光眼诊断的敏感性和特异性。但如何做好青光眼常规检查与新技术的优势互补，需注意以下三个方面：①非接触式眼压计不能代替 Goldmann 压平眼压计；②超声生物显微镜（UBM）和前节 OCT 检查不能代替前房角镜检查；③后节 OCT 检查不能完全替代传统眼底照相技术。

五、航空医学考虑

我国空军招飞体检标准中第九十二条规定：青光眼或可疑青光眼不合格。美国空军飞行人员医学标准中规定飞行学员：①青光眼不合格。用压平眼压计测量眼内压超过30mmHg或更高、视盘的激发性改变、青光眼性视野改变者不合格。②高眼压症者不合格。用现在的压平眼压计2次或多次测量眼压为22mmHg或更高，但不超过30mmHg，或两眼压差超过4mmHg或更多。由于闭角型青光眼发生在35岁以上人群，我国在招飞体检中很少涉及此种类型，因此体检医师在眼部检查时重点要放在眼底视盘形态的观察方面，对可疑者再进一步做相关的排查。另外，还应注意以下方面：

1. 病史及家族史　由于青光眼的发生与遗传因素有关，应重视询问家族病史。Wolfs等研究表明，原发性开角型青光眼具有遗传易感性，其一级亲属发病率比一般人群高7～10倍。本调查中1例诊断为青光眼的飞行员，其父亲和祖父均有青光眼，祖父已失明。开角型青光眼可在长达10年的时间内毫无症状，因此本病不是通过患者主诉而诊断出来的，而是在眼压测量普查确认眼内压升高时被发现的。

2. 眼压改变　飞行因素不会引发青光眼，一般飞行对眼压无明显影响。连续特技飞行后眼压稍有下降，但仍在正常范围之内。飞行员最常见的青光眼类型是开角型青光眼。根据发病年龄来看，招飞体检中最有可能遇到的类型也是开角型青光眼，还有高眼压症，由于我国招飞体检中眼压不作为必检项目，有些眼压高于正常的被检者也难以发现。对于可疑的被检者会用非接触眼压计测量眼压，由于测量眼压的标准眼压计是Goldmann压平眼压计，希望以后能够完善眼压的标准化测量。美国空军也很重视眼压测量的准确性，在其飞行人员医学鉴定标准及条例中规定：非接触性眼压计或Schiötz眼压计检测所得的异常高眼压必须经过压平眼压计的验证。

除眼压测量方法不当所造成的误差外，中央角膜厚度对眼压测量值的影响也已达成共识。按照标准眼压测量法设定角膜厚度520μm折算，通过眼外间接测量到的高眼压现象，是由于眼球壁的角膜厚度变异造成的假象，其实际眼压值正常，不会对视神经造成损害。因此，建议在测量眼压的同时应常规检测角膜厚度，尤其是眼压值偏高时，更应该除外这种生理性因素所造成的高眼压假象。高眼压症同时伴有青光眼高危因素时如青光眼家族史、高度近视眼、代谢性疾病等会视为可疑青光眼。长期随访（5年）提示少部分（5%～10%）高眼压症最终发展为开角型青光眼。

3. 生理性大视杯　人群中视盘的生理性大视杯比率为5%～10%，约50%的患者可以有家族性的生理性大杯凹倾向。通常是两眼对称的，盘沿宽窄符合下方（inferior，I）≥上方（superior，S）≥鼻侧（nasal，N）≥颞侧（temporal，T）的ISNT原则，没有视盘出血、杯凹切迹和视网膜神经纤维层缺损改变，其眼压和视野均正常，随访也无进行性改变，均有助于鉴别诊断。

（赵　蓉）

第9章

葡萄膜疾病

第一节　概述及流行病学特点

葡萄膜组织富含血管，血流丰沛，是供应眼球营养的主要结构。睫状体能够分泌房水，脉络膜血管供养视网膜外层神经组织，除此外虹膜还有调控进入眼内光强度的功能，这些对眼组织代谢，维持正常眼内压，完成视觉信息采集和传递等功能均起到非常重要的作用。

葡萄膜按组成分为虹膜、睫状体与脉络膜三部分。虹膜和睫状体血液共同来自于由睫状前动脉构成的虹膜动脉大环。因此，在病理因素作用下，两者炎症通常同时发生，称为虹膜睫状体炎（iridocyclitis）或前部葡萄膜炎（anterior uveitis）。脉络膜血液主要来自于睫状后短动脉，且参与部分视网膜供血。因此，发生炎症时通常伴有视网膜组织的反应，称为脉络膜视网膜炎（chorioretinitis）或后部葡萄膜炎（posterior uveitis）。睫状体平坦部炎症，临床改变主要集中在玻璃体反应的称为中间葡萄膜炎（intermediate uveitis）。前后节段同时发生炎症则称为全葡萄膜炎（panuveitis）或葡萄膜炎（uveitis）。此外，葡萄膜还含有丰富的色素细胞，发生炎症时，可以诱发不同类型免疫反应，使得炎症的演变过程更加复杂。

葡萄膜组织炎症充血、渗出、增生的病理改变可以造成房水、玻璃体、晶状体等屈光介质暂时或永久性混浊，房水流通与流出受阻，眼压升高，渗出液体聚集在脉络膜上腔，引起脉络膜脱离，色素细胞损伤，屏障作用破坏，视网膜神经细胞代谢失衡，感光、传导功能下降，渗出物未能及时吸收，形成视网膜表面或下层增生，并对其形成牵引，造成视网膜脱离等，最终可能使眼球遭到严重损害甚至功能完全丧失，直至眼球萎缩。因此，葡萄膜炎被视为严重的致盲性眼病，应予以重视。

同许多疾病一样，受地理、种族、环境、社会背景的影响，葡萄膜炎在世界各地的发病、类型、转归不尽相同。世界范围内最早的规范的流行病学数据发表于 1962 年，Darrell 关于美国明尼苏达州罗切斯特镇 10 年间葡萄膜炎发病率和患病率回顾性调查第一次向人们揭示了该病的流行趋势，并一直有意义地指导临床工作。我国葡萄膜炎发病率占总眼病的 5.7% ～ 8.2%，相对集中在 20 ～ 50 岁发病。男女所占比例大致相等，但某些类型发病差异较大，如交感性眼炎的男女发病比例为 5 : 1，风湿性关节炎性前葡萄膜炎的男女比例为 4 : 1，Behcet 病男女比例为 3 : 1。依据病因分类，我国葡萄膜炎常见类型为风湿性疾病（20.5%）、伏格特 - 小柳原田（VKH）综合征（14.2%）和中间葡萄膜炎（11%）。在欧美国家，特别是南美地区，葡萄膜炎常合并眼弓形虫病，在我国以往报道少见，在社会活动、生活方式等均发生巨大变化的今天，有必要对其可能致病机制进行必要的相关研究。发达国家于 20 世纪末统计表明，葡萄膜炎年发病率为 17/100 000，患病率为 38/100 000，其中前葡萄膜炎年发病率为 11.3/100 000，中间葡萄膜炎为 0.96/100 000，后葡萄膜炎为 4.3/100 000，全葡萄膜炎为 0.48/100 000。多数学者认为此数字受多种因素影响而被大大地低估，近代统计表明，葡萄膜炎系美国第三致盲眼病。按解剖部位划分发病频度顺序为前葡萄膜炎（45.7%）、全葡萄膜炎（34%）、中间葡萄膜炎（11%）、后葡萄膜炎（9.3%）。葡萄膜炎总致盲率为 1.1% ～ 9.2%，其中占单眼盲的 23.38%，双眼盲的 2.54%，居非感染性失明眼病的第 3 位。其特点：①多为不可治盲，达 87.18%（苏州）甚至 100%（山东）；②青壮年多发，一项调查发现，14 003 例盲人中葡萄膜炎性盲为 657 例，其中 21 ～ 50 岁患者 351 例，占 53.42%，男性盲人中这一比例达到 60.25%；③ 20 世纪 50 年代，梅毒性虹膜睫状体炎性盲约占 1/3，90 年代以后则鲜有发现；④眼盲类型多以前部葡萄膜炎为主，早期的报道尤其如此。

2005 年，国际葡萄膜炎术语标准化工作组（SUN）发布按解剖部位划分的葡萄膜炎分类标准，分为四类，即前葡萄膜炎、中间葡萄膜炎（睫状体后部即平坦部和玻璃体炎症）、后葡萄膜炎和全葡萄膜炎。自此，学术界对该病的称谓形成统一。前葡萄膜炎（虹膜睫状体炎）包括虹膜炎、虹膜睫状体炎、前部睫状体炎。

一项来自波士顿哈弗医学院的（1982 ～ 1992 年）1273 例葡萄膜炎的调查数据显示，平均患病年龄为 37.2 岁，男女比例 1∶1.4，前葡萄膜炎为 51.6%，中间葡萄膜炎为 13%，后葡萄膜炎为 19.4%，全葡萄膜炎为 16%。慢性占 58.3%，非肉芽肿占 77.7%，非感染性占 83.1%。对炎症原因与发病特征的进一步分析，使得前部葡萄膜炎的比例上升至 69%。其中，34.9% 的为特发性，血清阴性脊柱关节病为 10.4%，类肉瘤病（结节病）为 9.6%，幼年型风湿性关节炎为 5.6%，系统性红斑狼疮为 4.8%，Behcet 病为 2.5%，艾滋病为 2.4%。

既往关于前葡萄膜炎病因与分类的研究发现，多种全身疾病可以引起或伴发前葡萄膜炎，美国 Wilmer 眼科研究所 Woods 等于 1941 ～ 1960 年通过近 20 年的系列研究，将其分为肉芽肿性与非肉芽肿性，并认为肉芽肿性往往与病原体感染有关，而非肉芽肿性则往往与机体对某些物质过敏有关。尽管越来越多的临床资料证实一些非感染的葡萄膜炎如交感性眼炎、VKH 综合征等也可以表现为肉芽肿性炎症，而一些感染性因素如结核、梅毒、病毒等引起的葡萄膜炎也可以表现为非肉芽肿性炎症，但基于此分类的关于致病原因、发病机制、临床演变及治疗方案等原则仍具有相当的临床意义，时至今日仍经常被引用。

免疫遗传学与眼部炎症性疾病的关系一直以来吸引多数学者关注。基因表型可以影响个体对某一种炎症性疾病的易感性。葡萄膜炎相关基因的研究主要集中在 6 号染色体的 HLA 基因，负责组织相容性复合体（MHC）Ⅰ、Ⅱ类抗原表达。MHC Ⅰ类抗原几乎在所有的人体细胞中均有表达，而 MHC Ⅱ类抗原主要位于参与抗原的递呈细胞，如淋巴细胞和巨噬细胞。MHC 是与多种免疫现象有关的基因集中区域，已经证实，小鼠、大鼠、狗等都有 MHC 的存在，而且结构组成与功能作用非常相似，其基因产物作为 T 细胞在识别外来抗原时作为限制分子而发挥作用，即 T 细胞在识别外来抗原时，也必须同时识别自己的 MHC，否则 T 细胞不能被激活。人类 MHC 被称为 HLA 系统，共有 3 个基因区，Ⅰ区含 HLA-A、HLA-B、HLA-C 3 个位点；Ⅱ区含 HLA-DR、HLA-DQ、HLA-DP 3 个位点；Ⅲ区位于Ⅰ区和Ⅱ区之间，与补体 C2、C4 及 B 因子形成有关。Ⅰ区和Ⅱ区基因产物分别被命名为Ⅰ类抗原和Ⅱ类抗原，前者存在于所有有核细胞的表面，后者仅存在于 B 细胞、巨噬细胞、活化的 T 细胞等表面。HLA 系统具有三大遗传学特征：第一为多态性，目前所发现 HLA 抗原数量在 167 种以上，仅次于免疫球蛋白。第二为种族差异性，如 HLA-A25 是白种人特有的抗原，HLA-Bw54 是日本人特有抗原，HLA-Bw72 则是黑种人特有的抗原。故在探讨种族起源与自然淘汰的因素中，HLA 系统是很好的遗传标记。第三为连锁不平衡，如在白种人中，HLA-A 位点在 A1，B 位点则经常在 B8；在日本人中，A24 与 Bw52 或 Bw54 经常同时出现，形成某些种族特征性的单倍体。白种人中特征性的 HLA 单倍体有两种：① A1-B8-Cw7-C4AQ0-C4B1-DR3；② A3-B7-Cw7-C4A3-C4B1-DR2。在东方人中特征性单倍体有三种：① A24-Bw52-DR2；② A24-Bw54-Cw1-DR4-Drw53；③ A24-B7-Cw7-DR1。在黑种人中特征性单倍体有三种：① A1-B8-Cw7-DR3；② A2-B7-Cw7-DR2；③ Aw36-Bw53-Cw4。其中，如果某一基因为疾病易感基因，则对应的种族易患此种疾病。相反，某一基因为抗病基因，则该种族往往表现为对此种疾病具有较强的抵抗性（表 9-1、表 9-2）。

表 9-1　不同眼病与人类白细胞抗原

疾病	抗原	
急性前葡萄膜炎	HLA-B27（W）	HLA-B8（AA）
强直性脊柱炎	HLA-B27（W）	HLA-B7（AA）
Behcet 病	HLA-B51（O）	
鸟枪弹样视网膜脉络膜病变	HLA-A29	
眼部瘢痕性类天疱疮	HLA-B12	
眼组织胞浆菌病	HLA-B7（W）	
Reiter 综合征	HLA-B27（W）	
类风湿关节炎	HLA-DR4（W）	
交感性眼炎	HLA-A11（M）	
VKH 综合征	MT-3（O）	

表 9-2　综合几种常见葡萄膜炎与 HLA 关系

疾病	Ⅰ类 HLA	患者阳性率	对照人群
前葡萄膜炎（AU）	HLA-B27	52%～56%	4%～8%
AU 伴强直性脊柱炎	HLA-B27	85%～96%	8%
Behcet 病	HLA-B5（w51）	75%	31%
交感性眼炎	HLA-B11	30%	4%
VKH 综合征	HLA-Bw54	36.9%	13.2%

多数虹膜睫状体炎与 HLA-B27 相关，中国人急性前葡萄膜炎患者中 HLA-B27 阳性率为 46%～69.4%，对照人群阳性率仅为 3.3%～3.9%。关节强直性脊柱炎患者中

HLA-B27 阳性率为 38.89%，对照人群阳性率仅为 7.69%。交感性眼炎患者 DR4 阳性率为 80%，对照人群为 20%。DRw53 组人群阳性率分别为 100% 和 60%，而 DR4-DRw53 双阳性率分别为 80% 和 15.4%。中国台湾和朝鲜的 Behcet 病报道显示 B5 阳性。日本的研究在亚洲比较全面，其幼年型慢性关节炎伴发的前葡萄膜炎报道示 DRw52 阳性率为 82%，对照人群阳性率为 52%。VKH 综合征患者与对照人群阳性率分别为 DR4 : 84.8% 和 42.7%；Bw54 : 43% 和 17.9%；Cw1 : 57% 和 35.7%。关节强直性脊柱炎为 Bw53 : 40% 和 16%；DR4 : 100% 和 20%。急性前葡萄膜炎为 B27 : 18.8% 和 1%。鸟枪弹样视网膜脉络膜病变为 B27 : 77% 和 1%。系统性红斑狼疮为 DR3 : 70% 和 28.2%。富克斯综合征为 DR2（肿瘤型），麻风为 DR2、DQw1（类结核型），青光眼 - 睫状体炎综合征为 DR4、DRw53、Dw15、DQw4，中间葡萄膜炎为 DR2。

　　某些葡萄膜炎类型与免疫有关，某些与交感神经功能障碍有关，某些与局部炎症有关，某些为特发性。相关的全身性疾病如关节强直性脊柱炎、Reiter 综合征、牛皮癣性关节炎、溃疡性结肠炎、Crohn 病、Behcet 病、Sjögren 综合征、VKH 综合征、韦格纳肉芽肿、Sweet 病、Whipple 病、Gaucher 病、Kawasaki 病、淋巴瘤、多发性硬化、系统性红斑狼疮、结核等。全身感染性疾病如梅毒、麻风、钩端螺旋体病、Lyme 病、腺病毒感染、巨细胞病毒感染、腮腺炎等。与免疫和过敏有关，如药物或过敏反应，晶状体或人工晶状体诱发的虹膜睫状体炎，交感性眼炎等。与交感神经和血管功能紊乱有关的如青光眼 - 睫状体炎综合征、眼前段缺血性疾病、富克斯综合征等。局部感染性疾病，如单纯疱疹病毒感染、水痘 - 带状疱疹病毒感染、真菌感染、细菌感染、寄生虫感染等。

（王恩普）

第二节　虹膜睫状体炎

（一）诊断及鉴别诊断

　　依据不同发病类型，虹膜睫状体炎症状可以有很大差异。

　　慢性虹膜睫状体炎患者可以症状轻微，甚至无任何症状；急性虹膜睫状体炎则经常表现为眼红、疼痛、畏光、流泪、视力下降等，而且症状通常与炎症的严重程度成正比。重症病例，疼痛可以波及眼眶，甚至波及前额、面部而无法忍受，系睫状神经末梢受到炎性因素刺激所致，可向同侧眉弓和颊部放散，并因光刺激、压迫眼球加重。强烈的畏光可能引起眼睑痉挛。畏光、流泪系三叉神经受到刺激的反射性反应。炎性渗出引起房水混浊，角膜后及晶状体表面渗出物沉着，瞳孔缩小等改变，造成视力降低。在有全身基础性疾病时，还可以有相应的全身症状。

　　虹膜睫状体炎的体征如下。

　　（1）睫状充血：是虹膜睫状体炎的最常见表现，特点为邻近角巩膜缘部位的深层组织充血，与结膜充血不同，反映出眼部病变的部位、严重程度也截然不同（表 9-3）。

表 9-3　睫状充血和结膜充血的鉴别与对应疾病

特征	睫状充血	结膜充血
部位	角膜缘附近明显	近穹窿部明显
位置	深层	浅层
颜色	暗红色	鲜红色
移动性	推动结膜不随之移动	随结膜移动
0.1% 肾上腺素滴眼	充血无变化	充血消失
分泌物	无	有
畏光、流泪、疼痛	常见	无
视力变化	有	一般无
代表性疾病	虹膜睫状体炎、角膜炎、青光眼等	结膜炎

（2）前房闪辉、房水细胞：正常房水含少量蛋白质成分，裂隙灯检查时光束清澈透明。在炎症渗出状态时，房水蛋白质浓度升高，导致裂隙灯发出的光束呈灰白色半透明状，即 Tyndall 征。其分为五级，0 级：无闪辉；+ 级：微弱闪辉；++ 级：中度闪辉，可辨别虹膜、晶状体细节；+++ 级：显著闪辉，难以辨认虹膜、晶状体细节；++++ 级：严重闪辉，房水呈凝固状，伴有大量纤维素性渗出物。

房水细胞是指房水中的尘状颗粒，大小均匀一致，有别于房水漂浮物，是活动性严重的重要体征。以 0.2mm 光束观察，根据房水细胞多少做如下记录，1/4+ 级：2 ～ 4 个细胞；1/2+ 级：5 ～ 8 个细胞；3/4+ 级：9 ～ 12 个细胞；1+ 级：13 ～ 16 个细胞；2+ 级：30 个细胞；3+ 级：45 个细胞；4+ 级：60 个细胞。房水漂浮物细小、活动性强，多为多形核白细胞、淋巴细胞和浆细胞，是非肉芽肿性炎症特点。活动性较差的大颗粒漂浮物为巨噬细胞、上皮细胞集合而成，多见于肉芽肿性炎症。以中性粒细胞为主的大量白细胞进入前房，在重力作用下沉积于下方前房角形成前房积脓，多见于化脓性葡萄膜炎和 Behcet 病，也可见于伴有强直性脊柱炎或 Reiter 综合征的虹膜睫状体炎。如果前房积脓而无明显睫状充血及临床症状（即症状 - 体征不对等），除 Behcet 病外，还应当警惕所谓的"伪装综合征"，如眼内肿瘤、眼内转移癌。大量红细胞渗出形成前房积血，常见于疱疹病毒性前葡萄膜炎或富克斯综合征。

（3）角膜后沉着物（KP）：为炎症细胞、色素颗粒在角膜后的表面沉着物。根据 KP 形态分为 3 种：尘状、中等大小和羊脂状。前两者由中性粒细胞、淋巴细胞和浆细胞构成，常见于非肉芽肿性炎症。后者由单核 / 巨噬细胞、类上皮细胞构成，往往标志着肉芽肿性炎症。KP 分布多呈三角形，基底在下，尖端向上，称为 Arlt 三角。富克斯综合征和单纯疱疹性虹膜睫状体炎时可呈弥漫性分布于整个角膜，对诊断具有重要意义。KP 尚有新旧之分，新鲜之 KP 呈白色、圆形、致密、光滑、湿润。陈旧 KP 呈皱缩、脱水、稀疏、少光泽、磨玻璃样，有时为色素性。顾名思义，前者提示炎症处于活动期，而后者为炎症的消退期。KP 的吸收一般迟于前房闪辉和房水细胞的消失。

角膜后沉着物不一定都由葡萄膜炎引起，需要鉴别下列情况：①恶性黑素瘤、视网膜母细胞瘤等肿瘤或肿瘤坏死组织、细胞附着于角膜后。②急性青光眼发作后，虹膜组织脱落的色素可大量沉着在角膜后表面，甚至有反应性灰色沉着及虹膜后粘连，此时瞳孔往往呈散大状。③色素性青光眼的 Krukenberg 梭形色素沉着，位于角膜中部，垂直分布。

其呈棕褐色，长 1 ～ 6mm，宽 3mm 以内。④视网膜色素变性、近视眼患者角膜后也可以出现色素性沉着物。⑤少儿、青年正常眼偶有沉着于角膜后表面正中，呈垂直线状，称为 Türk 线（浦山，1980）。⑥少数人生理性角膜后色素颗粒常伴有晶状体前表面色素颗粒。

（4）虹膜结节：常见于肉芽肿性炎症，如类肉瘤病、梅毒、结核、麻风等。其共有 3 种类型：① Koeppe 结节，为圆形或卵圆形透明结节，分布于瞳孔缘，位于虹膜组织内，由细胞成分构成，消失相对较快，结节处易发生虹膜后粘连。肉芽肿性、非肉芽肿性前葡萄膜炎均可见。② Busacca 结节，白色透明或半透明、绒球状、大小不等，多大于 Koeppe 结节，分布于瞳孔缘以外部分，消失缓慢。仅见于肉芽肿性炎症，如 VKH 综合征、类肉瘤病、交感性眼炎等。③虹膜肉芽肿，多为单个、红色、不透明，位于虹膜组织内，可有新生血管，多见于类肉瘤病。注意与虹膜肿瘤相鉴别。

（5）瞳孔缩小变形：急性期的组织水肿、细胞浸润、渗出物毒性刺激等均可造成瞳孔缩小，对光反射迟钝甚至消失。虹膜后粘连导致瞳孔变形。慢性期可以见到瞳孔缘纤维素性渗出物、虹膜色素脱失甚至萎缩、后粘连、限制瞳孔散大而发生变形。虹膜后粘连达到 360°，形成瞳孔闭锁，如果大量纤维素性渗出物呈膜状覆盖于整个瞳孔区，则称为瞳孔膜闭，这两种情况均可造成房水不能从后房流向前房，造成前后房压力不等，形成虹膜向前膨隆，前房角关闭甚至发生眼压升高。需要与闭角型青光眼相鉴别。

（6）前房角改变：色素沉积于房角、虹膜根部，还有结节、渗出引起前粘连、小梁充血、新生血管等表现，如富克斯虹膜异色症可引起前房积血。

（7）眼压升高：属于虹膜睫状体炎的常见并发症。发生原因：①细胞碎片和纤维素性渗出物阻滞小梁网；②瞳孔闭锁或瞳孔膜闭；③周边虹膜前粘连封闭房水流出道；④小梁网炎症妨碍房水流出或小梁网硬化；⑤房水炎性分泌过多；⑥皮质激素的升眼压作用。虹膜睫状体炎的眼压升高现象多发生于慢性和复发性患者，甚至发生于炎症静止期。风疹病毒、单纯疱疹病毒、水痘 - 带状疱疹病毒引起的炎症易出血且眼压升高，但前房炎症反应轻微。青光眼 - 睫状体炎综合征眼压升高则非常常见。

（8）前部玻璃体混浊：虹膜睫状体炎或睫状体炎时，前部玻璃体（晶状体后间隙）内可见细胞漂浮，特别是炎症早期和恢复期，不仅有助于诊断，还可以观察炎症的消长状态。

（9）黄斑、视盘水肿：急性前葡萄膜炎时，可出现反应性囊样黄斑水肿和（或）视盘水肿，发生机制并不清楚，可能与前列腺素相关。不断有病例证实此种反应的存在，应当警惕。

（10）并发症表现：包括角膜混浊或角膜变性，虹膜萎缩或虹膜新生血管，并发性白内障，继发性青光眼，低眼压或眼球萎缩。

虹膜睫状体炎的诊断根据病史、症状、体征、实验室检查一般可以明确，并进而分类、寻找病因，有利于制订相应的治疗策略。HLA-B27 检查已经成为经典的实验室检查项目，HLA-B27 抗原阳性的葡萄膜炎患者有接近 60% 的患有相关性全身疾病，其中约 50% 患者的确诊过程有眼科医师参与。

（二）航空医学考虑

《中国人民解放军招收飞行学员体格检查标准》第 51 条规定：巩膜、虹膜睫状体疾病或损伤治愈后遗有功能障碍，影响飞行不合格。

2008 年 7 月美国颁发了 *Waiver Guide* 条例，并于 2011 年 11 月公布了更新版的关于葡萄膜炎流行病学资料提示，全美眼盲患者中，葡萄膜炎占 10% 以上。由于葡萄膜炎活动期所具有的症状与视力损害，以及潜在的并发症和后遗症，航空军医尤其应当给予必要的关注，而且对于与其相关的全身性疾病也应当给予关注。持Ⅰ/ⅠA(飞行学员/领航学员)、Ⅱ（现役飞行人员）、Ⅲ（非现役飞行人员）类飞行执照的急性、慢性、复发性葡萄膜炎患者飞行不合格。如果有证据证明葡萄膜炎继发于某种全身疾病，还应当查阅相关疾病的放飞标准。

（三）体检方法

体检方法见表 9-4。

表 9-4　美军葡萄膜炎"特许飞行"可能性与操作流程

飞行等级	病情	特许可能	ACS 评估	特许当局
Ⅰ / ⅠA	单眼（轻症，非肉芽肿性）已缓解	可能*	需要	AETC
单眼[肉芽肿性和（或）双眼]复发和（或）持续视觉症状/后遗症	无#	需要（仅适于符合特许条例者）	AETC	
Ⅱ / Ⅱu/ Ⅲ	单眼，复发无视觉症状/后遗症（已受训）	可以	初次需要，以后可能需要	MAJCOM**
单眼，复发有视觉症状/后遗症	可能	需要	MAJCOM**	
Ⅱ / Ⅱu/ Ⅲ	单眼（轻症，非肉芽肿性）缓解（未受训）	可能*	需要	AETC**
单眼[肉芽肿性和（或）双眼]复发和（或）持续视觉症状/后遗症	无#	需要（仅适于符合特许条例者）	AETC**	
ATC/GBC	单眼，复发无视觉（空中交通管制症状/后遗症/地面控制人员）	可以	由 MAJCOM 判断	MAJCOM
单眼，复发有视觉症状/后遗症	可能	需要	MAJCOM	
SMOD	单眼，复发无视觉症状/后遗症	可以	特许当局判断	ASFPC or GSC
单眼，复发有视觉症状/后遗症	可能	需要	ASFPC or GSC	

*既往葡萄膜炎病史 1 年以上

**AFMSA 为 FC Ⅱu 等级飞行评定的特许当局

#治疗后症状缓解，无视觉后遗症，且适合特许条例，由 ACS 再复习、评估

AETC. 美国空军教育训练司令部；MAJCOM. 美国空军一级（总）司令部；ATC/GBC. 空中交通管制人员/飞行地面控制人员；SMOD. 导弹作业人员；ASFPC. 美国航天指挥部；GSC. 美国空军全球打击司令部

（王恩普　吴腾云）

第三节　葡萄膜炎

（一）概述及流行病学特点

葡萄膜炎是一组累及脉络膜（局灶性、多灶性、弥漫性）、视网膜、视网膜血管、玻

璃体的炎症疾病，临床上包括脉络膜炎、视网膜炎、脉络膜视网膜炎、视网膜脉络膜炎、神经视网膜炎、视网膜血管炎、视网膜血管周围炎等类型。脉络膜炎是原发于脉络膜的炎症，视网膜无受累，如 VKH 综合征、交感性眼炎（SO）。视网膜炎是仅限于视网膜的炎症，如弓形虫性视网膜炎、巨细胞病毒性视网膜炎。脉络膜视网膜炎指原发于脉络膜的炎症波及视网膜，如 VKH 综合征、交感性眼炎、结核、梅毒等可以有此表现。反之，视网膜脉络膜炎则指原发于视网膜的炎症波及脉络膜，如弓形虫性视网膜脉络膜炎。视网膜血管炎指发生于视网膜血管的炎症，可涉及动脉、静脉与毛细血管。视网膜血管周围炎指视网膜血管周围组织的炎症，此时往往伴有视网膜血管炎，两者很难严格区分。

后葡萄膜炎根据病因和发作类型分为两类，即感染性后葡萄膜炎和非感染性后葡萄膜炎。

感染性后葡萄膜炎按发病频度排序为病毒（包括单纯疱疹病毒、水痘-带状疱疹病毒、风疹病毒、巨细胞病毒、EB 病毒、人类免疫缺陷病毒、柯萨奇病毒、乙型肝炎病毒）、细菌（包括结核杆菌、布鲁杆菌、鸟分枝杆菌、放线菌属）、真菌、螺旋体、寄生虫等。常见的非感染性葡萄膜炎有 Behcet 病、VKH 综合征、结节性多动脉炎、韦格纳肉芽肿、系统性红斑狼疮、皮肌炎、Whipple 病、Crohn 病、溃疡性结肠炎、类肉瘤病、多发性硬化、Sjögren 综合征、Takayasu 病、Cogan 综合征等。原发于眼部的疾病有交感性眼炎、鸟枪弹样视网膜脉络膜病变、富克斯虹膜异色性葡萄膜炎、急性视网膜色素上皮炎、急性后极部多灶性鳞状色素上皮病变、地图状脉络膜视网膜炎等。此外，某些恶性肿瘤也可以引起后葡萄膜炎，如淋巴瘤、白血病、转移癌等。视网膜血管炎是后葡萄膜炎的一种常见类型，多合并全身性疾病。感染因素可以引起视网膜血管炎，眼部疾病也可以引起视网膜血管炎。

感染性因素随地域不同，相关疾病发病情况差异巨大，如引起"河盲症"的盘尾丝虫病广泛流行于非洲和中、南美洲热带地区。相反，眼拟组织胞浆菌病（POHS）则成为美国本土的地方病。

诸塞州 1982 ～ 1992 年 1237 例葡萄膜炎中有后葡萄膜炎 240 例，占 19.4%（同时期前葡萄膜炎占 51.6%），病因分析如表 9-5 所示。

表 9-5　后葡萄膜炎的常见病因

病因	病例（n=240）	发病年龄（岁）
弓形虫性视网膜脉络膜炎	24.6%（58）	32.4
特发性后葡萄膜炎	13.3%（32）	34.7
巨细胞病毒性视网膜炎	11.6%（28）	35.1
系统性红斑狼疮	7.9%（19）	44.0
鸟枪弹样视网膜脉络膜病变	7.9%（19）	49.4
类肉瘤病（结节病）	7.5%（18）	42.2
急性视网膜坏死综合征	5.5%（13）	48.6
EB 病毒-脉络膜视网膜炎	2.9%（7）	31.7
弓蛔虫病	2.5%（6）	17.0

续表

病因	病例（*n*=240）	发病年龄（岁）
Behcet 病	2.0%（5）	25.2
梅毒	2.0%（5）	41.6
急性后极部多灶性鳞状色素上皮病变	2.0%（5）	34.6
匐行性脉络膜病变	1.6%（4）	38.7
其他	8.7%（21）	–

中国大陆和台湾地区葡萄膜炎类型分布基本一致，前者中 VKH 综合征、结核、Behcet 病、强直性脊柱炎（AS）占发病的前 4 位；后者前 4 位排序为 AS、Behcet 病、VKH 综合征、Reiter 综合征。来自葡萄牙、以色列和中国台湾的统计提示，Behcet 病在地中海、远东国家患病率较高。西方国家类肉瘤病、幼年类风湿关节炎、多发性硬化病排位靠前。

感染性葡萄膜炎除地理性因素外，某些病原体对眼内特定组织也具有特殊的趋向性，如疱疹病毒、刚地弓形虫。血液循环相对丰富的脉络膜和视网膜在菌血症时较容易发生内源性感染。而非感染性葡萄膜炎牵涉的病理过程则更复杂，Ⅲ 型变态反应（免疫复合物介导性疾病）、T 细胞介导的免疫反应等过程均可能参与其中。然而，越来越多的临床与实验室观察、研究证实了感染、基因易感性和自身免疫偏离等因素均与葡萄膜炎的最终表现相关。Reiter 综合征、强直性脊柱炎、Behcet 病就是很好的例子。

（二）诊断及鉴别诊断

后葡萄膜炎患者多有视力下降、眼前黑影飘动和暗点，轻重程度与病变部位、病情关系密切。同时有可能伴有相关全身疾病的相应症状。视网膜感光细胞受严重刺激可有闪光感，视网膜不规则水肿可有视物变形，感光细胞因水肿、渗出排列失序可有视物变小或变大感，病情严重者视力可能极度低下。

后葡萄膜炎通常有如下体征：

（1）玻璃体混浊：多种原因造成玻璃体的透明度下降即成为玻璃体混浊，可以是玻璃体自身改变，如玻璃体液化、解析、变性；也可以是外来因素，如炎性细胞、色素颗粒、异物、病原微生物感染，出血等。炎性混浊的主要成分有血浆渗出、炎性细胞、红细胞或组织细胞等。细小混浊物通常由淋巴细胞、浆细胞、吞噬细胞和纤维蛋白组成；渗出严重时蛋白液和细胞可以聚集成星状、片状、条索状、膜状，由组织细胞、吞噬细胞、纤维成分构成。有时出现晶状体后灰白色反光，需要与其他眼病引起的"白瞳症"相鉴别。Behcet 病多为弥漫性混浊，Krisawa 病常突然发生玻璃体高度混浊。严重的中间葡萄膜炎玻璃体膜状混浊后期附着在睫状体可以引起低眼压。伴有视网膜血管炎时还可能发生玻璃体积血，新鲜出血可见红细胞和凝血块，陈旧出血可见色素颗粒、砖红色泥沙样混浊（血红蛋白分解产物及铁原子氧化结果），改变体位的 B 型超声检查能够证实玻璃体腔内不凝固出血的存在。类肉瘤病时玻璃体混浊常为串珠样排列的"雪球状"（发生率高达 30% ～ 100%）。

玻璃体混浊分级：0 级，清晰无混浊；+ 级，轻微混浊，视盘及纤维、视网膜血管可辨认;++ 级:轻度混浊,视盘、视网膜血管可辨认,视神经纤维模糊,辨认困难;+++ 级:中度混浊,视盘和视网膜血管辨认模糊;++++ 级:重度混浊,后部结构不可见到。

玻璃体细胞数分级:0 级, < 10 个; + 级, 10 ～ 20 个; ++ 级, 21 ～ 30 个; +++ 级, 31 ～ 50 个; ++++ 级, > 50 个。

(2)脉络膜病灶:根据疾病过程的不同阶段、病灶部位、组织损伤主要类型可以有不同表现。

1)不同病变时期:炎症初期脉络膜血管扩张,管壁通透性增加,以组织水肿、细胞浸润为主,局部病灶表现为圆形、类圆形白色或灰白色隆起病变,边界不清。渗出严重者发生渗出性视网膜脱离,如 VKH 综合征。晚期病灶因组织水肿吸收,脉络膜表现为变薄、萎缩、色素脱失或沉着、透见深层血管甚至透见巩膜。色素紊乱改变应与视网膜色素变性等疾病相鉴别。类肉瘤病的萎缩斑面积较小,弓形虫病瘢痕较大,边缘色素沉着明显,梅毒性弥漫性脉络膜视网膜炎呈椒盐性眼底改变,而 Behcet 病一般无色素性瘢痕。

2)不同组织损伤:以视网膜炎为主的视网膜脉络膜炎表现为视网膜水肿苍白、炎性渗出、视网膜影像模糊,常伴有血管炎,有白鞘形成和出血,如弓形虫病,巨细胞病毒、念珠菌、单纯疱疹病毒感染等。以脉络膜炎为主的脉络膜视网膜炎病灶深在,呈黄色或灰白色,如结核、梅毒、肉芽肿性病变、VKH 综合征和 SO 等。以视网膜色素上皮(RPE)细胞和脉络膜毛细血管层病变为主时,往往毛细血管前小动脉发生缺血改变,如急性后部多发性鳞状色素上皮病变、匐行性脉络膜炎等散在病灶。

3)不同病灶类型:①局限性,位于后极部的单个或少数病灶,见于结核、弓形虫病,位于黄斑的孤立病灶为中心性脉络膜视网膜炎,若病灶靠近视盘需要与急性视盘炎相鉴别;②播散性,多少不一,大小不等,但呈孤立存在,散在分布,通常 < 1PD,见于梅毒、结核、急性后部多发性鳞状色素上皮病变;③弥漫性,经常侵犯全部或大部分眼底,玻璃体混浊明显,见于 Behcet 病、VKH 综合征等。

(3)视网膜血管炎:典型表现为白色或灰白色血管鞘,系炎性细胞围绕血管形成,多见于小动脉或小静脉,往往有血管狭窄和闭塞。FFA 可看到血管壁着染、染料渗漏、血流减慢、血管狭窄或闭塞、新生血管甚至栓子形成。根据是否发生血管闭塞分为三种类型:①闭塞性水肿型视网膜血管炎,视网膜静脉和毛细血管渗漏及囊样黄斑水肿;②闭塞性缺血型视网膜血管炎,血管白鞘、闭塞、视网膜内出血、新生血管;③视网膜血管炎伴有脉络膜炎,相伴的脉络膜炎体征明显。

根据受累血管也分为三类:①毛细血管炎,FFA 提示毛细血管扩张或闭塞,一般不会单独存在,常伴有静脉病变,见于类肉瘤病、Behcet 病、中间葡萄膜炎、急性视网膜坏死等。②静脉炎,是后葡萄膜炎合并血管炎的主要类型,如视网膜水肿、出血,黄斑水肿、静脉血栓、白鞘形成。③动脉炎,典型的急性视网膜坏死周边的视网膜因动脉闭塞而坏死,呈现大片灰白色混浊、荧光素渗漏。其他也见于类肉瘤病、Behcet 病、弓形虫病等。

血管周围炎的炎症发生于血管附近组织,一般无血管的狭窄与闭塞。静脉周围炎是类肉瘤病主要特征之一。

(4)视盘、黄斑水肿:后葡萄膜炎可以有反应性视盘充血、水肿,病灶邻近视盘时也表现为视盘隆起、界线不清。VKH 综合征、Behcet 病、弓形虫病、结核、梅毒、巨细胞视网膜炎、SO 等炎症本身即可波及视盘甚至可发生视神经萎缩。

黄斑 Henle 纤维容易蓄积液体，发生水肿时呈放射状或有弥散的强反光，严重时形成囊样水肿甚至可发生板层裂孔。

（5）新生血管：炎症过程使血 - 视网膜外层屏障遭到破坏，RPE 细胞缺失，脉络膜新生血管长入视网膜下甚至视网膜内，好发于黄斑部，呈灰色局部隆起。新生血管管壁平滑肌发育并不健全，通透性高且极易出血，造成视网膜神经上皮层下积液与出血，严重威胁视功能。多见于弓形虫病、Behcet 病、VKH 综合征、拟眼组织胞浆菌病、匍行性脉络膜炎等。

（6）视网膜脱离：炎症渗出阶段，脉络膜液体进入视网膜下形成渗出性视网膜脱离。急性视网膜坏死在视网膜周边部形成裂孔，液化的玻璃体液进入视网膜下形成裂孔性视网膜脱离。炎症后期玻璃体腔内、视网膜表面或视网膜下机化膜、条索形成并被牵拉，造成视网膜皱褶、破裂而发生牵引性视网膜脱离。

（7）脉络膜脱离：脉络膜毛细血管内皮细胞结合疏松，在后葡萄膜炎时，睫状体分泌房水的功能下降，引起低眼压时，液体自脉络膜毛细血管进入脉络膜上腔而形成脉络膜脱离，表现为棕黑色半球样隆起，面积扩大者可呈数个病灶甚至呈融合状，也可同时伴有视网膜脱离。多见于 VKH 综合征、SO、中间葡萄膜炎和巩膜炎。

（8）玻璃体萎缩：玻璃体透明质酸解聚、脱水使其体积缩小，胶原纤维变性、聚集而形成条索并使移动度增加，如仍与视网膜粘连则可对视网膜形成牵拉，造成视网膜脱离。

（9）眼球萎缩：葡萄膜炎后期睫状体功能下降及纤维机化膜覆盖睫状体，使其房水分泌减少，视网膜和（或）脉络膜脱离，眼内水分外流增加，造成眼压低下，最终导致眼球萎缩。

此外，FFA 对于后葡萄膜炎的病变确认、类型划分、病情分级、鉴别诊断、预后判断等都是一种应用最直接、最普遍、最有价值的检查手段。后来出现的脉络膜吲哚菁绿造影（ICGA）则对于 RPE 细胞层下的脉络膜不同病变提供了独特而翔实的分析线索。伴有全身疾病的特殊类型后葡萄膜炎的相关实验室检测指标的研究与应用表现出项目繁多、意义不同、层出不穷、不断深入。所有这些检查在后葡萄膜炎的诊断和鉴别诊断工作中发挥着无可替代的作用。

（三）航空医学考虑和检查规范

详细内容参见前葡萄膜炎部分。

（王恩普）

第四节　伏格特 - 小柳原田综合征

（一）概述及流行病学特点

早在 10 世纪，阿拉伯人 Ali-ibn-Isa（公元 940—1010 年）首次报道了伴有白发的眼炎症患者。1906 年, Alfred Vogt 在《德国眼科月刊》报道 1 例双眼前葡萄膜炎伴白癜风、毛发变白、听力减退的患者。1929 年, Koyanagi (小柳) 在相同刊物以"严重非外伤性葡萄膜炎伴听力下降、脱发、毛发变白"为题报道 6 例患者, 表现为双眼慢性渗出性虹膜睫状体炎, 被命名为伏格特 - 小柳 (VK) 综合征。Harada (原田) 曾于 1922 年口头交流 1 例双眼急性脉络膜炎伴视网膜脱离病例, 并于 1926 年在《日本眼科杂志》以"非化脓性脉络膜炎的临床补遗——有关急性弥漫性脉络膜炎"为题报道 5 例患者, 被命名为原田 (Harada) 病。随着后续报道与研究的增多, 发现这两种病变实际上是同一种疾病的不同表现, 即在眼内不同部位病变发作的频度与严重程度存在差异而已, 故此由瑞士医师 Babel 等划时代地将其命名为 Vogt-Koyanagi-Harada 综合征, 即 VKH 综合征。由于该病存在明显的脑膜刺激症状, 所以有学者将其称为葡萄膜 - 脑膜炎综合征。还由于其临床表现与 SO 极为类似, 故有学者认为该病病因可能与后者同源。

VKH 综合征易发于含色素较多的人群, 最常见于亚洲人、西班牙人、西班牙裔美洲人、印第安人, 黑种人也容易受累。相反, 居住在北欧的人种则不易患病。该病在中国人和日本人中最为常见。在中国大陆范围内, VKH 综合征占葡萄膜炎的 14%, 在中国台湾占 9.2%, 在日本占 6.8% ～ 10%, 1985 ～ 1987 年, 全日本大型医院的 VKH 综合征病例统计结果表明, 3 年间 VKH 综合征新发患者 416 例, 发病率为 6.3/100 万, 患病率为 15.5%。美国该病的发病率较低, 仅占总体眼病的 1% ～ 4%, 而且多数为亚洲后裔或西班牙后裔。加州一项葡萄膜炎病例统计显示, 41% 为亚洲人或其后裔, 16% 为西班牙人或其后裔, 14% 为黑种人, 白种人占 29%。南加州的统计结果则显示, 75% 的患者为西班牙人或其后裔, 亚洲人占 10%, 黑种人占 4%。意大利的统计结果更为极端, Tognon 报道 760 例葡萄膜炎中无 1 例 VKH 综合征。

在美国, VKH 综合征高发于 20 ～ 50 岁人群, 尤其是 20 ～ 30 岁。日本的报道提示, 30 ～ 40 岁高发, 平均年龄为 42.3 岁。欧洲的报道提示, 大于 60 岁的 435 例葡萄膜炎患者中无 VKH 综合征类型。一般认为, 性别频度差异不明显, 男女患病统计报道不一。

中国汉族 VKH 综合征患者的遗传学研究证实, HLA-DR4 和 HLA-w53 阳性人群 VKH 综合征高发。日本研究显示, 患病与 HLA-DR4、HLA-DRw53、HLA-DQ4 密切相关。美洲原住居民中的切罗基血统印第安人的 VKH 综合征发病率较高, 且 HLA-DRw52 阳性率居高明显, 并呈单倍体型。所有结果提示, D 位点特定 Ⅱ 类抗原阳性易患此病。同卵双生兄弟患病间隔 16 年的报道提示, 除了遗传因素以外, 环境等外在因素与本病发病有关。

(二) 诊断及鉴别诊断

VKH 综合征典型临床表现是急性发作的肉芽肿性葡萄膜炎, 双眼受累病例占 94% ～ 100%, 其中 70% 为双眼同时发病, 剩余 30% 多数间隔 1 ～ 3 天相继发病, 病情容易迁延、反复。发病同时或发病前经常出现发热、头痛、头晕、恶心、呕吐、耳鸣、听力下降、颈项强直等全身症状, 眼部有畏光、流泪、疼痛、闪光感、视力下降等主诉。视力损害程度严重、进展迅速, 合并症多见、病情顽固, 若发生眼部其他并发症, 还会有相应症状。

1. VKH 综合征的眼部体征

（1）眼前节：睫状充血、灰白色羊脂状密集角膜后沉着物、房水混浊明显、闪光阳性、虹膜水肿暗污、瞳孔缩小、瞳孔区纤维素性渗出物、虹膜 Bussaca 结节与 Koeppe 结节（后者多见）、虹膜后粘连、晶状体混浊、虹膜新生血管、前房变浅（高分辨率超生生物显微镜提示，睫状体脉络膜脱离伴睫状体向前旋转及睫状体水肿，造成虹膜向前膨隆）、早期眼压降低（睫状体水肿、房水分泌不足）、角巩膜缘 Sugiura 斑（色素脱失甚至形成白癜风，亚洲人多见，高达 85%）、巩膜穿孔（对血管周围色素细胞的免疫反应造成）、晚期眼压升高 [瞳孔阻滞和（或）瞳孔膜闭]。

（2）眼后节：玻璃体混浊、视盘水肿、充血、出血（早期即可见到）、周边视网膜（尤其下方视网膜）深层脉络膜平面的圆形病灶（与交感性眼炎的 Dalen-Fuchs 结节相似，由变性 RPE 和上皮细胞构成，急性期边界清晰，呈黄白色、隆起状，湿润光滑，伴随炎症消退时光泽下降，皱缩干燥，周围出现色素环绕）、渗出性视网膜脱离、视神经炎（可高达 35%）、视盘、视网膜和（或）视网膜下新生血管（约 10% 患者可发生）、后期出现增生病变、脉络膜和视网膜色素脱失形成晚霞状眼底表现（深色素人种更为多见，包括亚洲人、西班牙人等）。

FFA 表现：初期，脉络膜局灶性灌注延迟、RPE 层平面的针尖样着染（点状强荧光）病灶；后期，多湖样荧光积存，伴有多灶性浆液性 RPE 脱离和（或）视网膜脱离。与交感性眼炎表现类似，应予以鉴别。ICGA 表现为脉络膜灌注不均匀，脉络膜基质血管高荧光，低荧光暗区，基质较大血管轮廓模糊或消失，视盘高荧光，后期弥漫性高荧光。急性期病例应具备上述 2 ～ 5 条改变，异常加深的背景荧光随病情缓解而减弱，造影中期可见多个低荧光区域（病情恢复仍持续存在）。MRI 钆-107 增强影像可以发现脉络膜增厚、视网膜脱离，同时显示中枢神经系统多发局灶病变。

2. VKH 综合征的眼外体征

（1）皮肤、毛发：其触觉过度敏感，白癜风（63%）、脱发（73%）、白发（90%）。

（2）听觉损伤：主要表现为耳鸣与听力减退，总发生率为 75%。耳鸣发生率为 14% ～ 68%，可以持续数月甚至数年。听力损伤在疾病早期，整个频率范围均受累，但仍以高频段损伤为主，持续时间同样较长。部分患者有眩晕现象。上述症状在疾病的前驱期常有发生，因此相当一部分患者以听觉异常为首诊原因。

（3）神经系统表现：颈项僵硬、头痛、眼周疼痛、脑脊液淋巴细胞数异常，可以在眼部病变出现前 1 ～ 2 周发生。病情明显时可出现第Ⅲ、第Ⅴ、第Ⅷ对脑神经麻痹，轻偏瘫、失语、人格变化、脑电图异常等表现。

VKH 综合征根据眼部不同部位病变可以分为两种临床类型：以眼前部为主的 VK 型（伏格特 - 小柳病）和以眼后部为主的 H 型（原田病），各自特点如表 9-6 所示。

表 9-6　VKH 综合征两种临床类型比较

项目	VK 型	H 型
年龄	青年、中年早期	青年、中年早期
人种	亚洲人、深色素人种、高加索人	亚洲人、深色素人种、高加索人

项目	VK 型	H 型
CNS 症状	轻或无	通常明显
眼部症状	前、后葡萄膜炎（以前部炎症为主）	前葡萄膜炎轻微，葡萄膜炎、玻璃体炎明显，常见继发性视网膜脱离
视力预后	差	尚可至良好
后遗症	同其他严重葡萄膜炎	视网膜脱离自行恢复，眼底色素脱失（白化）
听觉损伤	常见（> 50%）	常见
毛发改变	几乎所有（90%）	不常见（< 10%）
皮肤变化	常见（> 50%）	不常见（< 10%）

VKH 综合征与 SO 的临床过程相似，但也各自具有特征，应当注意鉴别（表 9-7）。

表 9-7　VKH 综合征与 SO 比较

项目	VKH 综合征	SO
发作年龄	中年早期（40 岁）	任何年龄
人种	亚洲人、黑种人、深色素人种、高加索人	任何人群
眼穿通伤	不常有	肯定存在
内眼手术史	无	可有
葡萄膜炎类型	肉芽肿性或否	肉芽肿性
脉络膜小血管闭塞	常见	没有
浆液性视网膜脱离	常见	少见
神经系统异常	常见	少见
脉络膜病理检查	浆细胞、瘢痕	嗜酸性粒细胞、上皮细胞
局灶活动性葡萄膜炎	常见	通常没有
陈旧脉络膜视网膜瘢痕	常见	通常没有
视网膜色素迁移、沉积	常见	没有
HLA	DR4、BRw53	A11、B22
听力、皮肤改变	常见	少见

VKH 综合征根据临床不同阶段可以分为四期：

（1）前驱期：明确的葡萄膜炎症状出现之前，往往有类似病毒感染的表现，如发热、恶心、乏力、头痛、头晕、颈项强直、毛发及皮肤过敏、眼眶疼痛、畏光流泪等。其中，最常见的症状是头痛，发生率为 72.7%；其次是耳鸣，发生率为 33.3%。通常持续 3 ～ 5 天。

（2）葡萄膜炎期：前驱期过后，约 70% 的患者发生前葡萄膜炎，更多见的是后葡萄膜炎，并最终发展为全葡萄膜炎。通常持续数周。

（3）慢性（恢复）期：多数在葡萄膜炎发生后约 8 周，活动性炎症逐渐缓解，皮肤、脉络膜色素脱失，如角巩膜缘 Sugiura 斑、视网膜 Dalen-Fuchs 结节、晚霞状眼底改变及视盘苍白、白癜风等。可持续数年。

（4）复发期：表现为慢性肉芽肿性全葡萄膜炎伴前葡萄膜炎急性发作，虹膜局部萎缩与 Koeppe 结节并存，单独发生后葡萄膜炎则少见。此时，病情迁延，症状反复，应用皮质激素治疗反应差，晚期并发症出现，疗效不佳，视功能严重受损。

VKH 综合征的并发症：VKH 综合征通常反复发作，迁延不愈，结果导致多种并发症出现。

（1）白内障：多次复发的葡萄膜炎、晶状体与色素组织粘连、眼压变化、长期的皮质激素使用及随着年龄的增长，都增加了白内障形成的可能性。有报道称发生率达到40%、病程超过 6 个月的患者发生本病的概率更高。白内障混浊的形态学特点是后囊下混浊明显，占 80% 以上。

（2）青光眼：经过病程初期一过性低眼压以后，虹膜后粘连、瞳孔闭锁和（或）膜闭、小梁网炎症或炎性细胞沉积、前房角粘连、长期皮质激素使用、虹膜新生血管等因素造成约 38% 的患者发生青光眼，需要药物或手术干预。其中，开角型与闭角型青光眼约各占 50%。在葡萄膜炎活动期间，部分病例眼压升高属于暂时性的现象，约占其中的 30%，积极应用皮质激素等相应治疗后，高眼压可以得到缓解。

（3）视网膜下新生血管：是造成视功能永久性损害的主要原因，与慢性炎症的反复、炎症的主要部位（眼前段）、广泛的视网膜色素改变等关系密切。炎症刺激 Bruch 膜和脉络膜血管，发生管壁增厚、弹性下降、管腔缩窄、闭塞而导致脉络膜和神经视网膜层缺血，诱发 VEGF 生成，反过来再刺激脉络膜毛细血管内皮细胞芽生新生血管，并突破缺损的视网膜色素上皮细胞层，进入视网膜下甚至视网膜内，最终发生反复视网膜下渗出、出血、玻璃体积血，出血性脉络膜脱离等，从而导致视力丧失。新生血管多发生于视盘旁和黄斑下，发生率约为 10%。

（4）视网膜脱离与玻璃体异常增生：急性期炎性渗出、出血可以发生伴有或不伴有裂孔的视网膜脱离，尤其是 H 型 VKH 综合征病例，视网膜脱离发生率极高。一般脱离范围不会达到锯齿缘，且多见于初次发病患者，复发患者往往不会再出现视网膜脱离，以前的视网膜脱离恢复后遗留较明显的分界线，能够比较清晰地勾画出既往发生视网膜脱离的范围。

玻璃体腔渗出、视网膜前或视网膜下出血、机化等均可形成后期增生性病变。

VKH 综合征诊断的辅助检查包括脑脊液分析及超声波、眼电生理、FFA、ICGA、OCT、MRI、自发荧光、实验室免疫学检验等，无疑对及时、准确的诊断、鉴别诊断与分型、确定治疗方案，判断病情监测与预后意义重大。

2001 年，国际 VKH 综合征治疗组重新修订了该病的诊断标准。

1. 完全性 VKH 综合征

（1）无眼球穿通伤或内眼手术史的广泛葡萄膜炎。

（2）临床表现与实验室检查不支持其他疾病的诊断。

（3）双眼病变符合

1）早期：葡萄膜炎伴视网膜下积液、视网膜脱离。

2）晚期：晚霞状眼底、色素脱失、沉着。

3）反复发作的葡萄膜炎。

（4）神经系统症状：听觉异常。

1）假性脑（脊）膜炎。

2）耳鸣。

3）脑脊液淋巴细胞异常。

（5）皮肤：脱发、白发、白癜风。

2. 不完全性 VKH 综合征　具备（1）～（3）条，合并（4）条或合并（5）条。

3. 可疑 VKH 综合征　单独出现眼部异常表现，必须具备（1）～（3）条。

（三）航空医学考虑与操作规范

详细内容参见"葡萄膜炎"部分。

（王恩普）

第五节　葡萄膜先天性异常

一、虹膜缺损

虹膜缺损（coloboma of iris）是指眼胚胎发育时由于中胚叶的机械性阻塞或外胚叶生长的原发性发育异常及晶状体纤维血管异常生长使视杯在此处不能向前生长，导致虹膜出现缺损。此种畸形严重者可延伸到睫状体、脉络膜、视网膜和视神经，表现为伴有眼部其他先天性异常。

（一）流行病学特点

我国文献报道眼部缺损患病率为 0.7/10 万。其遗传方式约有 2/3 个案的遗传模式为常染色体显性遗传，其余多为偶发，少数为零星个案；偶发的新突变（推测发生于双亲之一的生殖细胞）也将会以常染色体显性遗传模式遗传到下一代。

先天性虹膜缺损为 *PAX6* 基因失去功能所致，其中 2/3 的为基因内突变，1/3 的为染色体重组所致。WAGR 综合征患者具有 11 号染色体短臂的一段基因缺失，通常这段缺失的基因片段区域会涵盖 *WT1* 及 *PAX6* 基因。患者若合并虹膜缺损通常为基因缺陷涵盖 *PAX6* 基因所致。

（二）诊断及鉴别诊断

1. 诊断　经裂隙灯检查发现如下病变特点，可以诊断。

（1）先天性典型虹膜缺损：位于下方的完全性虹膜缺损，瞳孔向下伸展至角膜缘，形成梨形瞳孔，尖端向下。常伴有如睫状体、脉络膜的缺损等其他先天性发育异常，从而出现视力下降。

（2）单纯性虹膜缺损：为不合并其他葡萄膜异常的虹膜缺损，可以表现为瞳孔边缘的切迹、虹膜的孔洞、虹膜周边缺损、虹膜基质缺损、虹膜小窝和色素上皮层缺损等，多不影响视力。

2.鉴别诊断　手术及外伤所致的虹膜缺损具有明确的外伤及手术史。先天性虹膜缺损的瞳孔缘的边缘色素缘和瞳孔括约肌一直由瞳孔缘沿缺损部延伸到角膜缘，与手术外伤所致不同。此外，手术及外伤所致的虹膜缺损可见虹膜缺损边缘由色素上皮所覆盖，并不伴有睫状体、脉络膜等其他眼部先天性发育异常表现。

（三）航空医学考虑

较大面积的虹膜缺损常可出现视力低下、畏光等不适，并常伴脉络膜缺损等其他先天性疾病，因此国际民用飞行标准提出，虹膜或脉络膜缺损为飞行选拔不合格。我国空军在招收飞行员医学鉴定方面，先天性虹膜缺损属于葡萄膜疾病范畴，按照空军招飞体检标准对应条款应属不合格范畴。因此，对于典型先天性虹膜缺损常可导致瞳孔异常，并可伴有睫状体、脉络膜缺损等先天性异常，均可影响视觉质量，招飞体检医学鉴定属于不合格。

但对于单纯性虹膜缺损仅表现为虹膜小窝，缺损范围小，如不伴有其他部位异常且视功能良好者，建议综合评定。

（四）体检方法

1.常规裂隙灯、散瞳眼底检查　观察虹膜、瞳孔形态，是否伴有脉络膜缺损等情况。

2.特殊检查　UBM检查房角结构及睫状体形态。

二、永存瞳孔膜

永存瞳孔膜（persistent pupillary membrane，PPM）又称为瞳孔残膜，是眼部血管系统发育异常之一，临床极为多见。胚胎发育6个半月时胚眼中央血管弓消失，其他血管弓及并存的中胚叶组织于7～9个月消失；如以上组织萎缩吸收失常，将导致永存瞳孔膜。

（一）流行病学特点

PPM是眼部血管系统发育异常之一，临床极为多见。

（二）诊断及鉴别诊断

1.诊断　裂隙灯检查可见残膜与虹膜连接；虹膜瞳孔板增厚（虹膜小环区组织延展跨越瞳孔缘，在虹膜前面编织如网；或者增厚的虹膜瞳孔板没入肥厚的虹膜基质，环绕瞳孔，形成另一层次，似在正常瞳孔之上，又有另一瞳孔，但不能收缩）；残膜附着于晶状体表面；残膜附着于角膜。

2.鉴别诊断　根据典型表现即可明确诊断。

（三）航空医学考虑

目前尚无专门针对虹膜残膜是否影响飞行安全研究的公开报道；我国空军在招收飞行员医学鉴定方面，先天性虹膜残膜属于葡萄膜疾病范畴，按照空军招飞体检标准对应条款应属于不合格范畴。因此，对于较大的膜状虹膜残膜，残膜与角膜或晶状体相连等情况，因其可明显影响视功能（视力及视野），招飞体检医学鉴定为不合格。

由于细小单纯丝状虹膜残膜在正常人群中非常常见，因此对于此类丝状、细小虹膜残膜，如未影响瞳孔形态，未见与晶状体及角膜相连，视功能良好者，建议招飞医学鉴定为合格或综合评定。

（四）体检方法

1. 常规裂隙灯、散瞳眼底检查　观察角膜、虹膜、瞳孔形态，是否伴有其他眼底先天异常等情况。

2. 特殊检查　必要时行 UBM 检查房角结构及睫状体形态。

三、虹膜囊肿

先天性虹膜囊肿（congenital iris cysts）一般可分为两型：虹膜色素上皮囊肿和虹膜基质内囊肿，可以发生在虹膜前后面、睫状冠部及扁平部。其中，虹膜色素上皮囊肿分为四型：中心部虹膜囊肿、中部虹膜囊肿、周边部虹膜囊肿及前房或玻璃体虹膜囊肿。

（一）流行病学特点

先天性虹膜囊肿女性多于男性，男女之比约为 1 ∶ 3，多在 20 ～ 30 岁时诊断。在眼胚胎发育过程中，角膜结膜上皮残留或移位于虹膜组织内，以后不断生长而形成囊肿。一般有两种：一种来自于表层上皮的囊肿，为半透明的泡状，囊肿有排列不齐的上皮，有皮样囊肿性质，类似植入囊肿；另一种来自于虹膜的神经上皮层，为原始眼泡两层未融合，形成囊肿，或者前中胚层上皮细胞迷路于中胚层基质层而形成的囊肿。本病常见于年轻患者。囊肿位于瞳孔缘、色深，位于虹膜深层。系多房性，脆弱易脱落，窜入前房内继续增大可引起继发性青光眼而致盲。

（二）诊断及鉴别诊断

1. 诊断　通过裂隙灯检查可见虹膜前表面色素样绒球；房角镜检查可见虹膜层间、睫状体及虹膜根部囊肿。UBM 检查不仅能够发现虹膜后部及睫状体处囊肿，还可鉴别囊性变与实性病变，以及囊肿大小、与周围组织的关系等；其具有重要不可替代的诊断价值。

2. 鉴别诊断　根据外伤及手术史可排除外伤、手术致植入性虹膜囊肿。根据长期应用毛果芸香碱病史排除药物性虹膜囊肿。通过眼部 B 超、检眼镜检查排除眼内寄生虫病。通过虹膜表面或前房内可见飘动性虹膜囊肿来排除睫状体髓上瘤的可能。

（三）航空医学考虑

我国田青等对 2012 年参加招飞定选的 2107 名应届高中毕业生在小瞳孔下进行裂隙灯检查，对存在周边虹膜局限性隆起者常规进行 UBM 检查。结果发现周边部虹膜局限性膨隆者 16 例 16 眼，约占被检人数的 0.76%；经 UBM 确诊者 11 例 22 眼；继发房角改变者占 36.36%（房角关闭占 13.64%，房角狭窄占 22.72%），以囊肿较大或 2 个以上囊肿并存者多见。其提出，招飞生源群体原发性虹膜睫状体囊肿发病特点与正常人群基本相同；多发性或较大虹膜睫状体囊肿伴有明显前房变浅及房角改变者，医学鉴定属于不合格；单发性或较小虹膜睫状体囊肿不伴有明显前房深度和房角改变者，建议医学鉴定为综合评定。

因此，建议根据虹膜囊肿形成发展的 3 个阶段（无症状期；炎症刺激期；眼压升高，继发青光眼期）进行招飞鉴定。对于炎症刺激期及眼压升高期虹膜囊肿，因多需要激光、手术等治疗，则考虑招飞医学鉴定为不合格。对于无症状期虹膜囊肿，如经检查发现为单发性或较小虹膜睫状体囊肿，不伴明显前房及房角结构改变者，建议招飞体检医学鉴定为综合评定。

（四）体检方法

1. 常规裂隙灯、房角镜、散瞳眼底检查　观察角膜、虹膜、瞳孔形态，是否伴有其他眼底先天异常等情况。

2. 特殊检查　用 UBM 检查房角结构及睫状体形态。

四、脉络膜缺损

脉络膜缺损是因早期胚裂团发生紊乱，导致相关位置葡萄膜、部分视网膜感觉层、视网膜色素上皮缺损的一种常染色体遗传性疾病。脉络膜缺损有典型脉络膜缺损和非典型脉络膜缺损两种。典型脉络膜缺损多为双眼，偶为单眼。非典型脉络膜缺损少见，多为单眼，常孤立存在于眼底任何区域，巩膜暴露，轻度凹陷，并有色素沉着，与典型者相同，有学者认为黄斑缺损即为非典型脉络膜缺损。脉络膜缺损可伴有小眼球、小角膜、虹膜部分缺损等眼部其他先天异常。

（一）流行病学特点

我国文献报道眼部缺损患病率为 0.7/100 000。先天性脉络膜缺损是较为少见的先天性眼组织异常疾病，其中 60% 以上为双眼发病。

（二）诊断及鉴别诊断

1. 诊断　通过常规及散瞳眼底检查可以明确诊断。

（1）典型的脉络膜缺损多双眼发生，也有单眼发生者。缺损位于视盘下方，与视盘下缘之间有一宽窄不一的正常区；也有包括视盘在内的缺损；缺损下方边缘可直达眼底周边。缺损大小面积不一，一般大于数个 PD。缺损区表现为无脉络膜，通过菲薄的视网膜透见白色巩膜，边缘多整齐，有色素沉着。有时缺损区凹陷，视网膜血管进入凹陷区时向下弯曲，称为膨出性脉络膜缺损。在缺损区的视网膜常有变性，有时由裂孔或组织牵引而引起视网膜裂孔。常伴有小眼球、虹膜异常、视神经异常、晶状体缺损及黄斑部发育异常等。因此，表现为视力不良，并可伴有斜视和眼球震颤。

（2）非典型者少见，多为单眼。可位于眼底任何部位，以黄斑区缺损最多见，称为黄斑部缺损，中心视力丧失。缺损表现与典型者相似，巩膜暴露，为灰白色并有色素沉着。

2. 鉴别诊断 典型缺损通过眼底检查可明确诊断。对于非典型缺损，需要与陈旧性脉络膜病灶相鉴别；陈旧性脉络膜病灶形状不一，边缘不整齐，往往不是单一的，萎缩区有瘢痕组织及大量色素增生，不伴有其他先天异常。

（三）航空医学考虑

较大面积的脉络膜缺损常可出现视力低下，并有伴发视网膜脱离风险，因此国际民用飞行标准提出，虹膜或脉络膜缺损为飞行选拔不合格。我国空军在招收飞行员医学鉴定方面，先天性脉络膜缺损属于葡萄膜疾病范畴，按照空军招飞体检标准对应条款应属于不合格范畴。因此，典型脉络膜缺损及后极部较大的非典型脉络膜缺损在招飞医学鉴定中均应为不合格。

对于细小孤立的周边脉络膜缺损且不伴有视网膜变性时，考虑其发生视网膜脱离等进一步视网膜脉络膜损害的可能性小，因此招飞体检时可考虑综合评定为合格。

（四）体检方法

1. 常规散瞳眼底检查 了解全部视网膜情况。

2. 特殊检查 包括眼部 B 超或超广角眼底血管造影检查，对于周边脉络膜缺损可行 OCT 检查，可进一步明确诊断后极部缺损、脉络膜缺损情况。

（刘　勇）

第 10 章

玻璃体疾病

玻璃体是一个透明的凝胶体，容积约 4ml，占眼球总容量的 4/5。其具有支撑视网膜、阻止血管内大分子进入和抑制多种细胞增生的屏障作用。玻璃体包括皮质、中央玻璃体及中央管三部分。玻璃体较周边区称为玻璃体皮质，仅占玻璃体体积的 2%，但含有玻璃体细胞，是玻璃体代谢中心；玻璃体中间为中央玻璃体，主要为胶原和透明质酸的混合物，无细胞结构；玻璃体中央的空管称为中央管，是胚胎发育中原始玻璃体所在的部位，前为玻璃体前膜的晶状体髌状窝，向后延伸至视盘，管壁实际上是玻璃体的浓缩，无真正的膜组织，有时有动脉残留。玻璃体本身并无血管，原发病较少，大多数玻璃体疾病来自周围组织的病变，包括睫状体、视网膜、脉络膜和视盘等，这些组织的炎症、外伤、肿瘤或变性都可累及玻璃体。原发疾病主要包括：①先天性原始永存玻璃体动脉或增殖；②后天获得性玻璃体原发变性；③在遗传性或全身性胶原疾病中受累。

第一节 先天性玻璃体动脉残遗

（一）概述及流行病学特点

在胚胎发育 6 ~ 7 周时，玻璃体动脉从视盘经玻璃体到达晶状体后部，11 周左右开始退化；到 8 个月左右时，原始玻璃体内的玻璃体动脉完全退化消失。若不退化或退化不完全，则会形成玻璃体动脉残遗。残留的组织除血管系统组织外，还有包围血管的胶质纤维及随动脉长入玻璃体胎基内的中胚叶组织。

根据发育阶段受到影响的程度不同，可表现为完全残留和不完全残留。

1. 玻璃体动脉完全残留　从视盘直至玻璃体前界膜，残留的动脉在晶状体后方的玻璃体内呈条索状、漏斗状的灰白色组织，可随眼球往返运动，动脉可完全闭塞，也可含有血液。

2. 玻璃体动脉不完全残留

（1）附着于晶状体后部的残留（Mittendorf's dot）：在晶状体后极偏鼻下附近的玻璃体可见灰白较致密的圆点。

（2）视盘前残留（Bergmeister's papilla）：从视盘边缘发出的纤维胶质组织伸入玻璃体内，也称为玻璃体后部残留或视盘前膜。

（3）玻璃体中残留：可发育成囊肿，可附于视盘或漂浮于玻璃体中，完全透明或表面有色素。

（二）诊断及鉴别诊断

根据眼底典型的形态及辅助视野等视功能检查可进行诊断。

玻璃体动脉残遗与玻璃体混浊有时在彻照下存在相似处，但两种疾病的发病机制不同，预后及对视功能的影响也不同，常需要相互鉴别。鉴别要点：①玻璃体混浊活动度较大，常需要在快速转动眼球、搅动玻璃体时才能观察到。而玻璃体动脉残遗，尤其是晶状体后残遗，常不需要转动眼球就能观察到，活动度较小甚至固定。②常见的玻璃体动脉残遗在彻照时多表现为孤立灰黑色小点，位置较前，而玻璃体混浊形态多样可呈团片状、丝絮状、短棒状等，颜色可深可浅，漂浮于玻璃体腔内，位置相对不固定。③裂隙灯检查可辅助发现晶状体后玻璃体动脉残遗呈局限性小点或片状的灰白色混浊。直接检眼镜检查可发现视盘前膜和玻璃体囊肿样改变。

视盘前玻璃体动脉残遗需与视盘周围病变遗留的陈旧性机化灶和视盘前血管袢相鉴别。视盘周围陈旧性机化灶一般有各种原因导致的眼底出血或炎症病史，机化灶附近可有新生血管，边界模糊，病灶多呈晦暗的灰白色，周围视网膜常可见其他病变。视盘前血管袢的特点是必定有一支血管为升支，一支为降支，形成一个完整的血液回路，而玻璃体动脉残遗则无升支、降支。

（三）航空医学考虑

玻璃体动脉残遗的组织来源是退化的血管及周围组织，一般来讲对光线的遮挡作用不强。临床上玻璃体动脉残遗患者常无症状，极少数患者感觉眼前暗影飘动。玻璃体动脉残遗作为一种胚胎组织退化不全的表现，排除进行性玻璃体退化和增殖性玻璃体视网膜病变，无须特殊治疗，远期预后稳定，未见研究证明随着年龄增长会导致类似于玻璃体液化、后脱离等所导致的视网膜损伤。在极个别情况下，当某些大而致密的残留干扰外界光线进入黄斑区会不同程度地影响中心视力及中心视力发育。

（四）体检方法

先天性晶状体后玻璃体动脉残遗在招飞体检中比较常见。在充分散瞳后，常可通过直接检眼镜彻照发现在橘红色背景下的点状黑色物体，随眼球运动活动性较小，静止时往往回到原位。此时，应对玻璃体和视网膜进行细致检查，从而判断动脉残遗的类型、位置和大小，必要时可考虑行视野、B 超和眼底照相等辅助检查，以便辅助诊断并评估动脉残遗对视功能的影响。

（吴腾云　赵　晨）

第二节　玻璃体混浊

（一）概述及流行病学特点

随着年龄增长，玻璃体内透明质酸发生解聚，析出结合的水分形成液化腔，同时组成支架的胶原纤维也发生变性，浓缩聚集成混浊体。玻璃体液化有随着年龄增长的趋势，有研究表明超声检查发现 21 ～ 40 岁的人群中约 5% 的有玻璃体液化，60 岁时则增至 80% 以上。实际上玻璃体液化远远早于临床和超声所见，有报道称玻璃体液化 4 岁以后就开始出现。玻璃体液化继而可发生玻璃体后脱离。玻璃体与视网膜附着在一起，最为紧密的部分是玻璃体基底部、视盘周围、中心凹部和视网膜的主干血管。因此，当玻璃体发生后脱离时，可能对视网膜及其血管造成牵拉甚至损伤。有文献报道，在 50 岁以上的正常人群中，53% 的发生玻璃体后脱离，而发生玻璃体后脱离时，12% 的病例可能产生视网膜裂孔。若不及时干预，约 40% 的裂孔可能发展为急性视网膜脱离。此外，因玻璃体混浊就诊的门诊患者中，28.5% 的患者最后检查发现存在不同程度的视网膜损伤。因此，尽管有文献统计 50 岁以下人群发生玻璃体后脱离的比例在 10% 以下，但对其的危害仍要高度重视。

（二）诊断及鉴别诊断

玻璃体混浊在检眼镜彻照下形态多样，应注意与玻璃体积血和其他变性相鉴别。

1. 玻璃体积血　玻璃体本身没有血管组织，玻璃体内的血液成分来自于周围组织病变、外伤等，出血量少时，患者可有类似玻璃体混浊的飞蚊感；出血量多时可突然视力下降至眼前手动甚至仅有光感，招飞体检时罕见。玻璃体出血量较少，在彻照时可能被误认为是液化混浊，因此当发现玻璃体混浊呈斑片状、团絮状或数量较多时，需全面检查。玻璃体积血患者常可在裂隙灯下发现玻璃体中有血色素悬浮；散瞳眼底检查必要时辅助三面镜检查，可发现周边部视网膜变性乃至视网膜静脉 周围炎或其他血管性疾病痕迹，此有助于鉴别诊断。另外，眼病史及外伤史也是重要的依据。

2. 星状玻璃体变性　是一种良性的玻璃体变性，常见于中老年人，发病率为 1/200，单眼患病占 75%（图 10-1）。病因不明，有报道显示糖尿病患者中发病率高于非糖尿病患者，因此可能与糖尿病等代谢问题相关。患者无明显症状，视力影响不大，因此发病时间可能早于诊断时间。检查眼底可见玻璃体内散在白色、大小不等的星状混浊体。这些小混浊体依附于邻近的玻璃体胶原纤维上，因而动度较小。目前认为该疾病性质稳定，只有当混浊十分密集时才可能造成视力下降，因而多无须特殊治疗。招飞体检时罕见，因其改变与代谢性疾病关系尚不明了，完善检查后需慎重结论。

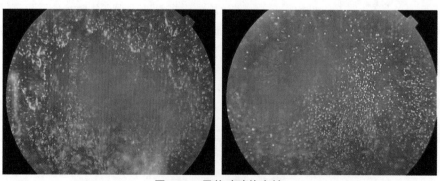

图 10-1　星状玻璃体变性

3. 闪光性玻璃体液化　又称为眼胆固醇结晶沉着症，多为双侧。结晶物最多为胆固醇。病因不明，多发生在 40 岁以前，可能与玻璃体外伤或炎症损害有关，患虹膜睫状体炎后易发生，可无明显症状，视力无明显改变。玻璃体内可见金黄色的结晶小体，随眼球转动，混浊物可自由飘动在液化的玻璃体腔内，眼球静止时，沉于玻璃体下方，这一特点是与星状玻璃体病变最易区别之处。

（三）航空医学考虑

航空医学考虑主要有两点：其一，发生玻璃体后脱离是航空医学上最为关注的问题，单纯玻璃体混浊随年龄增长，混浊程度有加重趋势，玻璃体后脱离的概率也随之增高。在飞行和训练中，飞行器翻转和超载荷飞行等，均会不同程度地搅动玻璃体。如存在玻璃体不全后脱离，则继发视网膜裂孔乃至视网膜脱离的风险较大。若患者同时存在视网膜格子样变性等危险因素则造成视网膜损害的风险会进一步增大。其二，玻璃体混浊被光线投影到视网膜尤其是黄斑区时，眼前可出现不同形态的漂浮物，不同程度地干扰视觉质量，影响飞行及训练中目标的锁定和判断。

（四）体检方法

直接检眼镜透照法是临床也是招飞体检中检查玻璃体的最基本的方法。常规在眼底检查前的散瞳状态下先对玻璃体进行彻照。嘱被检者大幅度左右或上下，或左右上下连续快速转动眼球数次，停止转动眼球后，仔细观察被检者玻璃体内有无异常混浊物出现。

由于玻璃体混浊的检查存在一定的偶然性，即同一个被检者被不同的医师检查可能出现不同的检查结果。因此，在检查过程中，若检查者出现分歧，建议多人多次检查，必要时可行眼球 B 超检查。B 超检查有助于减少因主观因素所导致的结论分歧。

（五）图谱

详见图 10-2、图 10-3。

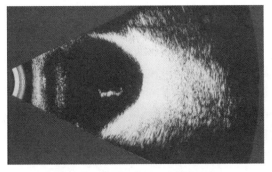

图 10-2 玻璃体混浊的 B 超影像

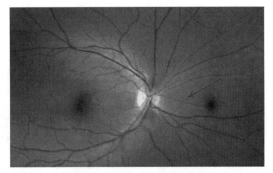

图 10-3 玻璃体混浊引起的超广角眼底扫描时出现的视网膜前黑色斑点，边界模糊

（吴腾云 赵 琏）

第 11 章

视网膜脉络膜疾病

第一节 概 述

视网膜（retina）为眼球后部最内层组织，结构精细复杂，其前界为锯齿缘，后界止于视神经乳头。视网膜由神经感觉层与色素上皮层组成。神经感觉层有三级神经元：视网膜光感受器（视锥细胞和视杆细胞）、双极细胞和神经节细胞，神经节细胞的轴突构成神经纤维层，汇集组成视神经，是形成各种视功能的基础。神经感觉层除神经元和神经胶质细胞外，还包含有视网膜血管系统。

一、视网膜的解剖结构特点

1. 视网膜胚胎发育　视网膜由神经外胚叶发育而成，胚胎早期神经外胚叶形成视杯，视杯的内层和外层分别发育分化形成视网膜感觉层（神经上皮层）和视网膜色素上皮层。神经上皮层和视网膜色素上皮层间有潜在的间隙，是视网膜脱离的组织学基础。

2. 视网膜色素上皮（retinal pigment epithelium，RPE）功能　RPE 是一单层的多角形细胞，与大多数细胞不同的是还含有黑色素颗粒和吞噬体。RPE 细胞间由封闭小带连接组成，形成视网膜外屏障，可阻止脉络膜血管正常漏出液中大分子物质进入视网膜。其内与视锥和视杆细胞层相邻，具有选择性转送营养和代谢物质，吞噬消化光感受器细胞外节脱落膜盘，维持其新陈代谢作用；其外与脉络膜最内层的玻璃膜（Bruch 膜）极紧密粘连，并与脉络膜毛细血管层组成 RPE-玻璃膜-脉络膜毛细血管复合体，对维持光感受器微环境起重要作用。很多眼底病如年龄相关性黄斑变性、视网膜色素变性、各种脉络膜视网膜病变等均与该复合体损害有关。另外，RPE 还具有重要的生理泵功能，能将视网膜下的液体输入脉络膜毛细血管而排出。

3. 视网膜血液供养　呈分层供养状态，其中视网膜内核层以内的视网膜由视网膜血管系统供应，其余外层视网膜由脉络膜血管系统供养。黄斑中心凹无视网膜毛细血管，其营养来自脉络膜血管。

4. 视网膜内外屏障　视网膜毛细血管内皮细胞间的闭合小带和壁内周细胞形成视网

膜内屏障；RPE 和其间的闭合小带构成视网膜外屏障。上述任何一种屏障受到破坏，血浆等成分必将渗入神经上皮层，引起视网膜神经上皮层水肿或脱离。

5. 视网膜影响因素　基于视网膜通过视神经与大脑相通，视网膜内面与玻璃体相连，外面则与脉络膜紧邻。因此，玻璃体病变、脉络膜病变、神经系统和全身性疾病（通过血管和血循环）均可累及视网膜。

二、视网膜的病变特点

（一）视网膜血管改变

1. 管径变化　因动脉痉挛或硬化，视网膜动脉、静脉管径比可达 1 : 2 或 1 : 3；或血管迂曲扩张；或管径粗细不均。

2. 视网膜动脉硬化　视网膜动脉因管壁增厚，血管反光带增强变宽，管壁透明性下降，呈现"铜丝"甚至"银丝"样改变，并同时伴有动静脉交叉压迫征象。

3. 血管被鞘和白线状　血管被鞘多为管壁及管周炎性细胞浸润，血管呈白线状提示管壁纤维化或闭塞。

4. 异常血管　视网膜血管病变后期可出现侧支血管、动静脉短路（交通）、脉络膜 - 视网膜血管吻合及视盘或视网膜新生血管。

（二）血 - 视网膜屏障破坏的表现

1. 视网膜水肿　分为细胞内水肿和细胞外水肿。细胞内水肿并非视网膜屏障破坏所致，主要由视网膜动脉阻塞造成的视网膜急性缺血缺氧引起，视网膜内层细胞吸收水分而肿胀，呈白色雾状混浊；细胞外水肿为血 - 视网膜内屏障破坏导致血管内血浆渗漏到神经上皮层内，FFA 可见视网膜毛细血管荧光素渗漏。视网膜呈灰白色水肿，黄斑区常比较明显。严重者液体积聚于中心凹周围的呈辐射状排列的 Henle 纤维间，形成多数积液小囊，称为黄斑囊样水肿。

2. 视网膜渗出　主要分为两种。血浆内的脂质或脂蛋白从视网膜血管渗出，沉积在视网膜内，呈黄色颗粒或斑块状，称为硬性渗出。一般于视网膜慢性水肿的水分逐渐吸收后出现，形态可呈弥漫性、局限性（环形或半环形），在黄斑区可沿 Henle 纤维排列成星芒状或扇形，也可形成较厚的板块沉积。此外，还有一种所谓的"软性渗出"，其形态不规则、大小不一、边界不清，呈棉絮状灰白色斑片，称为棉絮斑。和硬性渗出不同的是棉絮斑是微动脉阻塞导致神经纤维层的微小梗死。

3. 视网膜出血　依据其出血部位不同分为：①深层出血，来自视网膜深层毛细血管，出血位于外丛状层与内核层之间，呈暗红色的小圆点状。多见于静脉性损害，如糖尿病性视网膜病变等。②浅层出血，为视网膜浅层毛细血管出血，位于神经纤维层。血液沿神经纤维的走向排列，多呈线状、条状及火焰状，色较鲜红。多见于动脉性损害，如高血压性视网膜病变、视网膜静脉阻塞等。③视网膜前出血，出血聚集于视网膜内界膜与玻璃体后界膜之间，多位于眼底后极部。受重力的作用，血细胞下沉，多呈现为半月形或半球形，上方可见一水平液面。④玻璃体积血，来自视网膜新生血管的出血或视网膜前出血突破内界膜与玻璃体后界膜进入玻璃体。少量积血引起玻璃体呈片状或团块状混浊，大量积血可完全遮蔽眼底。⑤视网膜下出血，来自脉络膜新生血管或脉络膜毛细血管。出血位于 RPE 层时会呈现出黑灰色或黑红色的边界清晰的隆起灶，易被误诊为脉络膜肿瘤。

4. 渗出性（浆液性）视网膜脱离　视网膜外屏障受到破坏，来自脉络膜的血浆经 RPE 的损害处渗漏入视网膜神经上皮下，液体积聚于神经上皮与 RPE 之间，形成局限性边界清晰的扁平盘状视网膜脱离。如 RPE 屏障受到广泛破坏，则可引起显著的渗出性（浆液性）视网膜脱离。

（三）视网膜色素改变

RPE 在受到各种损伤（变性、炎症、缺血、外伤等）后会发生萎缩、变性、死亡及增生，使视网膜出现色素脱失、色素紊乱、色素沉着等改变。

（四）视网膜增生性病变

1. 视网膜新生血管膜　因视网膜严重缺血（缺氧）、炎症或肿物诱发，多来自于视盘表面或视网膜小静脉，沿视网膜表面生长，与玻璃体后界膜机化粘连，也可长入玻璃体内。新生血管周围伴有纤维组织增生，其收缩或受到牵拉易发生大量视网膜前出血或玻璃体积血。

2. 视网膜增生膜　由出血、外伤、炎症及视网膜裂孔而形成，在不同细胞介导和多种增生性细胞因子的参与下，视网膜前表面、视网膜下发生增生性病变，形成视网膜前膜、视网膜下膜等。

（田　青）

第二节　格子样变性

周边视网膜变性是指以前正常的视网膜因周边部视网膜和玻璃体的退行性变所致的后天性改变，也称为周边部玻璃体视网膜退行性变性。格子样变性（lattice degeneration）在所有周边部视网膜变性中最为常见，与视网膜脱离的关系也最为密切。

（一）概述与流行病学特点

格子样变性主要发生在近视眼者中，常随眼轴的增长而增加。正常人群的发生率为 5%～10%，男女无显著差别，30%～50% 的趋向双侧发病且多位于对称部位。由于格子样变性与相应玻璃体粘连紧密，且局部视网膜不均匀变薄甚至存在萎缩性裂孔，故具有发生视网膜裂孔并发展成视网膜脱离的高度风险。有文献报道称，20%～40% 的视网膜脱离与格子样变性直接相关。Schepens 统计的视网膜脱离病例中 41% 的存在格子样变性，其中 21% 的病例是导致视网膜脱离的主要原因。目前在格子样变性的稳定性及预期发生视网膜脱离的判定方面存在分歧。有学者认为，在具有格子样变性的正视和低度近视患者中，其一生中预期发生视网膜脱离的可能性较小，在 10 ～ 20 年的观察周期内无法获得最终的观察结果。也有学者经过周边部视网膜格子样变性区的自身荧光特征研究发现格子样变性区均表现为强荧光状态，为进展病变特点。

（二）诊断及鉴别诊断

格子样变性（图 11-1）多位于赤道前或周边部视网膜。一般无明显自觉症状，常规直接检眼镜检查眼底很难发现。临床多在伴有玻璃体混浊或玻璃体后脱离，或因特定治疗需要确诊原因行散瞳检查周边部视网膜时被发现。通常格子样变性区具有明确的边界，呈椭圆形或岛状，长轴与锯齿缘平行，68% 位于赤道和玻璃体基底部后缘之间，仅 7% 沿视网膜血管斜向或前后向延伸至赤道后。检眼镜下表现为色素紊乱（92%）和格子样白色线条（46%），有时表面还能见到灰白色颗粒；或伴有圆形或椭圆形萎缩性裂孔；或存在不同程度视网膜变薄及增殖改变。其主要病理特点是变性区视网膜血管硬化伴有色素上皮增生或移行减少，出现格子样改变及色素紊乱；视网膜内层不同程度萎缩变薄，发生萎缩性裂孔；变性区表面玻璃体液化，边缘玻璃体浓缩并与视网膜粘连紧密，发生玻璃体后脱离时，由于玻璃体的牵拉，在病灶的后缘或两端可发生牵拉性马蹄形裂孔而引发视网膜脱离。

格子样变性主要应与以下几种周边部视网膜变性相鉴别。

1. 蜗牛迹样变性（snail tract degeneration） 与格子样变性颇为相似，但变性灶内无交叉的白色线条及色素斑点，也无玻璃体牵引（图 11-2）。有学者认为其可能是格子样变性的一种表现或是它的前期表现。大多发生于赤道部和锯齿缘附近，以视网膜内层受累为主。90% 的伴有近视。其有遗传性，属常染色体隐性遗传，主要由密度不均的细小灰白色斑点和略带亮色的纤维条纹聚集而成，常呈带状。其主要病理特点是表面玻璃体液化，无玻璃体牵拉，相对较稳定。其引发视网膜脱离的主要原因是视网膜内层变薄，产生萎缩性裂孔。

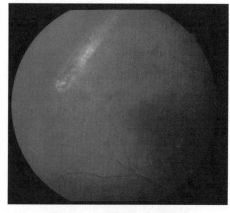

图 11-1 视网膜格子样变性

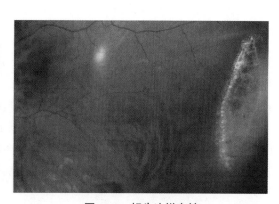

图 11-2 蜗牛迹样变性

2. 非压迫变白（white without pressure） 是指在没有压迫因素存在时视网膜呈现边界清晰的地图状灰白区。其可见于正视眼，尤其多见于老年人及高度近视眼者；既可发生在周边部视网膜，也可出现在后极部视网膜，甚至整个眼底都能见到。其与相应玻璃体浓缩和粘连牵引有关。变白区后缘引发裂孔的风险较高，稳定性较差，属于不稳定型周边视网膜变性。检眼镜下主要表现在没有压迫因素存在时视网膜呈现边界清晰的地图状淡色区。病理显示，局部视网膜内层萎缩、小动脉闭塞及管壁玻璃样改变；表面玻璃体浓缩并与变性视网膜粘连，边缘部视网膜内界膜消失，有引发视网膜裂孔的风险（图 11-3）。

3. 铺路石样变性（paving stone degeneration） 系因脉络膜毛细血管闭塞或缺失，导致局灶性视网膜外层和脉络膜内层的缺血性萎缩，可见于 25% 的正常眼。其常多发，可单个或相互融合而有盾形边缘，均位于赤道前，尤其多见于下方。由于变性区玻璃体与视网膜的界面正常，通常无临床症状，也无产生视网膜裂孔的危险，有时可能还有限制邻近视网膜脱离发展的作用，属于相对稳定型周边视网膜变性。检眼镜下主要表现为周边部视网膜边界清楚的圆形或椭圆形黄白色病灶，边缘有增生的视网膜色素围绕而呈镶边状（图 11-4）。病理特点：①脉络膜毛细血管闭塞或缺失导致视网膜外层和色素上皮萎缩，使变性区底部可透见脉络膜大血管层及白色的巩膜组织；②视网膜外核层与 Bruch 膜粘连，玻璃体与视网膜界面正常，无产生视网膜裂孔的危险。

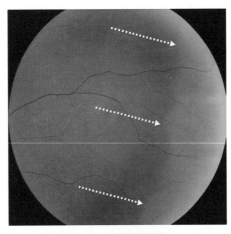

图 11-3　非压迫变白

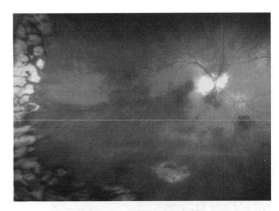

图 11-4　铺路石样变性

4. 囊样变性（cystoid degeneration） 是由于老年性改变、炎症、外伤、高度近视等影响了视网膜的营养代谢，引起神经成分分解，进而在其内丛状层或内、外颗粒层中形成腔隙的一种改变。其好发于黄斑及颞下锯齿缘附近，边界清晰，呈圆形或类圆形，呈暗红色，大小不一。发生在周边部的网眼状囊样变性表现为簇状而略显高起的小红斑点，邻近玻璃体有纤维状或颗粒状混浊。黄斑囊样变性起初呈蜂窝状小囊腔，无赤光检查时特别明显。周边部或黄斑的囊样变性均可因玻璃体牵引而发展成视网膜劈裂，当劈裂腔的内外壁均有裂孔时可引起视网膜脱离，属于不稳定性周边部视网膜变性之一。

（三）航空医学考虑

航空训练中高强度体能训练和飞行中加速度、飞行器骤然起降或翻转及超载荷剧烈变动等不会直接导致正常视网膜的脱离。但是对于有玻璃体视网膜病变，或玻璃体与视网膜有局灶性粘连，相应视网膜同时存在萎缩变薄者，则可因明显牵动玻璃体而产生向心性或切线方向的收缩，或引发玻璃体后脱离，形成牵拉性裂孔，导致视网膜脱离的发生。因此，在招飞体检医学选拔中，要求应招者视网膜周边组织结构形态正常，没有玻璃体疾病和玻璃体混浊，尤其不能存在不稳定性周边部视网膜变性。

（四）体检方法

招飞体检中常规散瞳检查眼底。对于直接检眼镜下周边部视网膜存在边界不清或性质不明的异常者，应进一步行裂隙灯三面镜检查。三面镜可视范围广，放大倍率较高，能直观清晰地了解周边部视网膜病变或变性的细节和特征，明确病变范围和性质，是诊断和鉴别周边部视网膜变性的主要手段。检查时要求逐一顺序使用不同角度反射镜，全面细致检查所见视网膜，客观如实地记录检查结果。对于不合格情况，常规 2 人以上检查核实。

医学选拔前提是要掌握常见周边视网膜变性的突出特点，弄清其和玻璃体的关系，准确区分其稳定性和预后转归。对于不稳定性周边视网膜变性多从严掌握；相对稳定性视网膜变性可酌情综合评定，并加以定期随访观察。一般格子样变性具有局部视网膜不均匀变薄或有萎缩性裂孔，或有视网膜增殖性表现者不合格；非压迫变白范围较大或位于后极部者不合格；周边部囊样变性，局部玻璃体混浊明显或伴有板层或全层裂孔者不合格；蜗牛迹样变性和铺路石样变性则酌情综合评定与随访观察。

（五）图谱

详见图 11-5 ～图 11-8。

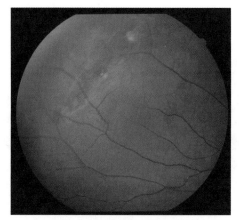

图 11-5　视网膜格子样变性（一）
颞上周边部视网膜呈薄纱样变薄，间有色素增殖

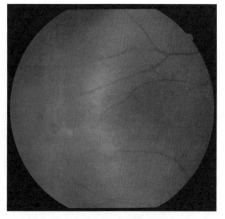

图 11-6　视网膜格子样变性（二）
颞侧赤道后视网膜呈格子样改变，间有色素增殖
和视网膜不均匀变薄

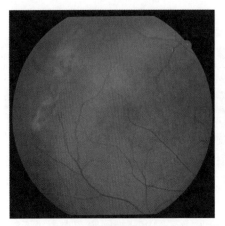

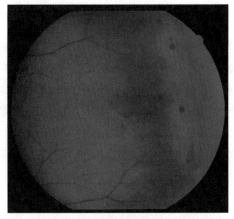

图 11-7　视网膜格子样变性（三）
颞上周边部视网膜呈格子样改变，伴多发性萎缩
性裂孔及表面增生样改变

图 11-8　视网膜格子样变性（四）
视网膜萎缩变薄，间有多发性大小不一的萎缩性圆
形裂孔

（田　青）

第三节　先天性脉络膜缺损

（一）概述及流行病学特点

脉络膜缺损（choroidal coloboma）是较为常见的先天性眼底组织缺损。多为双眼，偶有单眼。发病率约为 0.14%，有典型和非典型两种。在眼的发育过程中，胚胎第 5 周时，位于视杯和视茎下方的胚裂开始闭合形成眼球。如果胚裂闭合发生紊乱而融合不全，就会导致相关位置的葡萄膜发育不全而出现一系列的组织缺损。同时，相应部位的神经感觉层结构即视杯发育的神经感觉层和色素上皮也会发育不全。因此，这种眼内的先天性缺损常包括葡萄膜和视杯形成的各种组织，常位于鼻下方，称为典型性缺损；而发生于胚裂位置以外由其他原因导致的眼组织缺损，称为非典型性缺损。

典型脉络膜缺损常有遗传倾向，表现为不规则显性遗传或隐性遗传，亦有散发病例。一般认为其主要原因是原发性胚裂闭合异常、中胚层过度发育及色素上皮分化不良。非典型脉络膜缺损的形成可能与外胚层或中胚层发育异常有关。有报道称孕期使用反应停（沙利度胺）可致脉络膜缺损；另外，孕期使用抗惊厥药物或受到病毒感染及维生素缺乏可增加患病的危险性；胎儿期的脉络膜炎症对非典型脉络膜缺损的影响可能性也较大。

病理学改变方面：脉络膜缺损实际上相当于视网膜脉络膜缺损。组织学检查发现缺损区域缺乏 RPE，其表面的视网膜发育不良，呈胶质化趋势。但可辨认视网膜组织部位，视网膜各层结构排列顺序与正常相反，如光感受器向前，而神经纤维向后排列，并且通常只有 1 ～ 2 层细胞，中央常菲薄或残余无结构的薄膜，极易发生大的孔洞，是导致脉络膜缺损伴发视网膜脱离的主要原因。缺损处无 Bruch 膜，其下的脉络膜缺乏或发育不良，通常为毛细血管层缺损，没有基膜，但还残存大血管层。巩膜也可出现变薄，可出现囊样变性和胶质细胞增生。缺损的边缘有色素细胞聚集，或无色素膜组织向外围正常区过渡。在缺损的边缘，脉络膜突然或缓慢终止。Schubert 对 8 例脉络膜缺损的眼球进行了组织学观察，发现缺损区的边缘有劈裂样裂隙形成，其外层视网膜反折，与 RPE 相连，由于玻璃体牵拉，此处成为最薄弱的区域；位于缺损区以外的内层视网膜进入缺损区后成为无正常视网膜结构的膜样结构，称为夹层膜，其厚度与正常视网膜相当，但正常结构消失。非典型脉络膜缺损的病理特点为无脉络膜毛细血管，同时视网膜变性，缺乏色素，缺少巩膜内层组织。

（二）诊断及鉴别诊断

由于胚裂闭合不全的程度不同，缺损的临床表现变异较大。常双眼发病，多数伴有其他眼部发育异常，如眼球内陷、小眼球、小角膜、虹膜缺损、黄斑发育不良、视盘发育不良等。另外，先天性脉络膜缺损可合并全身先天性异常，如合并左位肝与胆囊缺如。

患者的中心视力决定于缺损是否累及视盘、黄斑或盘斑束神经纤维。双眼脉络膜缺损的患者常出现视力下降、眼球震颤；单眼患者可出现斜视、器质性弱视等，也有的并无症状。如果继发的视网膜脱离累及黄斑及出现脉络膜新生血管（choroidal neovascularization，CNV）等合并症，则视力明显下降。

典型脉络膜缺损眼底表现为鼻下方有透见白色巩膜背景的缺损区，通常呈局限的椭圆形，有些可累及部分或全部视盘。缺损区的前端可延伸至眼底下方周边，偶尔累及睫状体和虹膜。有时可见沿胚裂位置呈几处孤立的缺损区，间杂正常的视网膜组织，形成所谓的"桥形缺损"。缺损边缘多数界线清楚并有色素沉着。少数缺损区表面可见正常的视网膜血管，行径或正常，或中断，也或环绕于缺损区边缘。有时缺损区底部隐约可见粗大稀少的脉络膜血管。笔者 2008年曾在《中华眼底病杂志》中报道，双胞胎姐妹先天性虹膜 - 脉络膜缺损合并小角膜外斜视，脉络膜缺损的部位惊人的相似。以下为双胞胎姐妹眼底典型先天性脉络膜缺损图片（图 11-9）。

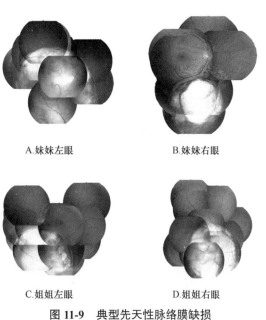

A.妹妹左眼　　　　　　B.妹妹右眼

C.姐姐左眼　　　　　　D.姐姐右眼

图 11-9　典型先天性脉络膜缺损

非典型脉络膜缺损发生在眼底的非胚裂位置。一般范围较典型者小，多为孤立的缺损，不累及黄斑，经常为凹陷边缘清晰的巩膜裸露区，发生于黄斑者称为黄斑缺损，中心视力丧失，这是最多见的非典型脉络膜缺损。

视网膜脱离、白内障是脉络膜缺损患者常见并发症。脉络膜缺损者发生裂孔源性视网膜脱离的概率为 4% ～ 40%。此外，还可伴发 CNV、小眼球及眶内囊肿等。

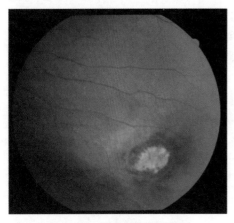

图 11-10　非典型脉络膜缺损

视野检查可发现与缺损区对应的视野缺损，但缺损范围略小于眼底缺损区，表明缺损边缘的视网膜尚有一定功能。超声检查可见视盘下方的球壁向后局限性膨隆，边缘陡峭、不整齐，与正常视网膜脉络膜交界处多半成直角或近于直角。

典型脉络膜缺损根据眼底改变和视野检查等可以诊断。非典型脉络膜缺损（图 11-10）应与陈旧性脉络膜视网膜炎性病灶和外伤后视网膜脉络膜萎缩斑等相鉴别。陈旧性脉络膜视网膜炎性病灶形状不一，边缘不整齐，往往不是单一的，萎缩区有瘢痕组织和大量色素增生，或伴有玻璃体混浊等，不伴有其他眼组织先天性异常。外伤引起者常有明确的外伤史。

（三）航空医学考虑

无论是典型脉络膜缺损还是非典型脉络膜缺损，局部都是视网膜菲薄、萎缩和变性，伴有脉络膜缺损及巩膜变薄，不仅存在相应的视野缺损，还极易发生裂孔源性视网膜脱离及诱发 CNV 生长，存在影响视觉功能及飞行安全的隐患。从选拔飞行学员角度，为防患于未然，脉络膜缺损应予以筛除。

（四）体检方法

招飞体检中遇到的脉络膜缺损较少，基本上均属于非典型脉络膜缺损。但局部病理改变与典型脉络膜缺损是基本相同的。通过直接检眼镜检查发现局灶性巩膜裸露，边缘色素增殖或表面有少许视网膜血管，或缺损区底部有脉络膜粗大血管等，在排除陈旧性脉络膜视网膜炎和外伤后视网膜脉络膜萎缩斑后基本可明确诊断。基于脉络膜缺损区局部薄弱，相应视野有缺损，并常并发裂孔源性视网膜脱离、白内障及 CNV，招飞体检医学选拔时多予以淘汰。

（田　青）

第四节　视网膜有髓神经纤维

（一）概述及流行病学特点

有髓神经纤维是人类一种出生后的视神经纤维髓鞘的发育异常。通常视神经纤维的髓鞘形成是从中枢向周围生长，并在出生时到达并止于巩膜筛板之后。间或在出生后 1 个月或数个月越过筛板继续生长，则形成视网膜有髓鞘神经纤维，分为视网膜有髓神经纤维和视盘有髓神经纤维。

有髓神经纤维患者占眼科患者的 0.3%～0.6%，男性发生者约为女性的 2 倍；多为单眼发病，双眼者约占 20%；大多数无遗传倾向，少数表现为常染色体隐性遗传。形成原因方面观点不一。基于少突胶质前细胞迁移是有髓神经纤维形成的原因，有学者认为可能与筛板处存在抑制少突胶质前细胞迁移的特殊屏障有关，但具体机制尚有待深入研究。也有学者认为是生成神经纤维髓鞘的少突细胞从视神经异位于视网膜所致。

（二）诊断及鉴别诊断

有髓神经纤维一般少有临床症状。多在眼底检查时被偶然发现。大多分布于视盘上、下边缘，沿神经纤维的走行方向伸展。直接检眼镜下见髓鞘纤维呈白色不透明、有丝样光泽的髓鞘斑，其表面和边缘因显示神经纤维纹理而呈鹅羽状，浓厚处视网膜血管可部分或完全被遮盖。其位置和大小不一。罕见大面积的有髓神经纤维可覆盖整个视盘及后极部；偶有远离视盘，位于视网膜上、下血管弓附近，呈孤立或少量的羽片状白斑（图 11-11）。黄斑部极少见。一般视力不受影响。视盘周围或后极部视网膜髓

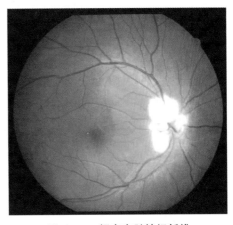

图 11-11 视盘有髓神经纤维

鞘纤维较厚或较大者，因光线不能透过以刺激视细胞，可存在生理盲点扩大或相应视野缺损。

临床上主要应与视盘炎、视盘水肿和其他炎症及变性所致的视网膜白色病灶相鉴别。视盘炎表现为视盘水肿隆起、充血，视盘旁可有少许出血，视网膜静脉扩张迂曲等。脉络膜视网膜炎症或变性患者眼底多有渗出、色素斑、萎缩斑等表现，可资鉴别。

（三）航空医学考虑

有髓神经纤维是否存在相应视野改变是航空医学的主要考量所在。首先，视野正常与否对飞行工作影响较大。①一般情况下目标物总是在视野的某个部位首先被觉察，然后转动眼球将目标物投射于黄斑中心凹；②中心凹以外的视细胞对运动物体有良好的察觉能力；③视野内被注视目标周围的其他物体对周边部视网膜的刺激有助于对注视目标距离和方位的判断。故视野过小或严重缺损，将影响飞行员对距离和方位的判断并影响空中搜索。其次，飞行因素对视野也有一定影响。如随着飞行速度的增加，人的有效视野缩小；缺氧、加速度、疲劳等因素也会对视野产生不良影响。座舱范围、机头阻挡、头盔、面罩等均可使视野缩小。所以，要求飞行人员视野必须正常，并不应有非生理性暗点。

（四）体检方法

该病主要依靠直接检眼镜下特殊所见诊断。有髓神经纤维以视盘周围分布居多，偶有远离视盘者。检查时主要依据其部位和羽片状特征，在排除视盘或脉络膜视网膜炎症

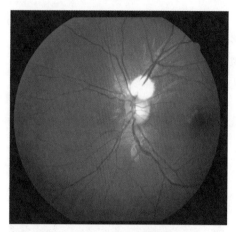

图 11-12　视盘有髓神经纤维

及变性疾病的前提下进行诊断。基于有髓神经纤维较稳定，医学选拔时按照现行招飞体检标准，视盘有髓神经纤维面积超过 1.5PD 或髓鞘纤维较厚，伴有生理盲点扩大者不合格；髓鞘纤维较薄或面积小于 1.5PD，远视力良好，中心视野检查未见明显异常者，可酌情综合评定。

（五）图谱

详见图 11-12。

（田　青）

第五节　先天性视网膜色素上皮肥厚

（一）概述及流行病学特点

先天性视网膜色素上皮肥厚（congenital hypertrophy of the retinal pigmented epithelium，CHRPE）在临床上表现为视网膜上一种孤立的圆形色素增多区域，是少见的视网膜色素上皮先天性良性病变。没有恶化和增长的倾向。本病可单发或多发。大多发生于单眼（图 11-13）。

（二）诊断及鉴别诊断

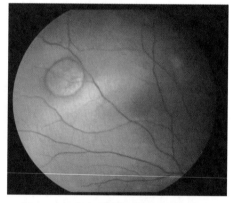

图 11-13　先天性视网膜色素上皮肥厚

CHRPE 一般无症状，较少累及黄斑而影响视力，多在眼底检查时被发现。临床检查证实病变相应区域有视野缺损。眼底检查：单眼视网膜孤立性圆形色素增多区域，大小不一，不高出视网膜表面，边界整齐清晰，外周常被一较淡的黑色素环围绕。组织学观察病变区视网膜色素上皮比正常肥大，有一单层大色素上皮细胞，包含较正常大的色素颗粒。这一色素上皮肥大区域浅表面的光感受细胞有退行性变。

CHRPE 主要应与以下疾病相鉴别。

1. 视网膜斑痣样色素沉着（nevoid pigmentation of retina）　又称为先天性视网膜黑变病（melanosis retinae），为罕见病，系视网膜色素上皮的色素细胞增殖所致（图 11-14）。在视网膜上黑色素改变的范围较广或为多灶性黑色素群集分布。本病常为单眼发生，非进行性。可以表现为一侧眼底的普遍带黑色或带深褐色，也可以为多数群集的色素斑团，这些色素斑的直径大小为 0.1～3.0mm，呈圆形，有些排列形状宛如熊爪的足迹（又称为兽迹斑）（图 11-15）。色素增殖常位于视网膜与脉络膜之间，斑点之间的视网膜正常。一般不妨碍视力。组织学检查见视网膜色素上皮层有色素细胞堆积，此处的光感受细胞发育不良，有色素细胞移行于视网膜内。

2. 家族性结肠腺瘤性息肉病（familial adenomatous polyposis，FAP）　该病多有家族史，为常染色体显性遗传。双眼性、多灶性视网膜色素上皮肥大常是该病肠外表现。这是与单纯孤立性视网膜色素上皮肥大的主要鉴别要点。眼底表现为双眼多个色素斑，呈椭圆形或不规则形态，大小不一。色素斑多分散分布，而不是群集。我国丁衍等对 22 例此类患者进行了前瞻性眼底和 FFA 检查，发现不仅局部具有色素增殖或脱失的相应荧光改变，病变处还存在毛细血管无灌注区、毛细血管微血管瘤及视网膜血管部分阻塞等血管改变。提示必要时可辅助进行 FFA 检查。

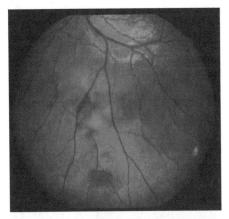

图 11-14　视网膜斑痣样色素沉着

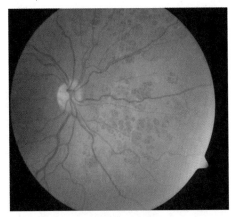

图 11-15　兽迹斑

3. 眼底炎症继发和后遗色素改变　有炎症病史及继发病变特征，边界多粗糙不齐。

4. 黑素瘤或脉络膜色素痣　前者局部视网膜隆起且其境界不很清晰，并有增长或恶化倾向，后者局部视网膜平坦，边界清晰，稳定不变，可资鉴别。

（三）航空医学考虑

先天性视网膜色素上皮肥厚本身稳定且无增长和恶化倾向，一般对飞行及训练也无明显影响。主要是视网膜色素斑较大且位于后极部视网膜时，要注意有无相应视野缺损。

（四）体检方法

医学选拔时主要根据直接检眼镜下视网膜色素斑形态特征进行诊断，结合色素斑位置、大小及中心视野检查结果下结论。检查时要注意双眼有无多灶性视网膜色素上皮肥厚表现，以排除家族性结肠腺瘤性息肉病。对于先天性视网膜色素上皮肥厚和先天性视网膜黑变病（兽迹斑），一般色素斑较大，且位于后极部视网膜，中心视野有暗点或缺损者不合格；色素斑位于周边部或赤道前视网膜，中心视野无明显异常或位于后极部视网膜，范围较小，局部色素较淡，无相应视野异常者，可酌情综合评定。

（五）图谱

详见图 11-16 ～图 11-20。

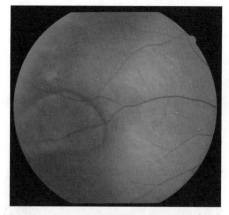

图 11-16　先天性视网膜色素上皮肥厚（一）

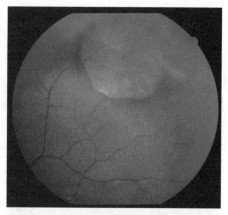

图 11-17　先天性视网膜色素上皮肥厚（二）

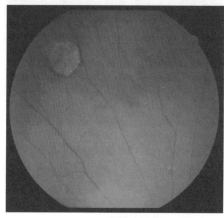

图 11-18　先天性视网膜色素上皮肥厚（三）

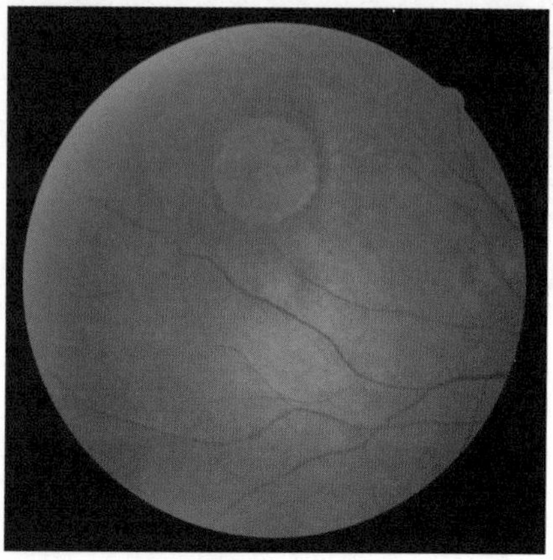

图 11-19　先天性视网膜色素上皮肥厚（四）

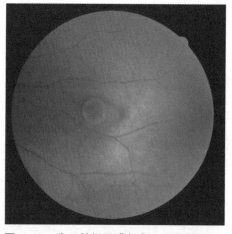

图 11-20　先天性视网膜色素上皮肥厚（五）

（田　青）

第六节　中心性浆液性脉络膜视网膜病变

（一）概述及流行病学特点

中心性浆液性脉络膜视网膜病变（central serous chorioretinopathy，CSC）简称"中浆"，多见于 20 ～ 45 岁的青壮年男性，男女之比为（7 ～ 10）：1，多单眼发病，双眼发病者为 7% ～ 13%。

自 FFA 用于眼底病检查以来，已公认本病病因是 RPE 细胞的屏障功能受损所致。RPE 细胞之间的封闭小带是视网膜与脉络膜之间的一道屏障，一旦封闭小带受损，RPE 细胞的屏障功能即受到破坏，脉络膜毛细血管的渗漏液经过此损害区进入并积存在视网膜神经上皮下，便引发神经上皮的浆液性脱离。ICGA 检查的应用，使人们对中浆的发病机制有了更进一步的认识。ICGA 发现中浆患者病灶对应处脉络膜血管通透性过高，导致脉络膜组织内静水压过高，引发局部 RPE 脱离，进而机械性破坏 RPE 屏障，液体渗漏进入神经上皮下，导致视网膜神经上皮脱离。认为中浆发病主要是脉络膜毛细血管扩张和渗漏所致。近年来，国内外文献报道采用光动力疗法治疗中浆获得成功，其主要机制为光动力疗法导致脉络膜毛细血管网栓塞，从而阻止了由于脉络膜毛细血管通透性增加导致的异常渗漏，也间接证明了上述发病机制。

本病常由精神紧张和过度疲劳等因素诱发。患者中 A 型行为特征者比较常见。发病前常伴有应激情况发生，此时患者血液中儿茶酚胺和皮质醇水平升高。在动物实验中，反复注射去甲肾上腺素和糖皮质激素即能诱发类似中浆的临床表现。近年来有学者还发现，中浆患者血中垂体激素含量明显高于同龄人的生理数值，提示中浆的发病因素或许与性激素代谢异常有关。其他诱因还包括抽烟、酗酒、应用抗生素和抗组胺药物、自身免疫病、高血压、肾上腺肿瘤等。

中浆具有自限性。多数患者急性发病后 4 ～ 6 个月可自行好转，视力多可恢复正常。但部分患者视物变形、对比敏感度下降及色觉异常等视功能改变可持续存在，少数患者病程迁延甚至持续 6 个月以上。还有一部分患者转为慢性中浆，病变区域弥漫性 RPE 失代偿，并常伴有永久性视力下降；长期迁延不愈可继发脉络膜新生血管（CNV）甚至导致永久性视力丧失。中浆患者首次发病后 30% ～ 50% 者可再次复发，10% 患者可复发 3 次以上。

（二）诊断及鉴别诊断

（1）诊断要点：①患者有典型临床表现，急性中浆表现为轻度视力下降，视物变形、变小及色视；慢性中浆可有中度甚至重度视力下降，其他伴随症状同急性期表现。眼底检查可见黄斑区盘状视网膜神经上皮层浅脱离。② FFA 检查急性中浆可见典型的 RPE 渗漏点；慢性中浆表现为后极部 RPE 失代偿所致的弥漫性透见荧光或伴有 RPE 渗漏点。③ ICGA 检查可见病灶区域脉络膜血管扩张渗漏所致的高荧光。④ OCT 检查显示后极部浆液性视网膜神经上皮层脱离，或伴有浆液性 RPE 脱离，或脉络膜增厚。⑤急性中浆视野存在中心暗点；Amssler 表可查出视物变形。恢复期中心视野可以正常。

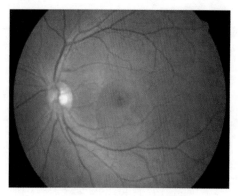

图 11-21 典型"中浆"

（2）中浆（图 11-21）应注意与以下疾病相鉴别。

1）脉络膜肿物：无论是良性或恶性，无论位于后极部或周边部肿物，均可能合并浆液性黄斑脱离。最多见于脉络膜血管瘤。对于这些病例，应辅助使用间接检眼镜检查、FFA 检查、ICGA 检查、眼超声检查及 CT、MRI 检查以明确诊断。

2）先天性视盘小凹（congenital optic pit）：该病为先天性视神经发育异常，常因合并黄斑区浆液性脱离导致视力下降或视物变形时被发现，易与中浆混淆。鉴别要点：①视盘有典型的小凹状缺损，多位于视盘颞侧边缘；② FFA 检查显示视盘小凹处早期呈低荧光，晚期高荧光不退，黄斑脱离区无 RPE 渗漏点；③ OCT 检查显示黄斑脱离与劈裂及视盘小凹。

3）下方裂孔或较小裂孔性视网膜脱离：孔源性视网膜脱离刚刚波及黄斑区时可类似中浆表现。散瞳详细检查眼底特别是周边部视网膜可发现裂孔及连带区域的视网膜脱离，不难明确诊断。

4）黄斑部脉络膜新生血管：包括湿性老年性黄斑变性、中心性渗出性脉络膜视网膜病变及特发性脉络膜新生血管等一大类疾病。典型的脉络膜新生血管病灶黄斑区有灰黄色渗出伴出血时，与中浆易于鉴别。当脉络膜新生血管很小合并黄斑浆液性脱离且不伴有出血时与中浆不易鉴别，要靠 FFA、ICGA 和 OCT 检查以鉴别。

5）后葡萄膜炎：如 VKH 综合征在早期可引起黄斑区浆液性视网膜浅脱离。但该病多为双侧全葡萄膜炎，视力短期内急速下降，FFA 具有典型的多湖状视网膜下荧光积存特征，并或伴有皮肤及毛发脱色素，或听力下降及耳鸣，或曾有脑膜刺激症状，对糖皮质激素抗炎治疗敏感等可资鉴别。

6）息肉样脉络膜血管病变（polypoidal choroidal vasculopathy，PCV）：典型的 PCV 临床诊断比较容易，眼底黄斑区视网膜下浓密出血，ICGA 检查显示脉络膜异常血管网及脉络膜毛细血管末端囊样扩张。但孤立静止的 PCV 表现可类似中浆。其表现为孤立的 RPE 脱离或神经上皮脱离，甚至表现为中浆样的 RPE 渗漏点。此时，ICGA 检查在鉴别诊断上起到决定性作用。中浆 ICGA 表现为脉络膜血管的扩张和渗漏；而 PCV 则表现为脉络膜毛细血管末端囊样扩张。

（三）航空医学考虑

中浆诱发及影响因素较多，预后具有不确定性。虽然初次发作视力仅轻度下降，并可在短期内治愈，但病情迁延，或多次复发后均可使视功能不同程度受损。为保障飞行训练和飞行安全，一般空勤人员和航校学员患病应当停飞，接受治疗；在校飞行学员如患病后视功能减退，则不宜继续学习飞行；选拔飞行学员时，发现中浆或可疑中浆恢复期者，即使远视力正常，亦应做飞行不合格结论。

（四）体检方法

招飞体检中较少遇到中浆急性期者，比较多见恢复期或复发后遗留改变，以黄斑部局灶性斑点状色素脱失或增殖改变为主。由于患者视力的好坏也常与病变进展不平行，体检期间仅从直观眼底改变不能确定是否属于中浆遗留，也无法判定是否病情复发或隐匿进行。因此，招飞体检中发现可疑迹象时，多例行中心视野或 Amsler 表检查确定有无中心暗点及视物变形；行黄斑 OCT 检查确定有无浆液性视网膜神经上皮层脱离或浆液性RPE 脱离，必要时可行 FFA 检查确诊。基于该病不同程度影响中心视力、色觉及视野，复发概率高，未来稳定性不确定，可疑中浆或有明确中浆发病史者不合格。局灶性色素改变，位于黄斑拱环外，范围较小，相应视网膜及视网膜血管无明显异常，结合远视力、中心视野及黄斑 OCT 检查结果适当进行综合评定。

（五）图谱

详见图 11-22。

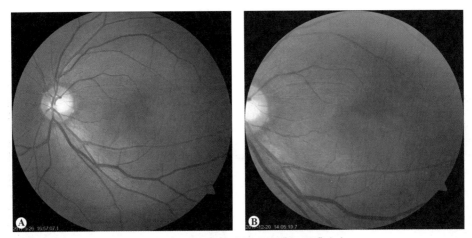

图 11-22　中心性浆液性脉络膜视网膜病变

（田　青）

第七节　中心性渗出性脉络膜视网膜病变

（一）概述及流行病学特点

中心性渗出性脉络膜视网膜炎（central exudative chorio-retinitis，CEC）简称中渗，是发生于黄斑部的孤立的渗出性脉络膜视网膜病灶，伴有新生血管及出血，最终以导致瘢痕形成为特征的疾病。其又称为青壮年出血性黄斑病变。本病多见于 20 ~ 40 岁的青壮年，很少超过 50 岁，性别无明显差异，多单眼发病。丸山统计示 50% 的患者视力预后在 0.5 以上。

本病的病理改变为肉芽肿性炎症损伤 Bruch 膜，从而引起脉络膜新生血管经过 Bruch 膜及 RPE 进入视网膜下。由于新生血管的渗漏、出血、机化，最后形成瘢痕，使中心视力发生永久性损害。至于引起肉芽肿的原因可能有多种，如组织胞浆菌病、弓形虫病、结核、梅毒等均见报道。在我国不少病例可能与结核或梅毒感染有关。

（二）诊断及鉴别诊断

中渗患者多主诉单眼中心视力减退，视物变形。视野检查有与病灶相对应的中心暗点。眼底检查时由于分期不同表现也不同：①活动期，病变局限于黄斑部，渗出性病灶呈灰白色或灰黄色，呈圆形或椭圆形，边缘不清，稍隆起，大小为 1/4～1PD，很少超过1PD，病灶周围多有环形或弧形出血区，不少病例合并有黄斑部盘状视网膜浅脱离，有的周围还有硬性脂类渗出；②恢复期，渗出病灶处视网膜水肿消退，境界比活动期清晰，周围出血消失，出现色素脱失及色素增生；③瘢痕期，病灶处呈境界清楚的灰白色斑块（机化瘢痕），可有脉络膜萎缩及色素堆积。

FFA：①活动期，可见来源于脉络膜的色素上皮下或神经上皮下的新生血管，在动脉前期或动脉早期即呈现高荧光，静脉期呈现辐射状或花边状，或绒球状外观，晚期荧光素渗漏明显，持久不退；局部出血因荧光遮蔽呈现低荧光（图11-23）。②恢复期，在病灶处及周围脱色素区出现高荧光，逐渐增强并略有扩大（图11-24）。③瘢痕期，于动脉期出现于瘢痕病灶一致的荧光斑，周围因色素增生而有荧光遮蔽，外围有轮状透见荧光，机化物早期遮蔽荧光，晚期染色呈高荧光（图11-25）。

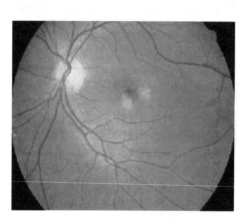

图 11-23　中渗活动期

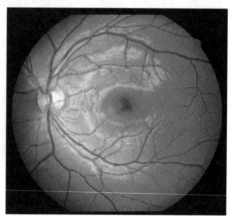

图 11-24　中渗恢复期

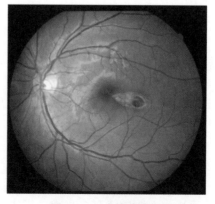

图 11-25　中渗瘢痕期

根据本病的自觉症状、眼底所见、中心暗点及典型的 FFA 图像，不难做出诊断。本病尚应与下列疾病相鉴别。

（1）中心性浆液性脉络膜视网膜病变：患者一般视力减退较轻，黄斑区无出血，FFA可见明确渗漏点；中心性渗出性脉络膜视网膜病变视力减退明显，黄斑区有出血，FFA或 OCT 检查可见视网膜下新生血管。

（2）年龄相关性黄斑变性（渗出性）：多见于老年人，双眼同时或先后发病，病灶常在 2PD 以上，且在病灶周围或对侧眼可见不同程度玻璃疣。中心性渗出性脉络膜视网膜病变患者为青壮年，单眼发病，病灶较小，很少超过 1PD。

（三）航空医学考虑

本病位于黄斑，发病时显著影响中心视力；另外，引发本病肉芽肿性炎症的原因较复杂，治疗存在一定的盲目性，预后较难确定，从航空医学考虑，属于不同程度直接损害视功能的疾病，一经发现即应予以淘汰。

（四）体检方法

本病活动期特征明显，不难诊断与鉴别诊断。但恢复期及瘢痕期常只遗留瘢痕，或色素增殖及脱失，需要结合病史、OCT 检查、中心视野仔细甄别，必要时可行 FFA 检查。对可疑中渗或有明确中渗病史者，建议在飞行学员体检选拔阶段予以淘汰。

（田　青）

第八节　玻　璃　疣

（一）概述及流行病学特点

玻璃疣（drusen）是堆积在视网膜色素上皮基膜和 Bruch 膜之间的异常细胞外沉积物。可见于正常人，也可同时存在于其他脉络膜视网膜疾病；常见于中老年人，也可见于年轻人；在 40 岁以上的人群中的患病率为 10%～95%，60 岁以上的老年人几乎都有眼底玻璃疣。

电镜下玻璃疣内主要含有变性的线粒体、细胞碎屑、光感受器节片和残余体。正常生理情况下，RPE 细胞不断分泌胞质物质到 Bruch 膜的内层，通过 Bruch 膜弥散到脉络膜，最后经脉络膜毛细血管清除。因此，普遍认为 RPE 细胞具有排泄吞噬体降解产物和其他新陈代谢产物的能力，而 Bruch 膜内碎片的堆积则是 RPE 细胞无能力清除而沉积的结果。

眼底后极部视网膜玻璃疣可为常染色体遗传病。一般在 30 岁以后即可有明显的眼底改变。通常无自觉症状，有明显的家族史。其分为基底层沉着（basal laminar deposits）和基底线沉着（basal linear deposits）两种。所谓基底层沉着是指眼底后极部一些大小相近、圆形，边界较为清晰的黄白色的轻微隆起的视网膜下的小玻璃疣（也称硬性玻璃疣）。多见于一些年轻人。电镜下其病理组织学改变为 RPE 底部细胞内褶与 RPE 基膜之间有长条形胶原沉着，RPE 基底膜可有结节状增厚。这种基底层沉着也可随年龄增长而增多，但与增龄性黄斑变性关系可能不大。基底线沉着则指眼底后极部一些大小不等，边界不很清晰，有时甚至相互融合、色泽较淡的视网膜下的玻璃疣（也称软性玻璃疣）。电镜下其病理组织学改变为一些含有磷脂的小囊疱及电子密度较大的物质沉积在 RPE 的基膜与 Bruch 膜的内胶原层之间，RPE 的基膜并无明显增厚，但 Bruch 膜的内胶原层可能增厚，致使 RPE 与 Bruch 膜产生分离，引起 RPE 脱离。可能是由于这种基底线沉着的玻璃疣影响到了 Bruch 膜，因而多见于年龄相关性黄斑变性患者的眼底。

玻璃疣本身不引起临床症状。但如果同时合并其他黄斑病变，如年龄相关性黄斑变性等，则可有视物变形、视力下降等表现。

（二）诊断及鉴别诊断

依据直接检眼镜下眼底所见即可诊断。一般玻璃疣多分布于后极部视网膜，呈小的、发亮的圆点，境界清楚；位于视网膜血管后，略隆起，颜色可从浅黄色到白色；可单个或多个散在分布或呈簇状分布，或部分玻璃疣融合形成较大圆形甚至地图样外观。FFA 在动静脉期时一些玻璃疣表现为边界清晰的窗样透见荧光，范围大小始终不变；还有一些玻璃疣无荧光，或仅有晚期弱荧光。ERG、EOG 检查：一般正常或低于正常；EOG 低于正常。

视网膜玻璃疣应与以下几种情况进行鉴别：

1. 老年性玻璃疣　往往是干性年龄相关性黄斑变性（ARMD）的前驱表现。ARMD 的病程早期后极部视网膜可出现大小不一、黄白色、类圆形玻璃疣，可为硬性或软性玻璃疣，也可为软硬性玻璃疣间杂。此类患者主要见于 50 岁以上的中老年人，多伴有视力逐渐减退或视物变形，后极部视网膜伴有不同程度的色素紊乱及地图样萎缩可资鉴别。

2. 变性性玻璃疣　常继发于视网膜脉络膜的炎症、变性或肿瘤。在眼球痨的眼内极为常见。也可发生于代谢紊乱，如血红蛋白异常、脂蛋白质沉着或发生于某些疾病，如慢性白血病、弹力纤维假黄瘤等。故此类疣多发生于有病变的区域，如脉络膜炎症部位、肿瘤表面。其与老年性玻璃疣相仿，不过较大、较平、不规则。

3. 遗传性玻璃疣　本病为家族性常染色体显性遗传病。Pajtas 根据发病年龄及临床表现分为三期：①第一期，20～30 岁开始，视网膜后极部见明亮的黄色疣体，数量少，呈小点状，大小大致相等，境界清楚；②第二期，30～40 岁，眼底后极部小点逐渐增大且数目增多，可呈蜂窝状，黄斑区可见细小的色素，后逐渐增大；③第三期，40～50 岁，疣体密集，开始相互融合，形成黄白色斑块，常有黄斑萎缩，色素增生。本病早期视力正常，超过 1 年视力逐渐下降，且有视物变形。

（三）航空医学考虑

招飞体检时主要是针对黄斑玻璃疣性质进行衡量，预估本病发展趋势及对飞行的影响。一般黄斑区散在少量细小硬性玻璃疣，对中心视力和飞行无明显影响；较大或融合玻璃疣，或软性玻璃疣，多提示视网膜色素上皮功能不健全，存在继发视网膜脉络膜疾病的风险，远期视力及预后具有不确定性，建议谨慎选拔。

（四）体检方法

在飞行学员选拔中，后极部视网膜玻璃疣较为常见。多为散在分布的、较小的硬性玻璃疣，境界清晰，以黄斑区居多。也有的玻璃疣数量较多，呈簇状分布或玻璃疣粗大，或融合和（或）伴有明显的色素游离；偶见少量软性玻璃疣。按照现行空军招飞体检标准，健康青年人黄斑区有散在、少量、细小、点状玻璃疣为合格；但粗大、融合伴有色素游离的玻璃疣，位于黄斑拱环内中心凹附近者不合格。此类玻璃疣反映视网膜色素上皮细胞清除代谢产物的能力下降，屏障功能减退，存在继发 RPE 屏障功能受损，导致中心视力下降的可能性。区黄斑外散在分布的玻璃疣数量稍多，但中心视力良好，黄斑中心凹反光正常，视网膜无明显异常者，可酌情进行综合评定。

（五）图谱

详见图 11-26 ～图 11-29。

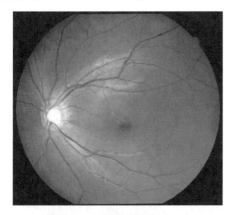

图 11-26　黄斑玻璃疣（一）

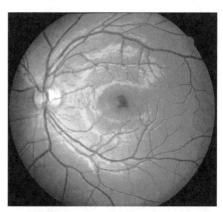

图 11-27　黄斑玻璃疣（二）

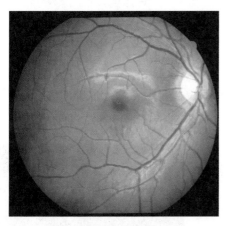

图 11-28　黄斑玻璃疣（三）

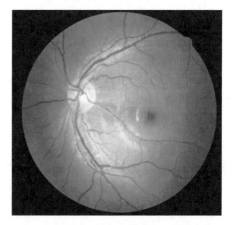

图 11-29　黄斑玻璃疣（四）

（田　青）

第九节　脉络膜痣

（一）概述及流行病学特点

脉络膜痣（choroid nevi）是来自神经嵴的不典型黑色素细胞组织的先天性或后天性

的良性肿瘤。一般呈局限性，基本不生长或生长相当缓慢。如果色素痣较大，表现为不规则地图状应注意恶变的可能（图 11-30）。相关文献报道称，脉络膜痣转变为脉络膜黑素瘤的概率仅为 1/8846。

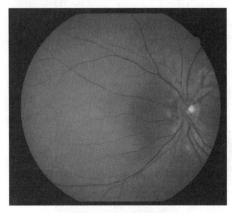

图 11-30　脉络膜痣

（二）诊断及鉴别诊断

患者无明显自觉症状，常在体检时被发现，一般不发展。直接检眼镜下见视网膜下青灰色局限性轻微隆起，边界清楚但不太规则，单发或多发，也可双眼存在。由于脉络膜痣多数位于脉络膜深层，表面被视网膜色素上皮及脉络膜毛细血管层遮盖，因而眼底检查时往往容易被忽略。痣内色素较浓厚，面积较大，位于后极部者，可能存在暗点或视野缺损。

FFA 检查：由于痣内色素含量、痣的位置深浅及相应视网膜色素上皮的损害程度不同，FFA 表现有所不同。痣内色素含量少，则局部荧光遮蔽程度轻；反之，荧光遮蔽程度重。深层的脉络膜痣经 FFA 检查往往不易被发现；大而厚的脉络膜痣经 FFA 检查过程中可始终呈现遮蔽性低荧光；若其上方的视网膜色素上皮有色素脱失，则可呈现斑点状透见荧光。脉络膜痣各期均无荧光素渗漏。其视网膜血管正常。

ICGA 检查：由于 ICGA 检查用红外光作为继发光源，穿透力强，不易被色素上皮遮挡，在观察脉络膜痣中具有较明显的优越性。无论脉络膜痣位置深浅，内含色素多少，ICGA 均可发现。造影各期均可看到大小、边界、色泽始终无明显变化的低荧光区，其内无任何血管结构。ICGA 检查图像中脉络膜痣的边界较 FFA 检查清晰，范围较 FFA 检查图像大，色素含量较小的脉络膜痣还可看到其下方正常的脉络膜血管。

依据以上临床特点可基本明确诊断。需要注意的是脉络膜痣有时易与以下疾病相混淆，要注意认真鉴别，避免误诊和漏诊。

1. 脉络膜恶性黑素瘤（malignant melanoma of the choroids）　是成年人较常见的眼内恶性肿瘤（图 11-31）。不仅对视力危害极大，还会对生命造成严重威胁。直接检眼镜下所见瘤体大部分为灰黑色隆起，部分病例呈黄棕色；可发生于眼底任何部位；隆起度大多在 3 ～ 15D，仅少数低于 3D；大小多为 3 ～ 8PD；肿瘤周围及视网膜下方可有色素脱落及视网膜脱离。初期在脉络膜内生长，一旦穿破 Bruch 膜和视网膜色素上皮层，肿瘤可呈蘑菇状外观，可并发无孔性浆液性视网膜脱离。FFA、ICGA 检查示瘤体内有不规则血管组织，部分患者可在静脉期出现瘤体内血管与视网膜血管同时充盈现象，即所谓"双循环现象"；瘤体表面及瘤体边沿视网膜血管通透性增

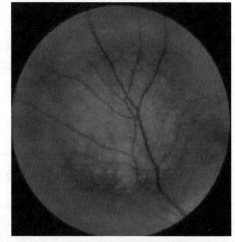

图 11-31　脉络膜恶性黑素瘤

加，瘤体周围出现视网膜浅脱离或较为广泛的无孔性视网膜脱离等，均应高度怀疑脉络膜黑色素瘤。

脉络膜痣一般较小、扁平，高度不超过 2mm，FFA 检查时瘤体内部很少看到血管组织，瘤体表面视网膜血管正常，很少伴有视网膜脱离，可资鉴别。

2. 视网膜下深层出血　出血位于视网膜色素上皮下，检眼镜下也呈青灰色，与脉络膜痣相似。FFA 检查时始终表现为局限性低荧光区，边界较脉络膜痣清晰（图 11-32）。最大特点是出血可随时间延长逐渐吸收，青灰色灶会逐渐变小乃至消失，定期观察有助于鉴别。另外，近年来临床应用的欧堡超广角激光扫描检眼镜，利用其红绿激光分层扫描技术，可轻松区别视网膜下出血和脉络膜痣。

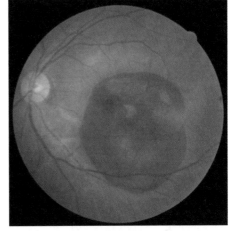

图 11-32　视网膜下深层出血

3. 脉络膜血管瘤（choroidal hemangioma）　是先天性血管发育异常的良性肿瘤或错构瘤，可分为弥漫型脉络膜血管瘤和孤立型脉络膜血管瘤（图 11-33）。弥漫型脉络膜血管瘤往往合并同侧颜面和脑膜血管瘤，但孤立型脉络膜血管瘤则无其他全身表现。一般患者无明显自觉症状。最终可因继发性渗出性视网膜脱离、继发性青光眼而致失明。

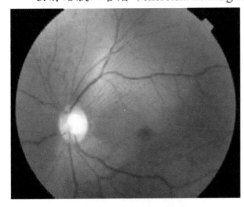

图 11-33　脉络膜血管瘤

孤立型脉络膜血管瘤（circumscribed choroidal hemangioma）在临床较为多见。据文献报道称一般比较稳定，无明显生长倾向，瘤体厚度很少超过 3mm。病变多在眼底后极部，多半位于视盘附近，呈一黄色或橘红色圆形的扁平隆起，边界不太清晰，部分瘤体表面可有色素沉着或小片状出血，瘤体周围可有视网膜浅脱离。

FFA 检查显示动脉早期即可见到不规则脉络膜血管形态的强荧光，动静脉期荧光增强、渗漏及融合，瘤体布满浓密强荧光，晚期持续存在。但 FFA 检查显示的瘤体内部血管结构和形态等特征缺乏特异性，不易与具有相似改变的脉络膜血管瘤、黑素瘤与转移癌相鉴别。

ICGA 检查以近红外光作为激发光源，其生物学特性除了使其对脉络膜血管瘤范围和大小的界定比 FFA 检查更加精确外，还突出表现在 ICGA 检查在数秒内即可见到整个瘤体由脉络膜血管团组成的情形，而这一特征在其他一些脉络膜肿瘤都不会出现，借此可与类似脉络膜肿瘤进行有效鉴别。

4. 脉络膜转移癌（choroidal metastasis）　好发于 40～70 岁的中老年患者，占眼内转移癌的 81%。国外文献报道称，脉络膜转移癌原发病灶中，肺癌仅次于乳腺癌，居第 2 位；但我国文献报道称肺癌居首位，乳腺癌次之，这可能与我国肺癌发病率较高有关。

眼底表现不尽相同。早期患者可无任何自觉症状。如癌细胞侵犯睫状神经，则早期即可感觉眼球疼痛及头痛；随着肿瘤的生长，可出现继发性视网膜脱离、视物变形和快速视力下降。转移癌多位于后极部，以视盘颞侧和黄斑区居多，呈黄白色扁平实性隆起，部分肿瘤隆起较高，边缘不太整齐，呈浸润性生长。晚期可继发广泛性视网膜脱离。在肿瘤表面可有色素增殖，易被误诊为脉络膜黑素瘤。

脉络膜转移癌是由原发癌经血循环转移至脉络膜的细胞性团块，以细胞为主，间质和血管很少。因此，FFA 和 ICGA 检查时瘤体内看不到血管形态，造影后各期瘤体中央始终为低荧光是本病的突出特点。除此之外，FFA 检查时静脉期瘤体边缘及表面先后出现大量针尖样高荧光，形成所谓的"卫星灶"，也是重要鉴别要点。对于怀疑脉络膜转移癌者，要仔细询问病史并进行认真细致的全身检查，凡发现双眼脉络膜肿瘤或单眼内多灶性脉络膜肿物，均应高度怀疑转移癌。

（三）航空医学考虑

脉络膜色素痣属于不典型黑色素细胞组织的先天性或后天性的良性肿瘤，多不发展，恶变概率极低，对眼视功能及相邻视网膜色素上皮组织等基本无明显影响。航空医学主要考虑其色素含量较多或色素痣范围较大，位于后极部视网膜时是否会存在视野缺损。另外，认真仔细甄别相似疾病，避免误诊或漏诊十分重要。

（四）体检方法

在散瞳直接检眼镜下发现视网膜下局灶性青灰色改变时，首先要界定其大小、隆起度和形态特征；其次要全面细致检查双眼眼底，确定是单发还是多发，是单眼还是双眼；在仔细排除相似疾病或肿瘤后，结合 OCT、视野检查结果综合考量，必要时行 FFA 检查。如脉络膜痣较小，位于赤道前或周边部视网膜，不影响中心视野，可评定合格；脉络膜痣较大，位于后极部，色素含量较高，中心视野有异常者为不合格；脉络膜痣位于后极部，但远离黄斑和视盘，色素较淡，中心视野无明显异常者，可结合远视力等情况进行综合评定。建议存在任何可疑征象并在体检期间无法明确诊断时应慎重选拔。

（五）图谱

详见图 11-34、图 11-35。

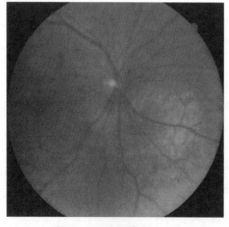

图 11-34　脉络膜痣（一）

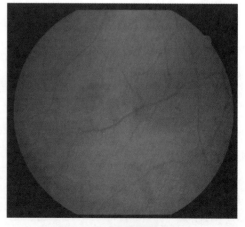

图 11-35　脉络膜痣（二）

（田　青）

第十节 继发性脉络膜萎缩

（一）概述

正常眼脉络膜 Bruch 膜是脉络膜循环与视网膜循环之间的屏障，此屏障受到外伤、炎症、光凝、手术、肿瘤和营养不良性疾病等因素影响，发生不同程度的脉络膜萎缩，称为继发性脉络膜萎缩。以炎症后萎缩最为常见。

（二）诊断及鉴别诊断

继发性脉络膜萎缩由于病因不同而表现各异。共同特点是多有继发病因可循，眼底表现既有视网膜色素上皮受损引发的色素增殖或脱失，又有脉络膜萎缩后巩膜表面大血管或巩膜的不同程度裸露。需要全面综合临床表现，仔细甄别继发原因。

1. 葡萄膜炎症后脉络膜萎缩　此类萎缩常有不同葡萄膜炎病史。后部脉络膜炎症后病变区可出现弥散性或局限性脉络膜萎缩（图 11-36）。由于萎缩的部位不同，患者有不同的视力和视野损害。炎症后病变的脉络膜组织由结缔组织及神经胶质所替代，脉络膜和视网膜萎缩融合形成一大片黄白色瘢痕块,间有 RPE 色素增殖和脱失,严重时有视网膜、脉络膜萎缩及脉络膜毛细血管消失,可见脉络膜大血管或巩膜裸露。

其他各种脉络膜视网膜炎如结核性脉络膜视网膜炎（图 11-37）、梅毒性脉络膜视网膜炎、弓形虫病脉络膜视网膜炎（图 11-38）和鸟枪弹样脉络膜视网膜病变等也可引起脉络膜视网膜萎缩斑。其中，弓形虫病脉络膜视网膜炎后脉络膜萎缩病灶的，大小自 1PD 至数个 PD 不等，呈类圆形，境界清晰，多数位于后极部，病灶面为黄白色的神经胶质增生，间有深褐色的色素斑点，病灶边缘色素比较浓密，可见脉络膜大血管。

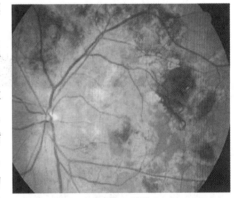

图 11-36　葡萄膜炎症后脉络膜萎缩

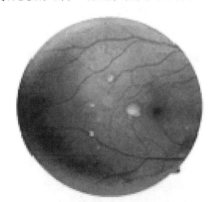

图 11-37　结核性脉络膜视网膜炎

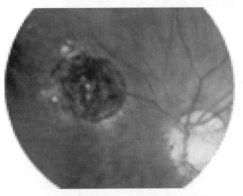

图 11-38　弓形虫病脉络膜视网膜炎

2. 外伤性脉络膜萎缩 常有明确的外伤史。眼底脉络膜萎缩可能是弥漫性或局限性，常伴有色素性改变和增殖改变（图 11-39）。如累及黄斑，中心视力可有不同程度下降。脉络膜挫伤局部出血及渗出物吸收后常遗留重度色素沉着及白色机化斑块；如发生脉络膜破裂，脉络膜裂口多位于后极部及视盘周围，呈弧形，凹面对向视盘。伤后早期破裂处常被出血掩盖。出血吸收后，显露出上述形态的黄白色瘢痕；陈旧性眼内异物，常有机化物包裹，呈白色团块，边缘可有色素增生及脉络膜萎缩区。

3. 缺血性脉络膜萎缩 此类萎缩发生常有局部或全身缺血性因素存在。眼局部脉络膜缺血常见于麻醉时的眼球受压，光凝术意外致脉络膜动脉闭塞、外伤、血管炎症，后睫状动脉或其分支动脉硬化，狭窄或阻塞所致的三角综合征（图 11-40）。全身性缺血及血液供给中断，造成组织坏死，脉络膜血管几乎消失，色素上皮细胞出现增生或脱失，色素呈不规则团状散在分布。

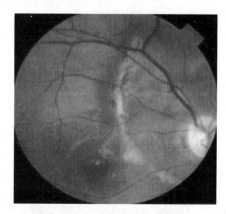

图 11-39　外伤性脉络膜萎缩

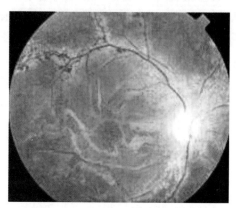

图 11-40　缺血性脉络膜萎缩

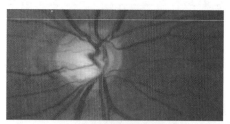

图 11-41　青光眼视盘旁萎缩

4. 视盘旁萎缩（peripapillary atrophy，PPA） 是人群中较为常见的眼底特征。多见于老年人、高度近视及青光眼患者（图 11-41）。其特征是视盘旁萎缩区域 RPE 和脉络膜血管层明显萎缩，裸露出巩膜和大的脉络膜血管。

高度近视患者的视盘旁萎缩常与豹纹状眼底、富克斯斑、后巩膜葡萄肿、后极部视网膜脉络膜萎缩、周边部视网膜变性及因变性导致的视网膜脱离等同时存在，有时伴有黄斑区视网膜下新生血管及黄斑出血等。

青光眼的视盘旁萎缩呈进展型。组织病理学研究显示，在青光眼视盘旁萎缩区内脉络膜毛细血管管腔萎陷。FFA 显示青光眼视盘及视盘旁组织呈低灌注状态，提示其病理机制可能是脉络膜灌注减少。另有研究表明，视盘旁萎缩的进展可能是高眼压患者向青光眼转变的早期体征，与青光眼的视盘参数、视野缺损及视盘浅层出血有一定关系。随着青光眼病程的进展，盘沿面积缺损越明显的区域视盘旁萎缩越大。Jonas 等认为视盘旁萎缩与平均视野缺损成正比，与视网膜神经纤维层的指数成反比。Sugiyama 等发现视盘旁萎缩较大的青光眼患者视盘出血明显增加，推测视盘旁萎缩与视盘循环障碍有关。Araie 等研究发现，视盘旁萎缩与视盘面积的比值是影响视野缺损损害进展的重要因素。因此，视盘旁萎缩的发生率、大小、结构及其位置对于青光眼视神经损害的早期发现、进展的判断、青光眼的分型及青光眼视神经纤维层丢失的发病机制的揭示是有价值的。

5. 其他继发性脉络膜萎缩　在病变过程中凡波及脉络膜毛细血管 -Bruch 膜 - 视网膜色素上皮复合体（choriocapillario-Bruch membrane-retinal pigment epithelium complex，CBRC）之一者，都会相互影响而引发一系列疾病。常见病因有炎症性、非炎症性及遗传变性疾病等。与 CBRC 密切相关的继发脉络膜视网膜萎缩的疾病常见以下四种。

1）年龄相关性黄斑变性（age-related macular degeneration，AMD）：是多发生在 50 岁以上患者的黄斑区 CBRC 退行性病变（图 11-42）。眼底形态分为萎缩型 AMD 和渗出型 AMD。萎缩型 AMD 的发病机制

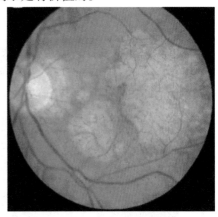

图 11-42　年龄相关性黄斑变性

主要是脉络膜毛细血管萎缩、Bruch 膜增厚和 RPE 萎缩。眼底表现为黄斑区地图状萎缩。

2）Stargardt 病：临床上常见单独的黄斑部萎缩变性或合并全眼底黄色斑点者。本病多为常染色体隐性遗传，少数为显性遗传。双眼发病，病变对称（图 11-43）。病变早期眼底可无明显改变，随着病情的进展，黄斑中心反光消失，色素紊乱，呈灰暗色。病程逐渐发展，黄斑区有横椭圆形或圆形、边界清晰的变性病灶，呈金箔样反光。晚期眼底后极部视网膜可出现视网膜神经上皮、色素上皮及脉络膜毛细血管萎缩，仅见脉络膜大血管及白色巩膜。FFA 检查显示双黄斑区呈对称性的靶心状改变或牛眼样荧光征象，约 90% 的患者 FFA 检查时出现脉络膜湮灭征（choroidal silence sign）。Wroblewski 等行 ICGA 检查时发现黄斑部可见不同程度的脉络膜血管闭锁，造影晚期呈现一致性低荧光。

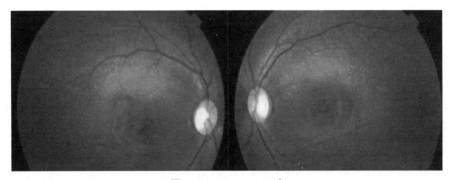

图 11-43　Stargardt 病

3）卵黄状黄斑变性（vitelliform macular degeneration）：又称为 Best 病，为先天性或遗传性黄斑变性，为常染色体显性遗传病。本病因黄斑区 Bruch 膜先天性一致性变厚产生卵黄样变性（图 11-44）。根据不同的眼底表现分为卵黄病变前期（眼底正常，但眼电图异常）、卵黄病变期（RPE 水平蛋黄样损害灶）、卵黄破碎期（黄色损害突破 RPE 进入视网膜下腔或形成假性蓄脓外观）及萎缩期（盘状视网膜脉络膜萎缩，有色素堆积并透见白色巩膜）四期。

4）玻璃疣（drusen）：为黄白色透明的胶样物沉积于脉络膜的玻璃膜所致，可分为遗传性玻璃疣和老年性玻璃疣（图 11-45）。通常为散在的、单个或多个融合成较大圆形甚至地图状外观，病灶边缘伴有色素增殖，引起色素上皮萎缩；晚期脉络膜毛细血管可发生萎缩，暴露大的脉络膜血管。

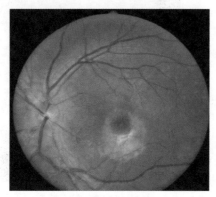
图 11-44　卵黄样黄斑变性

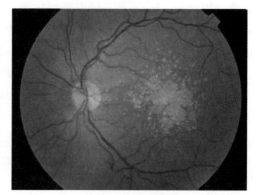
图 11-45　玻璃疣

（三）航空医学考虑

招飞体检中经常可以发现被检查眼底不同程度地存在大小不一的视网膜脉络膜萎缩灶，常为单发，偶见多发。继发性脉络膜萎缩灶多为脉络膜毛细血管 -Bruch 膜 - 视网膜色素上皮复合体受损所致，因此对视网膜及视功能的潜在危害较大。从航空医学考虑应该给予高度重视，注意认真进行病因分析，客观预测潜在隐患及预后。

（四）体检方法

眼底检查发现脉络膜萎缩时，首先要详细记录萎缩灶位置、大小、形态特征及相应视网膜和视网膜血管状态；其次，根据萎缩灶位置、数量及双眼分布情况大致推断可能的病因。如萎缩灶位于视盘附近，考虑青光眼、近视及年龄因素等；位于黄斑部，且两眼对称，考虑遗传变性类疾病等；单发或多发萎缩灶，结合病史问询，以外伤史和炎症性因素居多。最后，结合萎缩灶位置和大小，按照招飞体检相应标准进行衡量。一般后极部孤立视网膜脉络膜萎缩灶超过 1/2PD 者，伴有非生理性暗点者不合格；赤道前及周边部视网膜脉络膜孤立萎缩灶，大于或等于 1.5PD 者，不影响中心视野者，可酌情综合评定，并建议随访观察。多发性脉络膜萎缩与各种视网膜脉络膜炎关系密切，病因复杂，预后不确定，建议予以淘汰。

（田　青）

第十一节　视网膜静脉周围炎

（一）概述及流行病学特点

视网膜静脉周围炎又称为 Eales 病，是一类主要影响青壮年周边视网膜的特发性阻塞性血管疾病，包括视网膜静脉炎症、视网膜血管白鞘、视网膜周边无灌注区及新生血管，以反复玻璃体积血为特征。

Eales 病主要影响健康青年人，发病高峰在 20～30 岁，50%～90% 的患者双眼受累。以往研究者认为患者以青年男性为主，但是近年来的研究发现男女发病率无明显区别。印度和中东地区发病率高，在印度，每 200～250 个眼病患者中就有 1 位是 Eales 病，而在北美和欧洲，患病率仅为印度的 1/10。大多数患者来自农村，社会经济地位较低的患者发病率相对较高。20 世纪初，世界各地均有该病的报道，随着欧美国家卫生状况和生活水平的提高，发病率呈逐年下降的趋势。目前，报道的病例主要来自亚洲。

Eales 病至今病因不明，以往多认为与结核感染有关。也有学者认为与局部病灶有关，如存在牙齿脓毒病灶、中耳炎、鼻窦炎等。尚有部分患者查不出相关病因。视力预后根据病情轻重和反复发作频数不同而有别。早期发现且病情较轻者经及时治疗，预后较好；晚期重症者反复玻璃体积血，导致视力严重下降；同时，长时间玻璃体积血不能吸收，继发玻璃体视网膜机化增殖，可牵拉视网膜形成裂孔及视网膜脱离；部分病例尚可产生新生血管性青光眼和并发性白内障。自然病程为 3～5 年，也有延续 10 多年甚至更长者。

（二）诊断及鉴别诊断

常见症状为玻璃体积血所致，如眼前黑影、蜘蛛网样漂浮物、视物模糊、视力下降。虽然常主诉单眼发病，但是经过详细的眼科检查，常发现对侧眼也有 Eales 病的特征性改变，如周边无灌注、血管白鞘、视网膜新生血管等。

一般前房反应相对较轻，可有房水闪辉和细胞；周围静脉炎是 Eales 病的特征性体征，虽然炎症的症状和体征可以出现在疾病的不同时期，但是晚期很少出现。80% 的患者会有血管白鞘，且血管白鞘周围常有荧光渗漏。视网膜浅层的火焰状出血及硬性渗出常位于有白鞘的血管区域，可有黄斑囊样水肿。周边视网膜非灌注区见于所有 Eales 病患者，一般连续出现，颞侧象限最易受累。高达 80% 的 Eales 病患者会有新生血管形成，可以是视盘新生血管（NVD）或视网膜其他部位新生血管（NVE）。NVE 多位于灌注区与无灌注区的交界处。新生血管所致的玻璃体积血较为常见，也是损害视力的最主要原因。晚期可发生牵拉性视网膜脱离、虹膜红变及新生血管性青光眼。

鉴别诊断：

1. Behcet 病性视网膜血管炎　Behcet 病常引起视网膜血管变细、闭塞和视网膜萎缩等，一般不引起广泛的视网膜出血和玻璃体的大量积血，视网膜毛细血管非灌注区也比 Eales 病少见。常伴有口腔溃疡、外阴溃疡、关节炎、多形性皮肤病变等。

2. 中间型葡萄膜炎　典型病变发生于睫状体平坦部。具有玻璃体基底部的雪堤状病变和明显的玻璃体细胞反应，并常伴有周边部脉络膜视网膜病灶和血管炎，视网膜新生血管主要发生于雪堤状病变附近。一般不出现反复性视网膜出血和玻璃体积血，但易出现持续时间较长的囊样黄斑水肿。

3. 多发性硬化所致的视网膜血管炎　本病仅累及静脉，包括活动性静脉周围炎和慢性静脉硬化，表现为沿多级静脉分支连续走行的致密的血管管壁白鞘，并常见球后视神经炎、葡萄膜炎或中间葡萄膜炎等临床表现。

4.过敏性肉芽肿性血管炎　又称为 Churg Strauss 综合征（CSS），常见于成年人，有哮喘、鼻窦炎、肺炎浸润灶和多发性神经病变，外周血嗜酸性粒细胞＞ 10%，病理表现为含有嗜酸性粒细胞的小的坏死性肉芽肿，出现典型的坏死性血管炎。眼部受累较少见，可表现为前部缺血性视神经病变、视网膜动脉阻塞和视网膜血管炎。

5.类肉瘤病性视网膜血管炎　主要表现为视网膜静脉周围炎及赤道部视网膜静脉管壁白鞘，常呈节段性，浸润的炎性细胞呈袖套样聚集在受累静脉周围，典型的称为烛泪斑。血管渗漏导致视网膜渗出、水肿，血管阻塞可产生视网膜出血、棉絮斑、毛细血管无灌注区及新生血管。同时合并葡萄膜炎及类肉瘤病的其他全身表现，如肺门淋巴结肿大、血清血管紧张素转换酶升高等。

（三）航空医学考虑

飞行中一定程度的缺氧、负加速度或加压供氧等即可引起视网膜出血，视网膜血管不健全者更易出血。Eales 病主要是周边部视网膜小血管病变，日常环境下即以复发性视网膜及玻璃体积血为主要特征，在航空飞行特殊环境中引发出血在所难免。突发大量玻璃体积血可导致视力急剧下降甚至仅存光感，严重威胁飞行安全。从航空医学考虑，为保障飞行安全，在招飞体检医学选拔阶段一经发现 Eales 病或可疑 Eales 病，建议予以淘汰。

（四）体检方法

Eales 病早期无症状，病变位于周边部，隐匿性强。需要有针对性地详细询问相关病史和症状。同时，在充分散瞳下仔细检查双眼视网膜血管有无异常。对有可疑病史或体征者常规行裂隙灯三面镜检查，了解有无周边部视网膜血管炎症迹象、血管白鞘及新生血管等特征性改变。必要时可行 FFA 检查以明确诊断。

应招生源群体年龄适逢 Eales 病发病高峰时段，该病主要侵犯视网膜小血管，随时可能出血，出血较多时，视力可急剧下降甚至仅存光感，潜在危害视功能及飞行，要注意仔细筛查。虽然招飞体检中很少发现典型的 Eales 病，但可疑体征也可见到。如在三面镜检查时偶有发现周边部视网膜血管节段性缩窄或伴有白鞘，或伴有血管瘤样扩张及点片状出血等。遵循现行招飞体检标准，一经发现 Eales 病的可疑体征，为防患于未然，在招飞体检医学选拔阶段多予以淘汰。

（五）图谱

详见图 11-46 ～图 11-48。

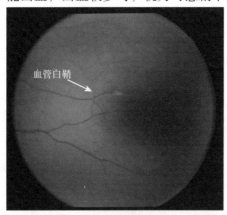

血管白鞘

图 11-46　视网膜静脉周围炎（一）

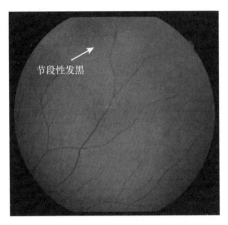

节段性发黑

图 11-47 视网膜静脉周围炎（二）

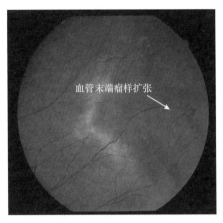

血管末端瘤样扩张

图 11-48 视网膜静脉周围炎（三）

（姜彩辉）

第十二节 孔源性视网膜脱离

（一）概述及流行病学特点

视网膜脱离是指视网膜神经上皮与视网膜色素上皮发生分离，是潜在的致盲性眼病。由视网膜裂孔引起的视网膜脱离称为孔源性视网膜脱离（rhegmatogenous retinal detachment，RRD）。周边视网膜变性、玻璃液化及后脱离所致的视网膜裂孔是形成 RRD 的主要原因。本病常见于高度近视眼和周边部视网膜格子样变性眼。

RRD 的发生存在地域差异，总的发生率为（6.3 ~ 17.9）/100 000。60 ~ 69 岁人群 RRD 的发生率高，可高达（19 ~ 27）/100 000，而 20 岁以下人群 RRD 的发生率 < 3/100 000。通常男性发病率高，男女比例为（1.3 ~ 2.3）：1。RRD 患者对侧眼发生 RRD 的比例可高达 15%。近视，特别是高度近视者是发生 RRD 的主要危险因素。近视 -3D ~ -1D 发生 RRD 的危险性是正视眼的 4 倍，而近视 > -3D 发生 RRD 的危险性是正视眼的 10 倍。近视眼患者容易发生 RRD 的原因包括玻璃体液化、玻璃体后脱离发生早及玻璃体视网膜变性发生率高。另外，近视眼患者发生 RRD 早，常比较年轻，且容易发生双眼 RRD。周边部视网膜格子样变性是发生 RRD 的另一个主要因素，约占 RRD 患者的 60%。

视力预后主要看术前黄斑部视网膜有无脱离。未波及黄斑部者及时手术可以保存原有视力；已有黄斑部脱离者术后视网膜复位良好的，视力可能稍有改善或保持术前水平；病程长的视力预后差；未经手术治疗或手术失败者可进展成视网膜全脱离，或伴有增殖性玻璃体视网膜病变，或视网膜呈闭合漏斗状，或继发葡萄膜炎、青光眼和并发性白内障；也可因低眼压导致眼球萎缩。

（二）诊断及鉴别诊断

根据以下临床表现可以诊断。一般于 RRD 发病早期有眼前漂浮物和闪光感。视力不变或突然下降，视物变形。视网膜脱离的对应方向出现视野暗区或者幕样阴影遮挡。眼部检查：患眼眼压常较对侧眼低；前部玻璃体中可见色素颗粒或可有玻璃体积血，或可有玻璃体液化、混浊及后脱离；眼底视网膜局限性隆起，其表面光滑，可见视网膜裂孔；视网膜脱离时间长者可以出现视网膜固定皱褶及增殖。超声波检查提示视网膜脱离。

鉴别诊断：

1.渗出性视网膜脱离　由炎症、肿瘤及视网膜屏障功能破坏等因素造成液体大量渗出并积聚于神经视网膜下。可伴有玻璃体炎性混浊、脉络膜占位性病变、视网膜血管异常等。

2.牵引性视网膜脱离　是玻璃体视网膜增殖牵拉所致，可见视网膜增殖膜，多见于眼外伤、增殖性糖尿病视网膜病变及玻璃体视网膜手术后。

（三）航空医学考虑

孔源性视网膜脱离对应部位常有视野缺损，累及黄斑时可造成不同程度远视力下降及辨色力异常，严重影响视功能及飞行，从航空医学考虑应加以严格筛查。

（四）体检方法

临床检查中应注意详细询问病史，了解有无近视眼、眼外伤、眼病治疗或手术史；除常规散瞳检查眼底外，还要一并进行裂隙灯三面镜及间接眼底镜检查玻璃体视网膜状况，确定视网膜裂孔位置及脱离范围。辅助眼部 B 超检查以确定视网膜脱离。注意同时检查对侧眼，查找视网膜变性区及其范围。

招飞体检中极少发现孔源性视网膜脱离，偶见周边部视网膜格子样变性继发视网膜局限性浅脱离者。按照现行空军招飞体检相关标准，予以淘汰。需要注意的是，在招飞体检三面镜检查中经常可以发现不同程度的周边部视网膜变性，尤以格子样变性最为多见。基于周边部视网膜变性与 RRD 的密切关系，对于视网膜格子样变性，伴有不同程度视网膜萎缩变薄，或视网膜表面有增殖样改变，或伴有干性裂孔者，为防患于未然，多予以淘汰。

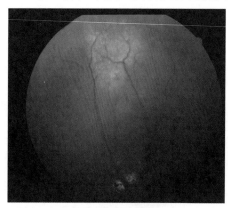

图 11-49　视网膜脱离（一）

（五）图谱

详见图 11-49 ～图 11-51。

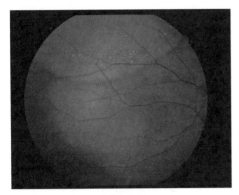

图 11-50 视网膜脱离（二）

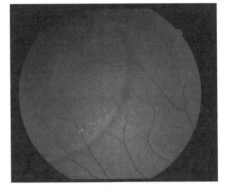

图 11-51 视网膜脱离（三）

（姜彩辉）

第 12 章

视 路 疾 病

视路（visual pathway）是指从视网膜神经纤维层到大脑枕叶皮质纹状体区视觉中枢为止的整个视觉神经冲动传导和传递的路径。其包括视神经、视交叉、视束、外侧膝状体、视放射和视皮质。视神经全长约 5cm，按解剖位置可分为球内段、眶内段、管内段和颅内段。

（1）球内段（视盘）：长 0.7 ～ 1.0mm，视盘可以看作是一个重要的过渡带，视神经纤维在此处从球内的高组织压力区进入与颅内压相关的低组织压力区。同时供血由视网膜中央动脉单独供血变为由其他眼动脉分支供血。正常情况下筛板区前的神经纤维无髓鞘包绕。视盘的前表面即眼底检查所见的视盘。

（2）眶内段：自巩膜后孔处到眶尖处，常为 25 ～ 30mm，由于巩膜后孔距离眶尖只有约 15mm，因此眶内段视神经呈 "S" 形弯曲，前段向下弯曲，后段向颞侧弯曲。这样的解剖特点使视神经不会完全限制眼球运动，也不会因为眼球转动或稍向前突出而轻易损伤。在眶尖部，眼外肌总腱环（Zinn 环）包绕视神经。上直肌、下直肌和内直肌的起始端与视神经鞘连接紧密，故球后视神经炎患者会有明显的眼球转动痛。视神经和外直肌的间隙中还有动眼神经、鼻睫神经和展神经通过。

（3）管内段：视神经管内的部分，长 6 ～ 7mm。视神经管长 5 ～ 12mm，位于眼眶鼻上，与上方的眶上裂相连。管内侧为蝶窦及其后组筛窦，仅有菲薄的骨板隔开，所以此处是鼻窦炎导致球后视神经炎的解剖基础。视神经管较狭窄，即使薄层 CT 都无法发现的微小的占位性病变和眶周钝挫伤都容易引起视神经的压迫与挫伤。

（4）颅内段：由视神经入颅腔至视交叉，此段长约 10mm，颈内动脉和眼动脉于视神经的下外侧进入视神经管，因此血管动脉瘤或硬化可能会压迫视神经，垂体的肿瘤也会压迫视交叉导致压迫性视神经病变。

第一节　视盘发育异常

正常的视盘是一个竖椭圆形结构，边界清晰，盘沿呈粉红色，中央生理性凹陷（视杯）颜色比周围盘沿要淡。视盘垂直直径比水平直径长 7% ～ 10%，平均视盘直径约 1.47mm。而视杯的大小与视盘内神经纤维的数量、位置均有关系，更接近于横椭圆形。因此，水平杯盘比（C/D）要略大于垂直杯盘比。这个特征在青光眼的评估中很重要。正常杯盘比变异度很大，但 95% 的正常人 C/D 在 0.6 以下，应注意视杯的大小和颜色变浅的区域并不一致，应以小血管走行方向的改变确定视杯的边界。盘沿是视网膜和视神经纤维在视盘内的汇合，在临床上有重要意义。一般来说，盘沿下方最宽，其次为上方和鼻侧，颞侧最窄。偏离此规律可能提示青光眼损害。

视盘发育过程中，有关的神经上皮、多能细胞等发育异常或畸变可以导致一系列视盘发育异常，大致可分为视神经纤维发育异常、视神经结构缺损、视盘血管异常及合并其他组织结构异常等。

一、视神经发育不全

（一）概述及流行病学特点

视神经发育不全（optic nerve hypoplasia）是眼科临床较多见的视盘异常。检眼镜下可表现为视神经乳头非常小，可呈灰色或苍白色，乳头周围有微黄色杂点组成的晕轮，边界有色素增殖或脱失组成的环（称为"双环"征）。视神经发育不全常伴有视网膜血管的改变如静脉弯曲。视神经发育不全的组织病理学改变的特点是视神经轴突数量减少，而中胚层和神经胶质支撑组织正常。"双环"征的外环与巩膜和筛板之间的正常连接有关，而内环则因视网膜和色素上皮层的异常扩展覆盖了筛板构成。75% ～ 80% 的视神经发育不全患者同时伴有以垂体功能减退为主的内分泌系统发育异常。多为双眼异常（80%），单眼发病时往往视力较好，其他系统发育异常也相对较轻。该病发病率统计存在一定困难，英国有数据显示 2006 年为 10.9/100 000。

根据视盘黄斑神经纤维束（乳 - 斑束）的完整性，视神经发育不全患者的视力可在无光感到 20/20 之间，视力可长期保持稳定。患眼视野呈局限性缺损并多伴有周边部视野向心性缩小，视野缺损的形态也与损害的部位有关。常见的视野改变有下方视野缺损、广泛性缩窄、黄斑回避或乳 - 斑束暗点等，也可发生双颞侧或双鼻侧偏盲，但通常不对称。

（二）诊断及鉴别诊断

检眼镜下可见视盘形态及典型的"双环"征，见图 12-1。经统计显示，95% 正常人视盘 - 黄斑距离与视盘直径的比值 > 2.94，而视神经发育不全患者该比值较小，平均为 2.62，因此这一比值具有一定参考意义。此外，磁共振检查有利于发现其他组织、器官的发育异常。

（三）航空医学考虑

视神经发育不全除发展为弱视以外，病情通常稳定不进展。然而，即使患者视力检查正常，也仅代表乳 - 斑束未受累及中心视力不受

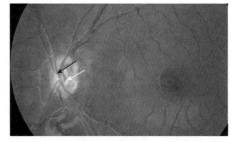

图 12-1　视神经发育不全的"双环"征（黑箭头为内环，白箭头为外环）

损，不能排除视野缺损和周边视力的异常。因此，在体检过程中，检眼镜下发现视盘形态异常时应积极完善视野、OCT 等相关检查，避免漏诊。

（四）体检方法

充分散瞳后，可通过检眼镜看到典型的视盘外观。怀疑异常者，应当在条件允许的情况下完善视野、视神经 OCT 检查，必要时请内科、检验科医师会诊，排除可能同时存在的神经及内分泌系统发育异常。

二、视盘玻璃疣

（一）概述及流行病学特点

视盘玻璃疣（optic disc drusen，ODD）又称为视盘透明体，是视盘部位出现的玻璃样物质，常双眼发病，病因不明，目前被认为由未成熟的视神经胶质增生变性或视神经纤维轴浆崩解钙化形成。一些研究者认为，视盘玻璃疣的形成是一个慢性变性过程。根据疣体位置的深浅可分为浅表性视盘玻璃疣和埋藏性视盘玻璃疣。临床发现视盘玻璃疣的检出率在 1% 左右,存在家族史的人群中检出率可升至 3.4%。一项 737 例尸检研究发现，视盘玻璃疣的检出率为 2.4%，提示在正常人群中可能有部分视盘玻璃疣患者终身未被发现，使得临床检出率低于人群患病率。

（二）诊断及鉴别诊断

根据外观，诊断浅表性视盘玻璃疣比较容易。但埋藏性视盘玻璃疣外观不典型，需要根据影像学检查方法辅助诊断。充分散瞳后，通过检眼镜检查可以发现浅表性视盘玻璃疣，表现为视盘上粗糙的、边缘凹凸不平的、发亮的不规则结晶样体，呈桑葚样外观，视盘边缘可模糊不清，也可融合成不规则团块，向玻璃体腔内突出，视网膜血管弯曲爬行，表现为假性视盘水肿外观。埋藏性视盘玻璃疣位于视盘深部，眼底表现为视盘隆起，稍扩大，隆起可达 $1/2 \sim 3D$，一般不会超过 3D，边界欠清，呈不规则起伏。视网膜静脉可充血，偶可见邻近视盘的视网膜出血和渗出斑，甚至新生血管。眼部 B 超检查的优势可见视盘扁平隆起，被认为是诊断的可靠方法。CT 检查可见视盘玻璃疣内钙化，血管造影检查可见视盘边缘小结节状强荧光。

埋藏性视盘玻璃疣可表现为假性视盘水肿外观，因此应与视盘水肿相鉴别。视盘水肿往往存在颅内压增高或视神经炎症、缺血等其他病变，且检眼镜下视盘肿胀但无粗糙、边缘凹凸不平感。

（三）航空医学考虑

视盘玻璃疣早期常无自觉症状，视力可正常，有时因疣体引起血管反射性痉挛而出现一过性视野缺损。尽管与黄斑部玻璃疣命名相似，但病理基础并不一样。视盘玻璃疣可并发视网膜中央静脉阻塞、前部缺血性视神经病变和脉络膜视网膜新生血管等并发症。

即便没有合并其他神经、血管病变，视盘玻璃疣随年龄的增长疣体体积会增大，且无有效疗法，对视神经的损伤及血管的压迫也是进展性的。75% 的患者最终将因视神经受压迫损伤而进展为周边视野缺损，包括生理盲点扩大、鼻侧阶梯、弓形暗点和向心性视野缩小等。此外，美军一项统计显示，41% 的视盘玻璃疣患者存在色觉异常。

（四）体检方法

充分散瞳后，使用直接检眼镜对视盘形态进行检查。可疑时，需完善眼部 B 超、视盘 OCT 和视野检查，有经验的医师可通过 B 超检查发现较为隐蔽的深的埋藏性视盘玻璃疣，因此 B 超检查被认为是视盘玻璃疣诊断的最佳手段之一。

（五）图谱

详见图 12-2。

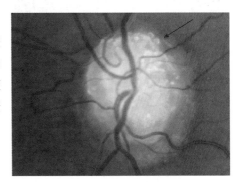

图 12-2　视盘玻璃疣

三、有髓神经纤维

（一）概述及流行病学特点

胚胎发育中，视神经髓鞘纤维从中枢向周围生长，足月出生时，视神经髓鞘达到并止于巩膜筛板后。因此，正常的视网膜内神经纤维是没有髓鞘的。若视神经髓鞘越过筛板继续生长，则会形成视网膜有髓神经纤维。视网膜内神经纤维伴有髓鞘的异常多于出生后数月内出现，也可在任何年龄发生。有髓神经纤维常单眼发病，也可双眼（20%）发病，男性较女性多见。

（二）诊断及鉴别诊断

检眼镜下可见视盘周围沿神经纤维走行方向伸展的白色髓鞘斑，呈羽毛状，视网膜血管隐没于下方。大多数有髓神经纤维分布于视盘上、下边缘，偶有报道远离视盘。根据典型的外观和分布位置，有髓神经纤维容易诊断。

但注意与视盘炎、视盘水肿和其他炎症及变性所致的视网膜白色病灶相鉴别。

（三）航空医学考虑

有髓神经纤维是一种出生后的发育异常，较为稳定，罕有成年后病变范围扩大的报道，一般不影响中心视力。但有髓神经纤维分布的区域，光线不能透过，因此视野有相应的缺损。需完善视野检查，以明确视野缺损的位置和范围，根据检查结果综合评价学员的视功能。

（四）体检方法

本症主要依靠充分散瞳后直接检眼镜下的特殊形态而诊断。有髓神经纤维以视盘周围分布居多，偶有远离视盘者。发现异常者，尤其是发现远离视盘的有髓神经纤维时，应注意详细检查玻璃体和视网膜，以免误诊或遗漏可能并发的其他病变，并应积极完善视野检查。

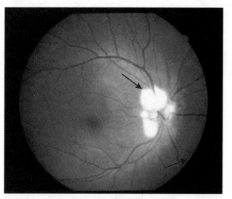

图 12-3　有髓神经纤维

（五）图谱

详见图 12-3。

四、先天性视盘小凹

（一）概述及流行病学特点

先天性视盘小凹是发生在视盘实质内的先天性不典型缺损，是一种少见的视盘发育性异常。小凹处的神经组织局部有先天性缺损。多单眼发病，发生率为 1∶11 000。小凹于出生前既已存在，早期被残留组织填充覆盖，随着残留物逐渐被吸收，小凹渐渐显露，临床上多于 18 ～ 35 岁时被发现。患者可伴有其他先天性异常，如视盘部分缺损，视盘前膜、视网膜脉络膜缺损及单侧视网膜色素变性等，50% 以上伴有睫状视网膜动脉。

先天性视盘小凹患者视力一般正常，如合并黄斑部浆液性视网膜脱离，则出现视力下降、视物变形。典型的眼底改变是视盘上有境界清晰的灰白色或黄色凹陷，多在颞侧，也见于其他部位。凹陷多呈圆形、卵圆形，也有裂隙样、三角形或多边形。小凹上常有陡峭的壁，深度可达 1 ～ 5D。患侧视盘常比对侧大。小凹表面常有灰白色胶质样组织覆盖，因此常被忽视。约 50% 的患眼可见 1 ～ 2 根睫状视网膜动脉。

（二）诊断及鉴别诊断

根据典型的眼底改变和辅助检查可做出诊断。行 FFA 时可发现动脉前期和动脉期小凹部位呈现边界清楚的无荧光区，静脉期以后小凹部位荧光增强，晚期整个小凹显示高荧光区。合并黄斑浆液性脱离时，脱离区晚期可有斑驳样荧光，无渗漏点。

（三）航空医学考虑

先天性视盘小凹患者的视力一般正常，约 50% 的患者可表现为各种形态的视野缺损，如生理盲点扩大、旁中心暗点、弓形暗点、从视盘延伸的扇形缺损及鼻侧或颞侧阶梯状视野缺损。25% ～ 75% 的患者可合并黄斑部浆液性视网膜脱离。而这些与小凹相关的黄斑病变多发生于 30 ～ 40 岁，正是飞行员成长的黄金时期。

（四）体检方法

充分散瞳后，注意检查视盘的大小、形态、颜色及血管走行等。如发现异常，条件允许时应完善视野和视盘 OCT 检查。怀疑视盘小凹时，还应注意检查黄斑区是否有可疑病变，以免漏诊可能伴发的黄斑部浆液性渗出，可在行视盘 OCT 检查的同时行黄斑部 OCT 检查。

（五）图谱

详见图 12-4。

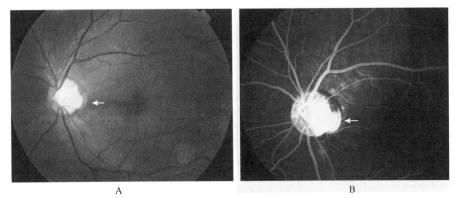

A   B

图 12-4　先天性视盘小凹

五、先天性大视盘和大视杯

（一）概述及流行病学特点

正常视盘的形态变异度很大，先天性大视盘的概念最早由 Franceschetti 和 Bock 在 1950 年提出。一般视盘直径为 1.5mm，直径 2.1 ～ 2.5mm 被认为是大视盘。过大的视盘可能是由胚胎发育时长入视茎的中胚层组织过多或神经支架增多引起的。单眼发生大视盘常无视力损害，少数伴有高度近视改变。眼底除视盘面积异常外无其他改变。视野检查可发现生理盲点扩大，个别颞上象限缺损。视神经 OCT 检查常无异常发现，CT 和 B 超检查可发现视神经管和巩膜管稍大，但往往仍在正常范围的高限。

视盘凹陷是由胚胎发育时 Bergmeister 原始视盘组织萎缩程度和巩膜上神经孔的大小决定的，视神经穿过筛板，在视盘中央形成生理凹陷。若原始视盘内纤维组织较多，随着发育逐步被吸收，则会形成较大而深的视杯，即生理性大视杯。本病可单眼或双眼发生，具有家族性。一般患者的视力、视野均正常。检眼镜下可见视盘中央大而深的凹陷，但不会达到视盘边缘。盘沿颜色正常，宽度遵循下方比上方宽、鼻侧比颞侧宽的规律。部分视盘凹陷较深，视网膜血管可呈屈膝状穿出。

（二）诊断及鉴别诊断

发现增大的视盘或视杯，排除可能的病变后，即可诊断生理性大视盘和生理性大视杯。

生理性大视杯主要需要与青光眼等可引起视盘形态结构改变的疾病相鉴别，不能盲目地认为杯盘比（C/D）大即存在青光眼风险。同时，也不能单纯通过检眼镜所见和眼压测量来诊断青光眼。建议在条件允许的情况下尽量完善家族史、眼压、视野和视神经 OCT 等相关检查，尤其是视神经 OCT 检查，可以在出现眼底外观改变和视力、视野等损害之前发现视神经的损伤。但正常人经这几个检查后也可出现异常结果。因此，当视神经 OCT 检查异常，尤其是颞侧视神经纤维变薄时，需结合临床及其他检查。当视野、OCT 及眼底检查表现能互相印证时，最为可靠。

（三）航空医学考虑

除生理性大视盘可能导致生理盲点扩大外，生理性大视盘和大视杯多对视功能无明显影响。有学者认为，生理性大视盘由于视盘结构较为松散，反而降低了青光眼发生的可能性。尽管没有任何研究能够直接证明生理性大视杯会增加进展为青光眼的风险，但一项 207 例 390 眼（未确诊青光眼）的研究发现，杯盘比大于等于 0.6 组视野异常率显著高于杯盘比小于 0.6 组，另有研究发现，杯盘比大于等于 0.5 的人群对比敏感度函数异常率显著高于杯盘比小于 0.5 的人群。因此，即使符合生理性大视杯的外观特点，但仍建议完善青光眼家族史、眼压、视野和视神经 OCT 等相关辅助检查。

（四）体检方法

充分散瞳后，直接检眼镜下发现视盘和视杯增大，首先根据形态特点判断是否为生理性。条件允许时，建议尽可能地完善眼压、视盘 OCT 和视野检查。很多 OCT 检查设备可对杯盘比进行检测，通过设备的辅助，可以帮助体检医师减少主观因素对杯盘比大小界定的差异。

（五）图谱

详见图 12-5。

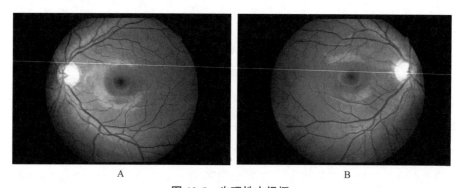

图 12-5　生理性大视杯

六、先天性视盘前血管袢

（一）概述及流行病学特点

先天性视盘前血管袢（prepapillary vascular loop）是一种发生在视盘或其附近视网膜血管系统的先天性畸形。血管袢多起自中央视网膜动脉的主要分支（95%）。一般为单眼，偶有双眼者，多数患者合并睫状视网膜动脉。本病病因不明，推测在玻璃体动脉形成血管芽阶段发生异常，导致组织萎缩残留了血管袢。血管袢可盘曲呈麻花样，一般不超过

5mm，有的患者血管襻可供给一个以上象限的视网膜。

（二）诊断及鉴别诊断

本病较为少见。根据特征性的外观即可诊断。患者视力多不受影响，大多在出现并发症后或体检时发现。在行 FFA 检查时，畸形的血管往往不会发生荧光渗漏，提示血管本身相对较为稳定。

应注意与视盘前膜相鉴别，具体参考先天性玻璃体动脉残遗相关部分。

（三）航空医学考虑

视盘前血管襻患者行 FFA 检查一般无阳性发现，血流动力学相对稳定。但已有不少研究发现视盘前血管襻常可合并出现玻璃体积血、视网膜下出血、黑矇和视网膜分支静脉栓塞等并发症，这些疾病可能导致患者突然的视力下降。目前分支动脉栓塞报道很少。尽管血管发育异常与上述疾病的因果关系尚未明确，但在招飞体检中建议持较为慎重的态度。

（四）体检方法

充分散瞳后，在直接检眼镜下可看到呈特殊形态的视盘周围血管。行 FFA 检查意义不大。视野检查可明确血管襻是否影响视野。考虑到患者发生玻璃体积血、视网膜下出血、黑矇和视网膜分支静脉栓塞的潜在风险较高，建议采取谨慎态度。

（五）图谱

详见图 12-6、图 12-7。

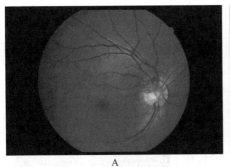 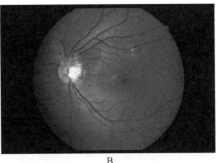

A   B

图 12-6　先天性视盘血管襻

七、先天性视盘前膜

（一）概述及流行病学特点

先天性视盘前膜是胚胎期玻璃体动脉吸收不全或 Bergmeister 原始乳头胶质垫残留形成。视盘前膜的大小、形态、厚薄差异较大。检眼镜下可见位于视盘表面带有光泽的结

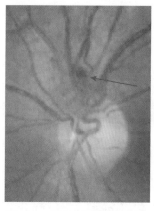

图 12-7 视盘血管袢合并出血
箭头示局部残留未完全吸收的血块

缔组织样膜，多位于视盘生理凹陷处，于视网膜中央静脉的两旁，伴随血管进出。

视盘前膜稳定、不进展，一般不影响视功能。但当前膜较大覆盖视盘并向周围视网膜伸展，同时较为致密时，可能造成生理盲点扩大。

（二）诊断及鉴别诊断

视盘前膜根据视力和眼底检查的特征性改变，可以诊断。需要与视盘前机化增殖膜相鉴别。后者一般有外伤或全身疾病所致眼底出血和炎症病史，视力下降，机化膜附近有新生血管，边缘不清，致密不透明，常呈晦暗的灰白色，周围网膜可见其他病变。小的、血管周围纤维组织较多的视盘血管袢也容易与血管残迹明显的视盘前膜混淆，区别在于视盘血管袢至少具有 1 个升支和 1 个降支，能够形成完整的回路，而视盘前膜仅有一个条索状血管，无升降之分。此外，视盘牵牛花综合征也可表现为视盘前纤维胶质增生，但可见大视盘、大凹陷和放射状分布的血管等形态异常，视功能较差，是一种严重的先天性发育缺陷。

（三）航空医学考虑

视盘前膜通常不影响视力，仅当前膜较大、较致密且覆盖视盘周围网膜时才会影响视野，造成生理盲点的扩大。因此，航空医学主要是判断视盘前膜是否影响视野及视野缺损的程度。

（四）体检方法

充分散瞳后进行检查。发现视盘前膜时，应注意观察前膜的大小、范围，必要时行视野检查，以明确生理盲点是否扩大。此外，还应观察玻璃体及视盘周围视网膜的形态、结构，注意排除陈旧性机化灶或增生灶的可能，以免漏诊和误诊。若视盘前膜面积较小，组织密度较低，主要集中于视盘范围内，视野检查无异常，且无其他眼科问题，可进行综合评定；若面积较大、较致密，甚至伴有生理盲点扩大，则建议谨慎处理。

（五）图谱

详见图 12-8。

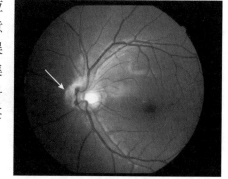

图 12-8 视盘前膜

八、视盘倾斜综合征

（一）概述及流行病学特点

视盘倾斜综合征（titled disc syndrome，TDS）又称为阶段性视神经发育不全（segmental optic nerve hypoplasia），主要涉及前部视神经发育不全，是一种先天性视盘发育异常性疾病，可伴有不同的眼底异常和视力障碍等并发症，极少数还伴有神经系统和内分泌系统的异常。文献报道称患病率为 0.5% ～ 3.5%。北京市眼病研究所一项调查显示 40 岁以上近视 8.0D 以内人群患病率为 0.4%。TDS 的发病机制尚不明确，认为与眼球发育时胚裂闭合不全有关，并导致了不同形态的视盘倾斜。约 80% 的患者双眼发病，视盘常呈 "D"字形，似一侧被切割状，并在该处形成弧形斑，认为由于先天性发育异常，弧形斑区域视网膜色素上皮（RPE）层和脉络膜缺损。

（二）诊断及鉴别诊断

患者视力可以是正常的，但大部分患者有屈光不正及散光，视力矫正大多不满意。眼底常可见视盘向下方或颞下方倾斜，多伴视网膜血管反向（视网膜中央动静脉自视盘颞侧部分出入，先指向鼻侧后再折回颞侧）、后巩膜葡萄肿，偶可见有髓神经纤维、视网膜中央静脉阻塞和视盘周围出血等。视野检查时往往能够发现生理盲点扩大、颞上方视野象限缺损、弓形暗点和鼻侧向心性缩窄等。

（三）航空医学考虑

由于发育异常程度的不同，部分患者中心视力可以是正常的。但目前大量研究证实，TDS 患者脉络膜和 RPE 层存在异常，其厚度与正常人存在显著性差异，发生脉络膜新生血管、静脉阻塞和黄斑区浆液性视网膜脱离的风险大于正常人。

（四）体检方法

散瞳后，直接检眼镜可看到呈 "D"字形的视盘及周围的脉络膜缺损。条件允许时可完善视盘、黄斑 OCT 和视野检查，以便辅助诊断。考虑到 TDS 患者脉络膜和 RPE 层存在异常甚至缺损时，发生脉络膜新生血管、静脉阻塞和黄斑区浆液性视网膜脱离的风险大，招飞体检结论为不合格。

（五）图谱

详见图 12-9、图 12-10。

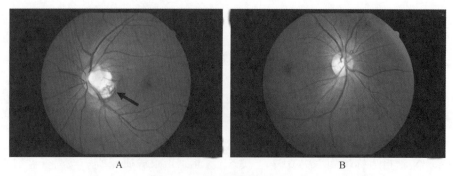

图 12-9 视盘倾斜综合征（一）

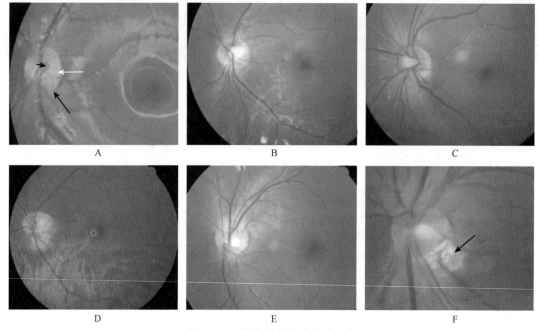

图 12-10 视盘倾斜综合征（二）

A. 视盘呈 "D" 字形（白箭头），可见弧形斑（黑长箭头）及血管反向（黑短箭头）；B. 视盘颞下方倾斜，下方呈豹纹状眼底；
C. 视盘鼻下方倾斜，血管反向；D. 视盘下方倾斜，豹纹状眼底改变；E. 视盘上方倾斜，豹纹状眼底改变；F. 弧形斑区可见巩
膜露白（黑长箭头）

（吴腾云　张　威）

第二节　视 神 经 炎

（一）概述及流行病学特点

视神经炎（optic neuritis）泛指发生于视神经的各种炎症性病变，其中最为常见的是
特发性视神经炎，好发于 18 ～ 45 岁人群，发病率约为 115/100 000，女性居多，是中青

年人最易发生的致盲性视神经疾病。若炎症伴有视盘的水肿，称为视盘炎（papillitis）或称为前部视神经炎（anterior optic neuritis），儿童较多见；若视盘正常，则称为球后视神经炎（retrobulbar neuritis），青壮年多见。以病因为标准，将视神经炎可分为五大类：①特发性视神经炎，包括特发性脱髓鞘性视神经炎和视神经脊髓炎，是较常见的类型；②其他中枢神经系统脱髓鞘相关性视神经炎；③感染和感染相关性视神经炎；④自身免疫性视神经炎；⑤其他原因不明的视神经炎。

特发性脱髓鞘性视神经炎是最为常见的视神经炎类型，也是青年人视神经病变最常见的类型。人群年发病率为 1/100 000 ～ 5/100 000，男女比例约为 1:3。本病可发生于各个年龄段，但多数患者发病年龄在 20 ～ 50 岁，平均 30 ～ 35 岁。患者可表现为急剧的视力下降，通常在发病 1 ～ 2 周时损害最为严重，可下降至无光感。除视力下降外，有的患者还表现为色觉异常或仅有视野损害；可伴有闪光感、眼眶痛，特别是眼球转动时疼痛。部分患者病史中可有一过性麻木、无力、膀胱和直肠括约肌功能障碍及平衡障碍等，提示存在多发性硬化的可能。据统计，超过 90% 的患者表现为中心视力的急剧下降及眼痛和眶周痛。30% 的患者可自发或由眼球运动及声音刺激，出现闪光感、火花迸发样闪光等闪光幻觉，也称阳性视觉现象。几乎所有的患者均存在对比敏感度和色觉损害。此外，据北美视神经炎治疗试验（optic neuritis treatment trail，ONTT）研究发现，各种形式的视野缺损均可出现在视神经炎患者身上，如弥漫性缺损（48%）、局灶性缺损（52%）、局灶性神经纤维束型缺损（水平型、弓形鼻侧阶梯样，20%）、单纯中心暗点或中心盲点暗点（8%）及偏盲性视野缺损（5%）。但该疾病有自愈性，发病 5 周内，90% 以上的患者视力开始恢复。感染性视神经炎和自身免疫性视神经病的临床表现与脱髓鞘性视神经炎类似，但无明显的自然缓解和复发的病程，通常可随着原发病的治疗而好转。

（二）诊断及鉴别诊断

视神经炎的诊断主要依靠发作期患者的症状和体征。患眼瞳孔常散大，直接光反应迟钝或消失，间接光反应存在。单眼受累的患者通常出现相对性传入性瞳孔功能障碍（RAPD）。眼底检查，视盘炎者视盘充血、轻度水肿，视盘表面或其周围有小的出血点，但渗出物很少。视网膜静脉增粗，动脉一般无改变；球后视神经炎者眼底无异常改变。视野检查可出现各种类型的视野损害，但较为典型的是视野中心暗点或视野向心性缩小。视觉诱发电位（VEP）可表现为 P_{100} 波（P_1 波）潜伏期延长、振幅降低。头部 MRI 检查可了解脑白质有无脱髓鞘斑，对早期诊断多发性硬化、选择治疗方案及患者的预后判断有参考意义。MRI 检查还可帮助鉴别鞍区肿瘤等颅内疾病导致的压迫性视神经病，了解蝶窦和筛窦情况，帮助进行病因的鉴别诊断。脑脊液检查有助于为视神经脱髓鞘疾病的诊断提供依据。对于病史和其他临床表现不典型的急性视神经炎患者，进行临床常规的血液学、影像学检查和某些针对感染病因的血液及脑脊液的细菌学（如梅毒）、病毒学（如艾滋病）、免疫学甚至遗传学等检查，对于正确临床诊断和治疗急性特发性脱髓鞘性视神经炎非常重要。对于典型的炎性脱髓鞘性视神经炎，临床诊断不需做系统的检查，但应注意查找其他致病原因，如局部或全身感染及自身免疫病等；以下指征需进行系统检查并与其他视神经病相鉴别：发病年龄在 20～50 岁的范围之外；双眼同时发病；发病超过 14 天，视力仍下降。

视神经炎在招飞工作中需注意与以下疾病相鉴别：

1. 假性视神经炎　或称为假性视盘水肿，属于比较常见的先天性异常。由于发育中巩膜管较小，视神经纤维通过时拥挤而隆起。多为双眼发病。患者眼球常偏小，伴有远视及散光。检眼镜下可见视盘隆起，边界模糊，不充血，周围血管和网膜无水肿、出血或渗出。检查视野无暗点或生理盲点扩大。血管造影正常，若见自发性静脉搏动的存在则强烈提示假性视盘水肿。假性视神经炎是先天性、非进行性异常，无管径改变，静脉无淤血。常可伴高度远视和散光，但无其他眼科病变。

2. 前部缺血性视神经病变（anterior ischemic optic neuropathy，AION）　视力骤然丧失，眼球运动时无疼痛，视盘肿胀趋于灰白色，视野缺损最常见为下方。在巨细胞动脉炎所致的缺血性视神经病变中，患者年龄大于 50 岁，多见于 70 岁，红细胞沉降率和 C 反应蛋白检查有助于鉴别诊断。非动脉炎性 AION 多见于 40～60 岁，病史中多数有可导致动脉粥样硬化性血管病的危险因素，如高血压、高血脂、糖尿病、长期吸烟史等。招飞体检中罕见。

3. 中毒性或代谢性视神经病变　进行性无痛性双侧视力丧失可能继发于酒精中毒、营养不良，各种药物如乙胺丁醇、氯喹、异烟肼、氯磺丙脲，以及重金属中毒、贫血等。毒物、药物接触史有助于诊断。

4. 其他视神经病　如颅前窝肿瘤导致的压迫性视神经病，特发性颅内高压导致的视力下降及心因性视力下降等均可误诊为视神经炎，应注意鉴别。

（三）航空医学考虑

多数急性脱髓鞘性视神经炎患者视力可于 2 个月内基本恢复正常，永久视力低于 0.5 的患者不到 10%。对比敏感度、色觉和视野均会伴随视力提高而恢复。尽管处于缓解期的患者可无明显视功能下降，但视神经炎往往会反复发作，据 ONTT 研究统计，无论初发时累及单眼还是双眼，10 年内平均复发率为 35%，而飞行员所面临的高强度训练和严酷的航空环境可能导致复发风险增加。此外，特发性视神经炎与多发性硬化的关系密切，孤立性视神经炎患者发病后 5～7 年的多发性硬化的转化率为 30%，经过 15～20 年的随访，有 75% 的女性和 34% 的男性出现多发性硬化。研究还发现，初次发病的头颅 MRI 检查对于预测多发性硬化的转化率有较高的提示意义。综上所述，视神经炎的复发和多发性硬化转化严重影响了患者执行航空飞行任务的能力。

（四）体检方法

由于特发性视神经炎在缓解期部分患者几乎不遗留任何视功能缺陷，在招飞体检筛查过程中存在一定困难。因此，在招飞工作中应注意详细的病史询问和调查及询问病史的方法技巧。可疑者条件允许时建议行 VEP 检查。据研究，视神经炎发病时 90% 的患者存在 VEP 改变，而视力恢复后仅有 10% 的患者 VEP 转为正常。头颅 MRI 检查可在 50%～70% 的患者中发现侧脑室旁脑白质的病灶，此不仅有利于明确诊断，还可帮助预测多发性硬化的转化率，病灶数量越多，多发性硬化的转化率也越高。

（五）图谱

详见图 12-11、图 12-12。

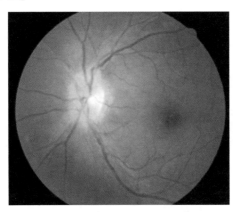

图 12-11　视盘水肿

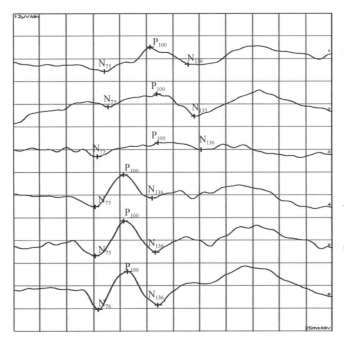

图 12-12　视神经炎患者 VEP 检查结果：在各空间频率患眼（上方 3 个图形）较健眼（下方 3 个图形）潜伏期重度延迟，振幅中度降低

（吴腾云　张　威）

第三节　视盘血管炎

（一）概述及流行病学特点

视盘血管炎又称为视盘静脉炎，是一种原发于视盘血管的非特异性炎症。当筛板前的睫状血管系统出现炎症时，毛细血管渗出增加，往往以视盘水肿为主要表现，也称为Ⅰ型视盘血管炎或水肿型；当筛板后的视网膜中央静脉受累时，以视网膜中央静脉阻塞症状为主要表现，也称为Ⅱ型视盘血管炎或阻塞型。流行病学调查发现，Ⅰ型视盘血管炎较Ⅱ型视盘血管炎多见。患者多为 40 岁以下的青壮年，男性居多，单眼发病居多。国外有学者认为可能与高血压和吸烟有关。

（二）诊断及鉴别诊断

Ⅰ型视盘血管炎的诊断要点：①中青年单眼发病，视力可正常或轻度下降，偶见 0.5 以下者；②生理盲点扩大；③检眼镜下可见视盘充血水肿，视盘表面和边缘可见线状、火焰状出血斑，数量、大小不定；④ FFA 可见视盘表面毛细血管扩张及微血管瘤，视盘血管壁可有白鞘，晚期视盘血管可有荧光渗漏。Ⅱ型视盘血管炎同样以无心脑血管疾病史的中青年单眼发病为特点，依受累位置不同，会有不同程度的视力下降，视盘充血肿胀，边界欠清，视网膜静脉迂曲扩张，可伴有渗出，动脉多正常。FFA 可见动静脉充盈迟缓，出血处荧光遮蔽，视盘表面毛细血管扩张及微血管瘤形成，晚期近视盘处视网膜中央静脉可见渗漏。检查所见似视网膜中央静脉阻塞。

Ⅰ型视盘血管炎表现为视盘水肿，因此需要与以下疾病相鉴别。

1. 视神经炎　患者视力下降明显；RAPD（+）；视野缺损呈中心暗点或旁中心暗点；视盘水肿；FFA 检查示视盘血管无改变；VEP 示 P_{100} 波潜伏期延长，波幅降低。急性期患者招飞体检时罕见。

2. 前部缺血性视神经病变　以老年患者为主，多有心脑血管疾病或糖尿病病史；视力中重度下降；扇形或象限性视野缺损；视盘水肿，颜色淡白；FFA 检查示早期视盘缺血区低荧光。招飞体检时罕见。

3. 颅内占位性病变　一般为双眼视盘水肿，也可见一眼视盘水肿，另一眼视神经萎缩（福斯特 - 肯尼迪综合征）；可有颅内高压的症状和体征。招飞体检时罕见。

Ⅱ型视盘血管炎表现与视网膜中央静脉阻塞极为相似，有学者认为视盘血管炎并不是一个独立的疾病，而是轻度的视网膜中央静脉阻塞。一般而言Ⅱ型视盘血管炎发病者年龄轻，无心脑血管疾病病史。

（三）航空医学考虑

视盘血管炎经及时正确的治疗预后良好，眼底和视力均可恢复正常。但治疗不及时、不得当可致视神经萎缩，黄斑水肿渗出而致视力不能恢复正常。即使治疗效果良好，检查各项视功能正常，对于视网膜血管疾病及其病史，招飞体检仍需慎重下结论。

（四）体检方法

招飞体检中，一般很难见到处于急性发作期的患者。需要有技巧地详细询问学员病史。体检中或可见血管炎症遗留的陈旧性改变，如血管白鞘等，这些体征提示组织损伤而修复不良，建议慎重下结论。

（五）图谱

详见图 12-13、图 12-14。

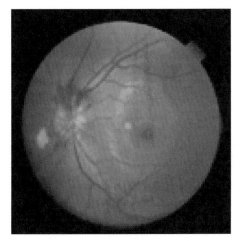 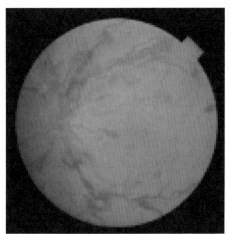

图 12-13　视盘血管炎水肿型　　　　　图 12-14　视盘血管炎阻塞型

（吴腾云　张　威）

第四节　视 盘 水 肿

（一）概述

视盘水肿并不是一个独立的诊断，而是一个典型的体征，是由眼球局部、眶内、颅内及全身疾病多种因素引起的视盘水肿，眼底表现为视盘隆起、充血和边界模糊，可伴有视网膜水肿、渗出、出血及静脉怒张等继发性改变。最常见的原因是颅内的肿瘤、炎症、外伤及先天性畸形等神经系统疾病所致的颅内压增高；其他原因则有恶性高血压、肺心病、眼眶占位病变、葡萄膜炎、低眼压等。在临床上视盘水肿常特指颅内压增高导致的水肿，对于判断有无颅内压增高价值极大。

（二）诊断及鉴别诊断

颅内压增高导致的视盘水肿，患者有阵发性眼前发黑或视物模糊，持续数秒至 1 分钟，往往是双侧，常由姿势改变而突然引发，常伴头痛、复视、恶心、呕吐；视力下降少见。慢性视盘水肿可发生视野缺损及中心视力严重丧失。眼底检查时，早期视盘肿胀可能不对称，边界模糊，往往遮蔽血管，神经纤维层也经常受累。需注意的是，如果患者一眼为视神经萎缩或发育不全，在颅内高压时不会发生视盘水肿，临床上必表现为单眼的视盘水肿。Jackson 将视盘水肿分为四型：①早期型，视盘充血，可有视盘附近的线状小出血，由于视盘上下方视网膜神经纤维层水肿混浊，视盘上下方的边界不清；②进展型，双侧视盘肿胀充血明显，通常有火焰状的出血、神经纤维层梗死的棉绒状改变，黄斑部可有星形渗出或出血；③慢性型，视盘呈圆形隆起，视杯消失，出现闪亮的硬性渗出表明视盘水肿已数月了；④萎缩型，视盘灰白色，视网膜血管变细、有鞘膜，可有视盘血管短路，视盘周围及黄斑的色素上皮改变。行视野检查可发现生理盲点扩大，慢性视盘水肿发展至视神经萎缩，视野有中心视力丧失及周边视野缩窄，特别是鼻下方。

视盘水肿需要与以下疾病相鉴别：

1. 视盘玻璃疣　患者视盘不充血，血管未被遮蔽。检眼镜可观察浅表的视盘玻璃疣，B 超检查可发现深在的埋藏性玻璃疣，常可观察到自发性视网膜静脉搏动。

2. 假性视神经炎　又称为假性视盘水肿，属于比较常见的先天性异常，为非进行性异常。

3. 视神经炎　有传入性瞳孔运动障碍，色觉减退，后玻璃体内可见白细胞，有眼球运动痛。大多数患者视力下降，常为单侧。

4. 缺血性视神经病变　视盘肿胀为非充血性，呈灰白色，开始为单侧，突然发生，有典型的视野缺失。

5. Leber 视神经病变　常发生于 10 ～ 30 岁的男性；开始为单侧，很快发展为双侧；其表现为迅速的进行性视力丧失，视盘肿胀伴有视盘周围毛细血管扩张，以后发生视神经萎缩。

（三）航空医学考虑

预测视盘水肿患者的预后比较困难。一般而言，视盘水肿发展越快则程度越严重，视力下降的危险性越大，预后也越差。预后不良的征象包括视网膜动脉变细，伴有血管鞘形成，视盘周围神经纤维层缺失。这些征象同时也预示着视神经已发生了不可逆性损伤。相对应的，患者临床上可能出现色觉减退、视野缺损和对比视敏感度异常。视力常是最后受累的视功能，慢性开角型青光眼尤其如此。一旦患者开始感觉到或医师检查出上述症状和体征，则视功能预后良好的可能性极小。

（四）体检方法

直接检眼镜下容易发现视盘异常表现。三面镜或前置镜的立体感强于直接检眼镜，因此可清晰显示视盘的肿胀、隆起。而视盘 OCT 检查则能对水肿的视神经做定量检查。但应注意部分 OCT 检查结果不能醒目地显示视神经因水肿而增厚，应用时需细

心。由于招飞体检工作的特殊性，不要求明
确病因诊断，因此一旦发现视盘异常，排除
生理性变异后，需立即向学员做必要解释，以
免延误病情。

（五）图谱

详见图 12-15。

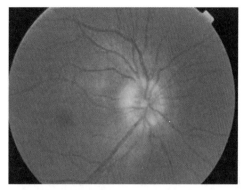

图 12-15 视神经炎视盘鲜红，边界不清

（吴腾云　张　威）

第五节　视神经萎缩

（一）概述

视神经萎缩（optic atrophy，OA）是指任何疾病引起视网膜节细胞及其轴突发生的病变，一般发生于视网膜至外侧膝状体之间的神经节细胞轴突变性。

视神经萎缩的病因多种多样，大致可分为以下八类：①颅内高压或颅内炎症，如结核性脑膜炎；②视网膜病变，包括血管性（视网膜中央动静脉阻塞）、炎症（视网膜脉络膜炎）、变性（视网膜色素变性）；③视神经病变，包括血管性（缺血性视神经病变）、炎症（视神经炎）、铅及其他金属类中毒、梅毒性；④压迫性病变，眶内或颅内肿瘤、出血；⑤外伤性病变，颅脑或眶部外伤；⑥代谢性疾病，如糖尿病；⑦遗传性疾病，如 Leber 病；⑧营养性，如维生素 B 缺乏。

临床上根据眼底表现，将其分为原发性视神经萎缩和继发性视神经萎缩两大类：①原发性视神经萎缩（primary optic atrophy），为筛板以后的视神经、视交叉、视束及外侧膝状体的视路损害，其萎缩过程是下行的，眼底表现为视盘色淡或呈苍白色，边界清楚，视杯可见筛孔，视网膜血管一般正常；②继发性视神经萎缩（secondary optic atrophy），原发病变在视盘、视网膜脉络膜，其萎缩过程是上行的，眼底表现为视盘色淡、晦暗，边界模糊不清，生理凹陷消失，视网膜动脉变细，血管可伴有白鞘，后极部视网膜可残留硬性渗出或未吸收的出血。

（二）诊断及鉴别诊断

正常视盘颞侧较鼻侧颜色淡，因此不能单凭视盘色调诊断视神经萎缩，必须结合视力、视野等进行综合分析。临床上原发性视神经萎缩需做多种辅助检查，如视野、视觉电生理、CT、MRI 检查等，必要时行神经科检查以寻找病因。招飞体检工作中如发现此类患者，无须系统检查，但应及时向学员做必要的解释，以免延误病情。

视神经萎缩在招飞体检中需与先天性大视杯进行鉴别。先天性大视杯同样可表现为视杯区颜色淡，略显苍白色，但无其他眼科异常，一般视力、视野均正常。

（三）航空医学考虑

视神经萎缩会导致视功能明显下降，而积极治疗其原发疾病是根本方法。绝大多数脑垂体肿瘤压迫、视神经管骨折如能及时干预可收到较好的效果；其他原因所致的视神经萎缩可试用神经营养及血管扩张等药物治疗。但无论哪种原因导致，一旦视神经发生不可逆的损伤和萎缩，除了积极维持现有状态，目前没有有效的治疗手段。

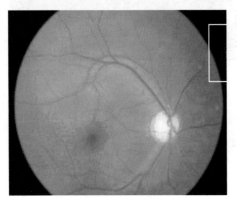

图 12-16 视神经萎缩

（四）体检方法

散瞳后，视盘的特殊外观可提示萎缩可能，但应注意完善 OCT、视野和头颅相关检查，防止误诊和漏诊。一旦明确视盘形态改变为视神经萎缩迹象，则结论为不合格，并及时向学生做必要的解释工作，避免贻误病情。

（五）图谱

详见图 12-16。

（吴腾云　张　威）

第六节　视交叉及以上的视路病变

由于视觉纤维在视路各段排列不同，所以在神经系统某部位发生病变或损害时对视觉纤维的损害各异，表现为特定的视野异常。了解视路解剖特点及检出这些视野缺损的特征性改变对中枢神经系统病变的定位诊断及招飞体检具有重要意义。

一、视交叉及以上视路结构特点

1. 视交叉（optic chiasm）　是两侧视神经交汇处，呈长方形，为横径约 12mm、前后径 8mm、厚 4mm 的神经组织。此处的神经纤维分为两组，来自两眼视网膜的鼻侧纤维交叉至对侧，来自颞侧的纤维不交叉。黄斑部纤维占视神经和视交叉中轴部的 80% ～ 90%，亦分为交叉纤维和不交叉纤维。视交叉与周围组织的解剖关系：前上方为大脑前动脉及前交通动脉，两侧为颈内动脉，下方为脑垂体，后上方为第三脑室。这些部位的病变都可侵及视交叉而表现为特征性的视野损害。

2. 视束（optic tract）　为视神经纤维经视交叉后位置重新排列的一段神经束。离开视交叉后分为两束，绕大脑脚至外侧膝状体。来自下半部视网膜的神经纤维（包括交叉的和不交叉的）位于视束的外侧；来自上半部视网膜的神经纤维（包括交叉的和不交叉的）位于视束的内侧，黄斑部神经纤维起初位于中央，以后移向视束的背外侧。

3. 外侧膝状体（lateral geniculate body）　位于大脑脚外侧，呈卵圆形，在视网膜神经节细胞发出的神经纤维中约 70% 的在此与外侧膝状体的节细胞形成突触，换神经元（视路的第四级神经元）后再进入视放射。

4. 视放射（optic radiation） 是联系外侧膝状体和枕叶皮质的神经纤维结构。换元后的神经纤维通过内囊和豆状核的后下方呈扇形散开，分成背侧、外侧及腹侧三束，绕侧脑室颞侧角形成 Meyer 祥，到达枕叶。

5. 视皮质（visual cortex） 位于大脑枕叶皮质，是大脑皮质中最薄的区域。每侧与双眼同侧一半的视网膜相关联，如左侧视皮质与左眼颞侧和右眼鼻侧视网膜相关联。视网膜上部的神经纤维终止于距状裂上唇，下部的纤维终止于下唇，黄斑部纤维终止于枕叶纹状区后极部。

二、视交叉及以上视路病变特点

1. 视交叉位于蝶鞍上方，其周围组织多而复杂 引起视交叉损害最常见的病变为脑垂体肿瘤，其次为鞍结节脑膜瘤、颅咽管瘤、前交通动脉瘤；有时偶可因第三脑室肿瘤或脑积水、视交叉蛛网膜炎或视交叉神经胶质瘤引起视交叉损害。视交叉病变为双眼颞侧偏盲。然而临床上并非一开始就是典型的双眼颞侧偏盲，其视野改变从象限不完整的缺损开始。发生在视交叉下方的脑垂体肿瘤首先压迫视交叉鼻下纤维，引起颞上象限视野缺损，随后出现颞下、鼻下、鼻上象限视野缺损。来自视交叉上方的肿瘤，如鞍结节脑膜瘤、颅咽管瘤、第三脑室肿瘤等，因自上而下地压迫视交叉，其视野损害的顺序则不同。因此，病程早期仔细分析视野有助于区别鞍上或鞍下的病变。

2. 视束病变 常系邻近组织的肿瘤、血管病变或脱髓鞘性疾病所致的损害。其表现为病变对侧的、双眼同侧偏盲，如左侧视束病变引起左眼鼻侧、右眼颞侧视野缺损。由于视束中交叉及不交叉的视神经纤维在两侧排列不十分对称，因此双眼视野缺损可不一致。由于瞳孔纤维在视束中伴行，视束病变可表现为 Wernicke 偏盲性瞳孔强直，即裂隙光照射视网膜偏盲侧，不引起瞳孔收缩。视束病变晚期还可引起下行性视神经萎缩。

3. 外侧膝状体病变 外侧膝状体病变极为少见。其视野缺损为病变对侧、双眼同侧偏盲，但双眼视野缺损较为对称。外侧膝状体病变晚期也可引起下行性视神经萎缩。

4. 视放射病变 其损害的特点如下，①一致性的双眼同侧偏盲；②有黄斑回避，在偏盲视野内的中央注视区，保留 3° 以上的视觉功能区；③无视神经萎缩；④可伴有相应的大脑损害症状，如失读、视觉性认识不能。

5. 枕叶病变 枕叶病变以血管病、脑外伤多见。其损害特点：①双眼一致性同侧偏盲；②伴有黄斑回避；③无视神经萎缩；④一般不伴有其他神经症状。皮质盲系双侧枕叶皮质的损害，其临床特征有双眼全盲、瞳孔光反应完好、眼底正常、VEP 检查异常，此有助于与伪盲及癔症相鉴别。

视路病变对视功能影响较大，患者往往会在发现异常后进行诊治，极少会在招飞工作中发现。但不排除极早期病例，招飞工作中一旦发现早期病变的蛛丝马迹，应及时完善视野、OCT 和视觉电生理检查，避免漏诊和误诊。招飞体检不具备对病变进行明确定位和定性诊断的条件与必要性，但需向学员做必要的解释说明，以免延误病情。

（吴腾云 张 威）

第13章

屈 光 不 正

第一节 概 述

眼球作为人体重要的感觉器官，视网膜通过感受外部的光刺激获取外界信息。光是一种能量的传播方式，由一种称为光子的基本粒子组成，每个光子具有一定的能量；同时光又是一系列具有不同波长和频率的电磁波，具有干涉、衍射等波动特性，人眼所能感受到的"可见光"只是电磁波谱中的一小部分，其波长位于 400 ～ 760nm。光具有波粒二象性。

一、几何光学基础

光在均匀媒质中是沿直线传播的。

1. **平行光线** 点光源发出的光线最初是发散开的，距离越远越接近于平行，到无限远处即为平行光线。在眼科学上，将 5m 以外光源所发出的光线视为平行光线。

2. **光的反射** 当光线投射在两种均匀媒质的分界面上时，其中一部分光线在分界面上返回到原来的屈光媒质中，但行进方向发生了变化，称为光的反射。光的反射定律：入射光线、反射光线、法线在同一平面；入射光线及反射光线位于法线的两侧；入射角等于反射角。

3. **光的折射** 当光线遇到两种不同密度媒质的界面时，除一部分光线被反射回原媒质中外，还有一部分光线则进入另一种媒质中，这部分光线将发生一定程度的偏折，这种光的偏折现象称为光的折射或屈光。与媒质表面垂直的光线不被折射。折射定律：入射光线、折射光线、法线位于同一平面上；光线由密度较低的媒质进入密度较高的媒质时，入射角大于折射角，当光线由密度较高的媒质进入密度较低的媒质时，入射角小于折射角。任何媒质相对于真空的折射率即为该媒质的折射率。

4. **全反射** 当光线从折射率高的介质进入折射率低的介质，入射角恰好达到某一特定的角度时，折射角为 90°，这个入射角称为临界角，光线以大于临界角入射，将都不会出现折射，只有反射，故称为全反射。

二、光的波动特性

光的干涉和衍射现象体现了光的波动性本质。

1. 光的干涉　两束或多束光波在相遇时，在相遇区域内会出现光强的明暗相间的分布现象。

2. 光的衍射　光在传播过程中绕过障碍物偏离直线传播而进入几何阴影区内的现象。当障碍物上的通光口径与波长一致或接近时，衍射最显著。

三、眼镜光学

由前后两个折射面组成的透明介质称为透镜，这两个折射面至少有一个是弯曲面。弯曲面可以是球面、柱面、环曲面或非球面。

1. 球镜（spherical lens）　全称为球面透镜，是指前后表面均为球面，或一面为球面，另一面为平面的透镜，分为凸透镜和凹透镜两大类，球镜的特点是各子午线的屈光力相等，一束平行光线通过球镜聚焦于一点。凸透镜是中央厚、周边薄的球镜，凸透镜片以"+"表示，凸透镜对光线有会聚作用。凹透镜是中央薄、周边厚的球镜，凹透镜片以"-"表示，凹透镜对光线有发散作用。透镜对光线聚散度改变的能力称为透镜的镜度或屈光力，透镜屈光力的单位为屈光度（diopter，D）。

2. 散光透镜　包括柱镜、球柱镜和环曲面透镜，散光透镜的特点是各子午线的屈光力不同，且在相互垂直的两条子午线上具有最大和最小屈光力。一束平行光线通过一个正散光透镜后形成特定形状的散光束，称为施图姆（Sturm）圆锥。光线由屈光力最强的子午线会聚成与该子午线方向垂直的前焦线，光线由屈光力最弱的子午线会聚成与该子午线方向垂直的后焦线。前焦线与后焦线之间的过渡圆形称为最小弥散圆。

（1）柱镜（cylinder lens）:为柱面镜片，其曲面为圆柱的一部分，其轴与圆柱的轴平行，在轴的方向上无屈光力，与轴垂直的方向屈光力最大。柱镜分为正柱镜和负柱镜两大类。正柱镜即凸柱镜，以"+"表示，其与轴垂直的径线为凸透镜效应，使光线会聚；负柱镜即凹柱镜，以"-"表示，其与轴垂直的径线为凹透镜效应，使光线发散。

（2）球柱镜:是球镜片与柱镜片的合成，即一面是球镜片，另一面为柱镜片。

（3）环曲面镜:柱镜的轴向无屈光力，如果给柱镜的轴向加上屈光力，就得到一个环曲面透镜。与球柱镜相比，环曲面透镜无论在外观上还是在成像质量上都优于球柱镜。

3. 三棱镜　是一楔形的屈光媒质，有两个折射面相交于顶线，两个折射面所形成的夹角为顶角，其所对的底面为三棱镜的基底。三棱镜将从穿过其一个折射面的入射光线向三棱镜的基底方向偏折，而如果透过三棱镜看物体，物体的像则向三棱镜的尖端方向移动。棱镜度用于衡量三棱镜致使物像移位的程度，符号为 Δ，1Δ 的三棱镜可使物像在 1m 的距离处偏移 1cm。临床上常用英文缩写字母来简略地表示三棱镜的基底方向且便于应用，如 BI 为基底向内；BO 为基底向外；BU 为基底向上；BD 为基底向下。我们可以把球镜看作是由无数个顶角不等的三棱镜组合而成的，正球镜由无数基底向光心的三棱镜组成，而负球镜则由无数基底向周边的三棱镜组成。

4. 不同种类镜片的联合与度数转换

（1）正交柱镜转换为球柱镜形式

例如：+1.00DC×90° 联合 −3.50DC×180°，+1.00DS 联合 −4.50DC×180° 或 −3.50DS 联合 +4.50DC×90°

转换方法：以其中任意一个柱镜度数为球镜度数，用第二个柱镜度数减去第一个柱镜度数的差值为新的柱镜度数，以第二个柱镜的轴方向为新轴方向。

（2）球柱镜转换为正交柱镜形式

例如：−1.00DS 联合 +3.00DC×90°，−1.00DC×180° 联合 +2.00DC×90°

转换方法：以球镜度数为第一个柱镜度数，其轴为原轴的垂直方向；第二个柱镜度数为球镜度数和柱镜度数相加的代数和，其轴方向为原轴方向。

（3）球柱镜形式的自身转换

例如：−4.00DS 联合 +0.50DC×90°，−3.50DS 联合 −0.50DC×180°

转换方法：以球镜度数与柱镜度数之和为新的球镜度数，原柱镜度数改变符号为新的柱镜度数，以原轴的垂直方向为新轴方向。

（张　湘）

第二节　眼球屈光系统

一、眼的屈光和屈光力

人眼类似于一架照相机，角膜、房水、晶状体及玻璃体是人眼主要的屈光间质，类似于照相机的镜头，视网膜则类似于照相机的感光底片。从外界物体发射、反射、折射的光线经过瞳孔进入眼内，经屈光间质聚焦于具有感光功能的视网膜上，这样关于外界物体的图像信息以光信号形式被视网膜捕捉和感受并转换为电信号经过视路传递到大脑枕叶视皮质。

角膜是眼屈光间质最主要的部分。角膜前表面曲率半径为 7.7mm，后表面曲率半径为 6.8mm，角膜折射率为 1.376，房水折射率为 1.336，根据 $F=(n_2-n_1)/r$，角膜前表面与空气接触，空气与角膜之间的界面是光线在眼部发生折射的最主要部位，角膜前表面屈光度为 +48.83D，角膜后表面与房水接触，后表面屈光度为 −5.88D。故角膜总屈光度约为 +43D。大多数人角膜具有一定程度的生理性散光，大多能被晶状体散光所抵消。角膜散光是眼总体散光的主要成分，眼总体散光的漂移主要来源于角膜散光的漂移，眼总体散光与角膜散光的度数和轴向均具有显著相关关系。

晶状体形似双凸透镜，对光线具有进一步会聚的作用，同时是执行眼调节功能的部位。在完全放松调节时，晶状体总屈光度为 +21 ～ +22D，在调节状态下，晶状体总屈光度可显著增加，使近处的物体在视网膜上清晰成像。

眼球的视轴是连接注视点与黄斑中心凹的直线。眼球的光轴是连接角膜中心点与晶状体中心点的直线，于黄斑的鼻侧处穿过视网膜。眼的结点（位于角膜前表面中央顶点后 7.08mm 处）及眼球的旋转中心（位于角膜前表面中央顶点后 13.7mm 处）均在眼的光轴上。视轴与光轴并非完全重合，视轴于光轴的鼻侧穿过角膜，两者之间的夹角为 4°～5°。

二、眼球发育及屈光变化

人眼屈光状态随年龄的增长而不断变化。决定屈光状态的主要因子包括角膜屈光力、晶状体屈光力和眼轴长度。三者随年龄变化而相互协调、此消彼长，共同决定了人眼屈光状态的变化规律。从出生至成年，生长发育所致的屈光状态变化是生理性的、发育性的，眼轴随年龄增长逐渐增长，角膜屈光力和晶状体屈光力则有下降趋势，在这期间，人眼屈光状态由轻度远视趋向于正视的过程称为人眼的正视化。遗传因素和环境因素均可改变正视化进程，从而导致不同种类的屈光不正。

人眼屈光状态在正常新生儿中以远视占绝对优势，平均屈光度为 +2～+3D，也有少数轻度近视者，随着年龄的增长，婴儿及学龄前儿童的平均屈光度约为 +1.75D，但也有部分学者认为远视度数会有轻微增加的趋势直至 6～8 岁，之后，远视状态才转而向近视方向发展直至成年时的稳定期。青少年时期的眼屈光状态总体而言仍呈现近视漂移的趋势，有学者认为 12 岁以后由眼球发育所致的近视漂移效应已不显著，其特点是环境因素对屈光状态变化的影响不容忽视。徐荣洛等通过对 886 名青少年 1772 只眼的前瞻性研究发现，高中阶段视力正常的学生经过 3 年学习，毕业时其由正视眼转化为近视眼的比例高达 40%，屈光度降低幅度平均为每年 0.32D。这提示高强度的近距离用眼与目前我国青少年近视患病率显著增高密切相关。正常成年人眼的屈光状态在不同人种、不同地区存在差异，总体而言屈光状态处于 0～+0.75D 的轻微远视，随年龄增长变化甚微，30 岁以后可有 +0.25D 的远视漂移。45 岁以后，人眼屈光度趋于向远视方向 +1D 的轻度漂移，80 岁以上老年人会发生所谓"老年性远视"现象，即出现约 +2.5D 的远视漂移。但其中一些年龄相关性白内障患者可因核性白内障而发生显著的屈光性近视。

三、眼的调节与集合

1. 调节的概念及发生机制　对于正视眼，在完全放松调节状态下，外界平行光线经眼屈光系统折射恰好聚焦于视网膜上，形成清晰的像，而近处物体所发射的发散光束经过该屈光系统折射则聚焦于视网膜之后，人眼可通过改变晶状体屈光力使眼的屈光力增加，使近距离处的发散光束经过折射聚焦于视网膜，形成清晰的物像，这种自动改变眼屈光力以视近的能力称为眼的调节。

调节的机制至今仍存在争论。一般认为，调节发生时，睫状肌紧张，睫状环收缩，晶状体悬韧带松弛，晶状体变凸，屈光力增大。反之，调节放松时，睫状肌松弛，睫状环扩大，晶状体悬韧带紧张，牵拉晶状体恢复扁平，屈光力减小。40 岁以后，人眼晶状体趋于硬化或睫状肌收缩力趋于减弱，或两者兼有之，出现调节力下降，视近困难，出现老视。

2. 调节幅度及测定　调节远点是眼在不用调节时所能看清的最远点。调节近点是动用全部调节力所能看清的最近点。调节幅度用于衡量眼可以使用的全部调节力的大小，用屈光度（D）表示，即在调节近点所用的屈光度（P）与在调节远点所用的屈光度（R）之差。年龄是影响调节力的最主要因素，20 岁以前，人眼调节幅度在 10D 以上，40 岁降低至 4.50D，60 岁以上者，调节幅度小于 1D。正常情况下，双眼调节是同时发生的，且彼此相等，两眼调节的差别极少超过 0.12D。

调节幅度测定常用负镜法。被检者完全矫正其屈光不正后，通过综合验光仪注视视近卡上最佳矫正近视力上 1 ～ 2 行视标，视标卡置于眼前 40cm 处，遮盖其中一只眼，在另一只眼前依次增加负镜，每次加镜都需要给被检者 5 ～ 10 秒看清视标，加至被检者觉得视标初次变模糊为止。则所加负镜度数绝对值再加上 2.50D 为该眼的调节幅度。然后遮盖另一眼，重复以上检查，测量另外一只眼的调节幅度。

3. 调节与集合　看清近处物体，眼球具有调节—集合—瞳孔缩小三联动反射，集合是指两眼球同时转向被注视物体，使两眼物像落在视网膜黄斑中心凹，形成双眼单视的眼球运动。一般情况下，调节与集合是密切相互联系、相互协调的。

4. 与眼调节相关的航空医学考虑　对于远视眼，为了看清远处物体，远视眼必须利用调节达到正视状态，此时所用的调节为远视眼的屈光度，为了看清近处物体，就必须增加调节。对于调节力较强的年轻人，即使存在较大程度的远视，也可能不影响其远、近视力，但长期动用调节会引起显著的视疲劳，表现为头痛、眼球压迫感、眉弓部疼痛，重者可有恶心、远视力下降等，且随着年龄的增长，其调节力显著下降。如果不戴眼镜矫正，会提前出现视近困难，如果远视屈光度超过眼的全部调节力，则不能看清任何距离的物体。因此，较大程度的远视眼患者，虽然视力良好，但可因为视疲劳和视力迅速下降影响飞行安全和飞行员服役年限。

在招飞体检过程中，我们经常发现一些边缘视力高中学生的屈光状态是正常的，他们进入航空大学后视力明显提高。这是由于青少年期睫状肌收缩力量强，高考前高强度近距离用眼诱发睫状肌痉挛，导致"假性近视"，散瞳行屈光检查时睫状肌充分松弛后屈光状态是正常的，他们高考后进入航空大学，脱离高强度近距离用眼环境，睫状肌功能恢复，视力得到改善。

（张　湘）

第三节　屈　光　不　正

眼球在调节完全松弛的状态下，平行光线经过眼的屈光系统折射后，恰好在视网膜黄斑部呈现清晰的物像，称为正视。反之，当眼球在调节完全松弛的状态下，平行光线经过眼的屈光系统折射后，不能在视网膜上清晰成像，称为屈光不正。屈光不正分为远视、近视和散光三大类。屈光不正的主要病因包括屈光媒质表面形态异常、眼轴长度异常、屈光媒质屈光指数异常、屈光媒质缺如或位置异常等。

一、远视

远视是指在调节放松状态下，平行光线经眼屈光系统屈折后所形成的焦点位于视网膜之后。远近视力的好坏与屈光度高低及调节强弱有关。轻度远视由于自身调节，可以远近视力都好，远视度数越高，需要不断动用调节克服远视，容易出现调节痉挛或视疲劳，表现为视物模糊、眼球酸胀、头痛、恶心、呕吐等，常发生于长时间看近后。随着年龄增长，中年时调节力明显减弱，出现老视提前。自幼高度远视者，因远近视力均不佳，如果未及时戴镜矫正，容易发生弱视。因调节过强，带动集合过强，部分中高度远视眼易发生内隐斜或内斜视，可合并弱视。部分中高度远视眼解剖结构特点为眼轴短、小角膜、浅前房，有发生闭角型青光眼的倾向；眼底可出现特征性的视盘小、边界不清、色红的假性视盘炎表现。

二、近视

近视是指在调节放松状态下，平行光线经眼的屈光系统屈折后聚焦于视网膜之前。近视眼表现为远视力下降、近视力正常。近视按病程进展分为单纯性近视和病理性近视两大类。单纯性近视多在青少年时期出现，进展缓慢，成年后基本稳定，近视屈光度较低，且不伴有眼部病理性改变。病理性近视是近视的一种特殊类型，相对于单纯性近视，通常具有遗传因素，眼轴进行性延长，近视屈光度持续增高，屈光度一般在 -6D 以上，因眼轴病理性延长导致眼底高度近视性改变，包括豹纹状眼底、漆裂纹样改变、黄斑病变、后巩膜葡萄肿、视网膜周边部变性、玻璃体液化混浊等，易发生白内障、青光眼及视网膜脱离等并发症。

近视在全世界发病率呈逐年上升趋势，是目前全球发生率最高的屈光不正类型，尤其在我国，中小学生的近视患病率高达 27.65% ~ 53.80%。近视患病率均随年龄增长而增加。我国儿童青少年近视不仅发病年龄提前、发生率增高，而且发生后呈进行性进展趋势。近视的形成和发展是遗传因素和环境因素共同作用的结果。目前较为明确的近视进展的危险因素是较高的初始近视度、更多的父母近视人数与更少的户外活动时间。流行病学研究显示户外活动对近视有防治作用。近年来一系列新的研究发现，周边屈光、调节滞后及波前像差对近视的发生发展具有调控作用。视网膜黄斑屈光度在屈光进展中的调控作用十分有限，而视网膜周边的相对远视的屈光度则能影响中央近视屈光度，周边视网膜具有调控正视化的作用。诱发个体发生调节的物体或视标称为调节刺激。人眼对调节刺激的调节反应存在个体差异，当调节反应低于调节刺激，即为调节滞后。青少年人群近视眼调节滞后较正视眼显著，调节滞后可导致看近时物像的远视性离焦，从而调控眼轴增长和近视进展。而波前像差可导致视网膜成像质量下降，从而诱导近视进展，这在近距离用眼调节时更加显著，故其成为近距离用眼导致近视进展的重要中间环节。由于近视的病因比较复杂，研究尚不明确，故目前对近视的预防措施仍以改善视觉环境为重点，包括增加户外活动时间、合理采光、提高印刷品的亮度和对比度、注意阅读姿势和阅读距离等。

三、散光

眼球在不同子午线上屈光力不同，导致平行光线经过眼屈光系统折射后，形成两条焦线和最小弥散圆的屈光状态称为散光。散光分为规则散光和不规则散光两大类。不规则散光是由于各子午线或同一子午线上的角膜曲率不一致而产生，用镜片不易矫正。规则散光是指最大和最小屈光力子午线相互垂直，用镜片可以矫正。规则散光又分为五大类。

（1）单纯远视散光：当眼不用调节时，平行光线入眼后，最大屈光力子午线可成焦线于视网膜上，而最小屈光力子午线则在视网膜后形成一条焦线，如 +1.00DC×180°。

（2）单纯近视散光：当眼不用调节时，平行光线入眼后，最小屈光力子午线可成焦线于视网膜上，而最大屈光力子午线则在视网膜前形成一条焦线，如 -1.00DC×180°。

（3）复性远视散光：当眼不用调节时，平行光线入眼后，最大及最小屈光力子午线均成焦线于视网膜后的不同位置，如 +1.50DS+1.00DC×180°。

（4）复性近视散光：当眼不用调节时，平行光线入眼后，最大及最小屈光力子午线均成焦线于视网膜前的不同位置，如 -1.50DS-1.00DC×180°。

（5）混合散光：当眼不用调节时，平行光线入眼后，最大屈光力子午线于视网膜前形成一条焦线，最小屈光力子午线于视网膜后形成一条焦线，如 +0.50DS-1.00DC×180°。

规则散光还可根据两条主子午线的方向分为顺规散光（最大屈光力子午线位于垂直位，即60°～120°）、逆规散光（最大屈光力子午线位于水平位，即0°～30°或150°～180°）和斜轴散光（最大屈光力子午线位于30°～60°或120°～150°）。

散光眼表现为视物模糊、视物重影、眯眼视物等症状。散光对远近视力均有影响，散光度数越大，视力下降越明显。另外，散光类型、散光轴的方向与视力减退的程度也有相关关系。

（张 湘）

第四节 屈光检查方法

屈光检查用于判定眼是否有屈光不正，并为屈光矫正提供依据。视力下降的首要原因是屈光不正，屈光检查是判定视力下降原因的首要方法，也是为眼病患者判定疗效的重要依据。屈光检查分为客观检查法和主观检查法两大类。客观检查法包括检影法、电脑验光仪等，由检查者确定被检者的屈光状态，被检者不需要报告主观感受；主观检查法包括插片法、散光表法、红绿实验、交叉柱镜、综合验光仪等，需要被检者的密切配合并报告主观感受以协助检查者做出判断。

为了排除调节因素对检查结果的干扰，屈光检查通常要在被检眼调节完全松弛的状态下进行。睫状肌麻痹剂既可以充分抑制眼内睫状肌的调节功能，又可散大瞳孔以利于检查者观察光影。睫状肌麻痹剂分长效、中效和短效不同种类，临床常用的长效类散瞳剂为阿托品，其作用强，能充分松弛调节，主要用于 12 岁以下儿童。复方托吡卡胺为短效散瞳剂，对睫状肌的松弛作用较阿托品弱，12 岁以上 40 岁以下者可用复方托吡卡胺散瞳验光，散瞳前需确定被检者没有散瞳禁忌，40 岁以上者因调节力明显减弱可直接行显然验光，无须再散瞳。

一、检影法

检影法的原理是通过视网膜反射的光影特点判定中和点，以寻找被检眼的人工远点。人工远点实际上是视网膜像的共轭焦点。中和点是通过检影镜看到的顺动影与逆动影互相转换的返转点。检影距离是检查者设定的人工远点的位置，常为 1m，即检查者将被检者屈光度设定为 1D 的近视，如为 0.5m，即检查者将被检者屈光度设定为 2D 的近视，距离太近则观察影动时距离稍有偏差就会对验光结果影响较大。检影时注意影动的方向、速度和形态。影动方向有顺动、逆动和中和不动三种。影动速度越快，影子越明亮，说明离中和点越近；相反则越远。顺动影加正球镜，逆动影加负球镜，带状影说明有散光，需要加柱镜。

二、电脑验光仪

电脑验光仪以红外线为光源，根据 Scheiner 双针孔成像原理设计，结合激光及电脑自动化系统完成检测，是一种快速、便捷、客观的屈光筛查手段。其不足之处是因机器本身的稳定性、被检者在检查过程中的配合程度、近物体感调节反射等因素的影响，其检测结果通常被认为不能代替视网膜检影及主觉验光法，且对于复杂病例测量结果误差较大。

三、主觉验光法

主觉验光法是在客观验光法的基础上，检查者在被检者的眼前放置不同的镜片，根据被检者的主观判断，测定其眼屈光不正的度数。这种方法要求被检者高度配合，不适用于幼儿、智利发育缺陷等情况。在招飞体检中，该检查手段因受被检者主观因素的干扰，结果可信度显著降低，故未使用。在眼科临床中，该方法常应用于客观检影后，当瞳孔恢复正常后在综合验光仪上完成，通过主观试镜进一步验证客观检影的结果，并根据被检者戴镜的主观舒适性等进行综合考虑，酌情调整以获得最终的配镜处方。

（张　湘）

第五节　屈光不正矫治

通过屈光检查确诊的屈光不正患者，排除眼部器质性病变所导致的视力下降，可予以屈光矫治。验配框架眼镜是经济、实用且被广泛接受的屈光矫治方法。角膜接触镜在眼病治疗、矫治框架眼镜难以矫治的较高度数屈光不正、屈光参差、圆锥角膜等及美容和其他特殊用途方面显示出很大的优越性。角膜塑形镜的诞生为屈光不正的眼病患者提供了另一种全新的矫治途径，目前有研究表明，角膜塑形镜可通过改变周边屈光延缓近视发展。眼屈光手术包括角膜屈光手术和晶状体屈光手术，手术治疗总是收益和风险并存，随着手术技术和设备的不断进步，手术的安全性和疗效的稳定性日渐得到认可，也为某些用框架眼镜难以矫治的屈光不正患者带来了福音。

一、框架眼镜

1. 单焦点镜片　球面镜片和散光镜片均为单焦点镜片。球面镜片包括凸球镜片和凹球镜片，凸球镜片用于矫正远视，凹球镜片用于矫正近视。散光镜片用于矫正散光。

2. 双焦镜片（双光镜片）　镜片上下有两个焦点，上边用来看远，称为远光区，下边用来看近，称为近光区。双焦镜是既能看远又能看近的一种眼镜。

3. 渐进多焦点镜片　除了远光区和近光区，镜片中部还有一个渐进区，能提供一个连续从远到近的清晰视力，可弥补双焦镜片产生像跳的缺陷。其缺点是中下部两侧有像差区，视野较窄，不适合开车佩戴，近用区不适合长时间大面积阅读。该类镜片最初为老视人群设计，现为青少年屈光不正者设计了控制近视进展的渐进多焦点镜片，目前认为对伴有内隐斜者具有轻度延缓近视进展的作用。

4. 三棱镜片　用于矫正 15△ 以内的斜视。

5. 非球面镜片　与球面镜片相比可消除球面像差，从而提高光学成像质量。

二、角膜接触镜

角膜接触镜是通过模拟角膜前表面形态制成的置于角膜表面泪液层上的微小镜片。

1. 硬性角膜接触镜

（1）硬性不透气镜片：由聚甲基丙烯酸甲酯（PMMA）制成，光学效果好、稳定，不易形成沉淀物，价格便宜。缺点是不透氧，易引起角膜水肿。该类镜片目前基本已不再使用。

（2）硬性透气镜片（rigid gas permeable contact lens，RGPCL）：由硅、苯乙烯或氟等配料加入 PMMA 制成。优点是光学效果好，耐磨损，有较好透氧性。缺点是价格较贵、舒适性欠佳。目前该类镜片作为治疗圆锥角膜、控制近视发展等在临床使用中较广泛。

2. 软性角膜接触镜（soft contact lens，SCL）

（1）水凝胶镜片：一类是甲基丙烯酸 -2- 羟基乙酯（HEMA）材料，包括聚甲基丙烯酸羟乙酯（PHEMA）和以 HEMA 为基质加入其他辅料的 HEMA 混合物材料。另一类是非 HEMA 材料，如 crofilcon、lidofilcon 和 atlafilcon 等。

（2）硅水凝胶材料：由硅氧烷丙烯酸酯与水凝胶的混合物制成，透氧性更高。

SCL 镜片配戴舒适，透氧性较好，被大多数屈光不正患者所接受。缺点是易破损，易形成沉淀物，改变理化环境会导致镜片变性，稳定性不佳，一般用作抛弃型镜片材料。

三、角膜塑形镜

角膜塑形镜（orthokeratology，OK 镜）是一种特殊设计的硬性接触镜，中央部平坦，旁周边较陡，镜片压迫角膜中央变平坦，达到降低近视度数的效果。镜片的光学后表面曲率比角膜平坦得多，称为基弧，通过压平角膜中央减低近视度数，镜片的第二弧比镜片基弧陡峭，可帮助镜片中心定位，同时积聚泪液，湿润角膜表面，增加镜片中心部分与角膜中央相互作用的安全性和有效性。OK 镜减低近视度数有限，对散光的矫正更局限，使用 OK 镜达到矫治目的后，必须终身使用"保持镜"，定期验配，维持角膜形态，巩固已获得的近视下降度数。

四、眼屈光手术

1. 放射状角膜切开术（RK） 通过角膜表面放射状切口使角膜组织张力减低，在正常眼压的作用下，张力减低的周边部向外膨胀，角膜中央部相对变平，屈光力减低，使近视趋向于正视。

2. 角膜基质环植入术（ICRI） 角膜基质环片置入在周边角膜 2/3 基质深度内，可直接导致周边部角膜变陡，而间接诱导角膜中央部变平，且保留角膜组织，具有调整性和可逆性。

3. 准分子激光角膜切削术（PRK） 1983 年由 Trokel 首次提出，该术式的原理是去除相应区域角膜上皮后，应用准分子激光切削角膜中央前表面，即去除角膜的前弹力层和浅层基质，改变角膜中央或周边的前表面曲率以矫正屈光不正。

4. 准分子激光角膜原位磨镶术（LASIK） 是利用微型角膜刀制作直径为 8.5 ～ 9.0mm、厚度为 130 ～ 160μm 的角膜瓣。角膜瓣包括角膜上皮、前弹力层及浅层基质，之后用准分子激光切削角膜基质层改变角膜中央曲率，再将角膜瓣复位。该术式术后无疼痛，伤口愈合快，也不出现 Haze（Haze 是角膜切削区修复过程中上皮下成纤维细胞增生及胶原纤维重塑现象，临床表现为角膜上皮下雾状混浊）。

5. 前弹力层下角膜磨镶术（SBK） 其与 LASIK 的手术过程基本相同，与 LASIK 相比，SBK 在角膜前弹力层和基质层之间制作角膜瓣，角膜瓣厚度为 90 ～ 110μm，较 LASIK 薄，制瓣方式目前包括飞秒激光和新型的机械角膜板层刀。SBK 较 LASIK 激光切削部位更靠近眼表，因此角膜基质床更厚，生物力学稳定性更好，也更加安全，术后愈合快，患者舒适性好。

6. 准分子激光上皮瓣下角膜磨镶术（LASEK） 该术式是于 1999 年由意大利医师 Massimo Camellin 首先提出并命名的，其原理是利用乙醇软化角膜上皮，使角膜上皮基底细胞层与前弹力层分离，之后将上皮翻转，继而用激光行角膜基质切削后再将上皮片复位，其优点是为角膜切削提供了充足的角膜基质组织并通过制作上皮游离片保护角膜切削区。

7. 机械法准分子激光上皮瓣下角膜磨镶术（epi-LASIK） 与 LASEK 不同的是，epi-

LASIK 使用特殊的微型角膜上皮刀制作角膜上皮瓣，分离角膜上皮层与前弹力层，之后再完成激光切削，再将上皮复位。与 LASEK 术式相比，epi-LASIK 术后上皮基膜更完整，上皮细胞活性较好。

8. 飞秒激光辅助 LASIK 术　飞秒激光在 LASIK 手术中代替角膜刀制作角膜瓣，制作的角膜瓣厚度更加均匀，切削区域的基质床更加光滑，保留角膜基质组织更多，因此较角膜刀更加安全可靠、精确定位、稳定可预测，术中负压时间缩短，对眼后节的扰动减小。

9. 飞秒激光基质透镜切除术（ReLEx）　是以飞秒激光制作并取出角膜基质内的透镜，从而改变眼的屈光状态，具有广阔的发展前景。目前分为两种术式：初级术式是飞秒激光透镜切除术（FLEx），这种术式仍需掀开角膜瓣，较飞秒激光辅助 LASIK 术并未显示出显著的优势；升级术式是全飞秒激光微小切口透镜切除术（SMILE），小切口且无须打开角膜帽，减少了角膜组织损伤。ReLEx 是目前角膜屈光手术的最新进展，在未来将成为角膜屈光手术的主流。

10. 角膜屈光手术的个性化切削　包括 Q 值引导、波前像差引导和角膜地形图引导下的个性化切削三种。

（1）Q 值引导：Q 值是角膜非球面特性参数之一。Q 值引导的角膜屈光手术是通过设定目标 Q 值，在矫正屈光不正的同时，使角膜的屈光力分布保持或接近术前中央屈光力高而周边相对较低的生理特征，使进入人眼的光线处于不同的离轴位置但仍能聚焦于一点，修正术源性球差并纠正角膜原有球差，以提高患者术后视觉成像质量。

（2）波前像差引导：波前像差仪与准分子激光连接，波前像差仪先测量患者眼的低阶和高阶像差，之后利用眼球跟踪技术进行激光小光斑飞点式切削，消除人眼像差，使激光矫正后的人眼视力达到理想程度。也能在矫正近视、远视、散光等低阶像差的同时，一并矫正彗差、球差等高阶像差，最大程度地提高视觉质量。

（3）角膜地形图引导：对于角膜情况复杂的病例尤其适用。角膜地形图引导的角膜屈光手术是先用角膜地形图仪测量患者角膜获取重复性好、数据完整的角膜地形图数据，根据验光结果，结合术后目标屈光度确定实际切削的球镜度数，将角膜地形图提交到给定程序中，获得个体化切削方案，并将其转入准分子激光预存程序中，计算机将指导激光产生相应的切削。

11. 晶状体屈光手术　主要包括晶状体置换术和有晶状体眼人工晶状体（PIOL）植入术。晶状体置换术因无法保留调节功能，所以年轻患者使用受到限制。PIOL 植入术则可保留晶状体调节功能的同时提高视觉质量，在近视矫正技术飞速发展的今天，PIOL 植入术为那些无法行角膜屈光手术的高度近视患者带来了希望，具有独特的优势。PIOL 植入术按植入部位可分为房角支撑型、虹膜固定型和后房型等类型。随着材料和设计的改进，产品不断更新换代，手术切口缩小，术后视觉质量不断改善，并发症相对减少，前景值得期待。

五、屈光不正矫治的航空医学考虑

我国是近视多发国家，我国青少年近视发病率不断升高。青少年是空军招飞生源的主体和生力军，由于近视的发生机制尚不十分明确，以上各种屈光不正矫治方法几乎都无法阻止持续的眼轴增长和近视进展，因此对青少年近视的防控仍是需要解决的重大问题，也是目前的重要科研课题之一。目前，美国空军不同类型的飞行员均可以进行屈光不正矫治。2010年的统计结果显示，美国空军41%的飞行员、57%的领航员进行了不同类型的屈光不正矫治，其飞行员选拔的视力和屈光标准也因此是逐年放宽的。美国空勤人员被允许通过角膜屈光手术进行屈光不正矫治，但在术前屈光度范围、手术机构及人员资质、手术方式、术后随访人员资质、审批流程等许多方面都进行了严格限定。目前，我国空军无论飞行员选拔还是现役飞行员，尚不允许进行各类屈光不正的矫治，但相关的理论和实践研究已经大力开展起来。

角膜塑形镜近年来作为一种较新的屈光不正矫治手段和近视防控手段受到我国一些屈光不正青少年患者的青睐。由于角膜塑形镜需要长期佩戴维持效果，角膜的塑形效果受配戴时间、佩戴频率等多因素影响存在不稳定性，目前在国内外均不允许应用于空军空勤人员的屈光不正矫治。在我国空军飞行学员医学选拔过程中，我们发现戴角膜塑形镜参加空军医学选拔的学生呈逐年增多的趋势，由于学生均为夜间或非体检时间佩戴，在眼部检查过程中角膜表面常无明显异常，所以较难发现，容易漏诊。目前我们采用角膜透照法进行初步筛查，对于角膜彻照影异常的学生，进一步询问是否有角膜塑形镜配戴史，并通过结合检影验光观察角膜影、角膜地形图、角膜 K 值及超声角膜厚度测量等检查手段进行诊断，取得良好效果，无一例漏诊。

（张　湘）

第14章

斜　视

第一节　概　述

斜视是眼球位置或运动异常所引起的双眼视轴分离的临床现象。据统计显示，其发生率在白种人中为 2% ～ 4%，在非洲和亚洲人群中为 0.6%，未见明显的性别差异。

一、斜视的分类

斜视的分类有以下几种：

1. 根据是否可被融合机制控制分为隐斜、间歇性斜视和显斜。其中，间歇性斜视为一种部分时间可被融合机制控制的眼位偏斜，可属于显斜范畴，为隐斜与恒定性斜视之间的过渡形式。

2. 按斜视发生的年龄分为先天性斜视和后天性斜视。先天性斜视是指出生后 6 个月以内发现的斜视；后天性斜视是指出生后 6 个月以后发生的斜视。

3. 根据斜视方向分为水平斜视即内斜视或外斜视，垂直斜视即上斜视或下斜视，旋转斜视即内旋斜视和外旋斜视。

4. 根据眼球运动及斜视角有无显著变化分为共同性斜视和非共同性斜视。

二、斜视的病因学说

斜视的病因有下面几种学说：

1. 调节学说　眼的调节与集合作用是联动的。如果调节 - 集合反射过强，内直肌的作用大于外直肌，则形成共同性内斜视。反之，若集合力减弱，则可形成共同性外斜视。

2. 双眼反射学说　双眼单视是一种依靠融合功能来完成的后天性条件反射。在这个条件反射形成过程中，若双眼视力相差较大，其中一眼可受到明显的感觉或运动障碍，从而妨碍了双眼单视的功能，就会导致斜视。

3. 解剖学说　眼外肌发育过度或发育不全、眼外肌附着点异常、眼眶发育不良及眶内筋膜结构异常等，均可导致肌力不平衡而产生斜视。

4. 遗传学说　遗传因素在共同性斜视的成因中具有重要的作用，约 30% 的斜视者存在家族史。此外，有研究显示，共同性内斜视在同卵双生中的发病一致率为 73% ～ 82%，在二卵双生中的发病一致率为 35% ～ 47%，患者一级家属的发病风险估计为 3% ～ 5%。

三、协同肌、拮抗肌、配偶肌

人的两眼各有 6 条眼外肌，其中有 4 条直肌、2 条斜肌。单独眼外肌在第一眼位时的作用见表 14-1。当眼球运动离开第一眼位时，眼外肌因其收缩方向与视轴角度的变化，其主要作用和次要作用也发生相应的变化。

表 14-1　各眼外肌运动的主要作用和次要作用

眼外肌	主要作用	次要作用
外直肌	外转	无
内直肌	内转	无
上直肌	上转	内转，内旋
下直肌	下转	内转，外旋
上斜肌	内旋	下转，外转
下斜肌	外旋	上转，外转

协同肌（synergist）是指当某一条眼外肌在完成其主要动作时，另有其他眼外肌来协助完成这一项动作，后者就称为协同肌。拮抗肌（antagonist）是指一根眼外肌的动作也可以被另一根或几根作用方向相反的眼外肌的动作所减弱（对抗），后者即为拮抗肌。配偶肌（yoke muscles）是指向某一方向注视时，双眼具有相同作用的一对肌肉。在同向共同运动时共有六组配偶肌。

1. *右方*　右外直肌及左内直肌。
2. *左方*　左外直肌及右内直肌。
3. *右上方*　右上直肌及左下斜肌。
4. *左上方*　左上直肌及右下斜肌。
5. *右下方*　右下直肌及左上斜肌。
6. *左下方*　左下直肌及右上斜肌。

诊断眼位：双眼注视正前方的眼位为第一眼位；双眼向上、下、左、右注视时的眼位为第二眼位；双眼向右上、右下、左上、左下注视时的眼位为第三眼位。其中，第二、第三眼位为分析麻痹性斜视受累肌的眼位，又称为诊断眼位。

四、眼球运动的基本法则

眼球的正常运动需遵循以下运动法则才可实现双眼各方向的协调运动。

1. Sherrington 法则　某一根眼外肌的收缩必然同时伴有其直接拮抗肌相应的松弛。

2. Hering 法则　双眼运动的彼此相等性和对称性。任何时间下，中枢系统发出的支配眼球运动的神经冲动，一定同时和等量地抵达双眼的配偶肌。并且，神经冲动的强弱多是由注视眼决定的。

3. Doners 法则　无论眼球经过怎样的运动路径即视轴从原在位移到某一眼位，视网膜水平和垂直子午线的方向可发生微小的旋转，旋转角度的大小只与眼球运动的最终位置相关联。当眼球再回到原在位时，视网膜水平子午线和垂直子午线的方向也准确地恢复到运动前的位置。

4. Listing 法则　当眼球离开原在位向其他眼位运动时，并非先做水平运动再做垂直运动或者先做垂直运动再做水平运动，而是选择最短的运动路径，直接由原在位运动到最终位置。眼球运动的旋转轴垂直于视轴始末位置确定的平面。

五、双眼视觉生理

双眼视觉（binocular vision）是指外界同一物体分别投射到两眼的黄斑中心凹，经大脑视觉中枢加工整合为单一立体物像的生理过程，也称双眼单视。双眼单视是三维立体的高级视觉功能，是从事较为精密工作，正确地判断物体的距离、大小、位置、方向及自身与客观环境之间位置关系的必需条件，可分为三级，即同时视、融合视、立体视。

同时视是指由双眼视网膜接收并传递的视觉信号被大脑同时接受，而不是两眼交替接受。值得注意的是，虽然信号同时被接受，但并不意味着两眼同时接受的物像能完全融合成一个物像。同时视是双眼单视的最基本条件。

融合视是指在双眼同时视的基础上，大脑中枢将落在两眼视网膜上的物像融合为一个完整物像的视觉功能。融合视是一种通过大脑高级中枢的反射活动，引起反射的条件即同时视，而后通过传出神经兴奋支配眼外肌以协调二眼球的位置。融合功能有两种成分，即融合双眼视网膜物像形成单视的感觉性融合及调整双眼眼位以维持单视的运动性融合。

立体视是指在具备以上 2 级视功能的基础上，一种独立形成三维物像的视觉功能，是双眼在视中枢指令下更高层次的生理功能。虽然在双眼注视时能同时注视同一个物体，但由于两眼间有一定距离，所以两眼所见的物体位置不是完全一致的，从而使所见物体存在微小差异（即视差）。正是这种微小差异，才使双眼物像可通过视皮质的活动形成上下、左右、前后三维图像的立体视。

若形成双眼单视的平衡被打破，则会干扰双眼单视的健全发育或者使健全的双眼单视功能发生失调，引发斜视。斜视者由于一眼偏斜，外界物体成像于一眼黄斑部和另一眼的非黄斑部，会影响两眼物像的融合，引起复视、混淆视、异常视网膜对应、抑制等病理改变，这将直接导致立体视功能下降甚至丧失，进而严重影响双眼视觉功能。

（齐林嵩）

第二节　隐　斜

（一）概述

隐斜（phoria）是一种潜在性眼位偏斜，但能在融合反射控制下保持眼球正位而不偏斜，一旦大脑融合作用遭到阻断（如一眼被遮盖时）或失去控制，眼位偏斜就会表现出来。因此，隐斜与斜视之间只是程度上而不是性质上的区别。

正常人群中真正的正位眼者很少见。据资料统计，隐斜者约占 90%，且 98% 的隐斜者没有不良反应。一项空军招飞体检 5066 名双眼视力正常男青年的隐斜状况调查显示，其中正位眼 473 人，占 9.3%，各种隐斜 4593 人，占 90.7%，其中单纯内隐斜最多，单纯上隐斜最少。此外，海军招飞体检和民航招飞体检所得出的隐斜状况结果与空军的基本一致。

根据眼位偏斜倾向的方位不同，隐斜主要有三大类，即内隐斜、外隐斜及上隐斜。

内隐斜是指眼位存在向内偏斜的倾向。其主要发生于远视眼患者，与调节 - 集合中枢过度紧张、集合兴奋过强有关。一些解剖因素若限制了内直肌的松弛也可导致内隐斜。内隐斜者视远时症状较明显，可出现头痛、眼痛、视物模糊及全身不适，较重的内隐斜定位和立体感觉功能常不良，常喜向上看，因向上看时眼位可分开以减轻症状。

外隐斜是指眼位有向外偏斜的倾向。其病因目前仍不明确，可能与集合中枢张力减弱，集合功能不足有关。屈光不正如未经矫正的近视眼，在看近时少用或不用调节，导致调节性集合减弱可引起外隐斜。此外，阻止外直肌的充分松弛的解剖因素也可致病。外隐斜者常在近距离工作时症状明显，可发生前额疼痛、眼睛酸痛、不能长时间阅读，甚至视物模糊、复视等症状，必须闭眼休息片刻再继续阅读，但不久又出现上述症状。

上隐斜是指眼位有向上偏斜的倾向。其发病机制主要有解剖因素或麻痹因素两方面。解剖因素包括内外直肌附着点较高、上下直肌或上下斜肌的解剖异常或附着点异常等。麻痹因素主要指由垂直肌肉轻度麻痹所致。大多数患者表现为单侧性，也有个别患者呈交替性或双侧上隐斜。据学者统计，有 15% ～ 30% 的正常人有上隐斜。垂直肌肉的融合储备力很少，1 ～ 2Δ 上隐斜者，融合反射一般可控制，但 2.5Δ 以上者可出现症状。上隐斜患者视远、视近时均有视力疲劳，尤以看近为甚，常伴有视物模糊、头痛、眼痛、恶心等症状，较严重者可影响立体视功能。上隐斜者脸部有轻度上仰姿势，使眼位低于水平以克服部分上隐斜。

（二）诊断及鉴别诊断

1. 诊断　根据病史和临床表现，以及交替遮盖试验阳性，遮盖去遮盖试验阴性即可诊断。可使用全自动隐斜检查仪及东方红隐斜计检查以确诊。

2. 鉴别诊断

（1）间歇性斜视：眼位时而出现偏斜，时而又可被融合机制所控制。遮盖去遮盖试验时而阳性、时而阴性。遮盖去遮盖试验出现阳性是重要鉴别点。

（2）斜视：常有眼位的偏斜，可以是单眼性的，也可以是双眼交替性的，但双眼不能同时注视同一目标。遮盖去遮盖试验阳性。

（3）麻痹性斜视：多有复视和混淆视，眼球运动受限是麻痹性斜视的主要鉴别点，麻痹眼向麻痹肌作用方向运动受限。

（三）航空医学考虑

隐斜的航空医学考虑主要有以下三方面：其一，经常出现肌性视疲劳症状，严重时还会波及全身，引发神经反射症状如恶心、呕吐及其他神经官能症等，直接影响飞行员的飞行状态。其二，影响飞行员目测距离的准确性甚至导致飞行器着陆异常。一般内斜者目测距离比实际距离大，易导致飞机着陆时动作过猛；外隐斜者对距离的判断则比实际距离近，易导致飞机着陆时冲出跑道。其三，融合无力、高空缺氧、精神高度紧张时可诱发间断性斜视及复视，一方面引起改变注视点困难，即飞行员由视近转向视远，或者由视远转向视近目标时，常出现视物模糊、眼部不适等症状；另一方面还会导致飞行员对目标难辨虚实，自身空间定向及深度觉较差，严重影响飞行安全及战斗力。基于上述原因，隐斜检查及慎重选拔十分重要。

（四）体检方法

隐斜是招飞体检的必查项目。常规使用全自动隐斜检查仪（BSY-1）检查。对于隐斜度数处于合格边缘或明显超标者，进一步行东方红隐斜计检查，并以此为最终检查结果。一般检查 3 次，结果取平均值或取具有重复性的数值。值得注意的是，外隐斜和上隐斜对物像的融合影响较大，选拔时相对要更为严格。内隐斜影响因素较多，变异性也较大，检查时要注意有效放松调节和避免精神紧张，并可参照军区复检结果进行综合判定。

（齐林嵩）

第三节　共同性斜视

共同性斜视（concomitant strabismus）为青少年较多见的斜视类型，它也包括了斜视的一般类型，如内斜视、外斜视、隐性远视、微小斜视和单眼固定综合征等。共同性斜视在普通人群中的发病率为 2% ～ 6%。共同性斜视的发病机制仍不是十分清楚，它没有明显的眼部或者大脑的结构畸变。此外，共同性斜视能够以一种复杂遗传性状向后代传递，它的发生涉及遗传因素与环境因素的共同作用。

一、间歇性外斜视

（一）概述

间歇性外斜视（intermittent exotropia）是介于外隐斜和恒定性外斜视之间的一种斜

视。间歇性外斜视人群的发病率约为 1%，也是后天性共同性外斜视中最常见类型，约占 47.7%，其中交替性外斜视也多由间歇性外斜视过渡而来。

间歇性外斜视的病因目前仍不完全清楚，主要有以下三种学说：①融合机制与神经支配学说，神经支配的不平衡及融合机制缺陷是斜视发生的本质原因。我国一项间歇性外斜视患者术前调查显示，视皮质中枢融合功能发育不健全，即内外融合力发育不良或内融合力发育不足，外融合力过度发育而导致融合范围减少，是间歇性外斜视的主要发病机制。②眼外肌源性学说，间歇性外斜视患者内直肌肌腱内本体感受器发生退行性改变，弱侧眼肌萎缩变性是产生斜视的重要原因。③屈光因素学说，屈光不正可影响调节和集合等神经支配，从而影响眼位。屈光参差、未经矫正的近视及高度远视均可引起外斜。国外一项观察性研究发现，在 27 例间歇性外斜视患者中，屈光不正占 81.48%。我国学者报道 1149 例间歇性外斜视患者中屈光参差者约占 18.54%，多为近视和近视性散光。

间歇性外斜视的临床特征如下：

1. 强光下喜闭一眼为最常见的症状，可伴有畏光表现。国外学者分析了 162 例基本型间歇性外斜视患者，其中有 60.2% 的患者在阳光下喜闭一眼。

2. 间歇性外斜视者斜视度不稳定，变异较大。间歇性外斜视者斜视角随融合和调节性集合力强弱而变化。另外，精神状态、健康状态及焦虑均可影响斜视度。当患者视近物、注意力集中时，眼位为正位；当强光照射，特别是视远、劳累或注意力不集中时易显露出外斜，但仍有患者尚可自我控制。当控制眼位时调节性集合调节过度时，易引起双眼看远时视力下降和头痛，但检查单眼视力时可较双眼提高。

3. 易发生复视。部分集合能力不足的患者可出现视疲劳，长时间阅读发生眼部胀痛及复视感，成年患者初期症状明显，若儿童期已建立抑制则很少发生。

4. 视物显小。较为少见，可能与患者看远时利用调节性集合来控制外斜相关。

间歇性外斜视可对立体视觉造成影响，多表现在近距离立体视正常，而远距离立体视不良，但也可能远近立体视均被损害。间歇性外斜视者当一眼外斜时存在异常视网膜对应，可出现混淆视和复视。此外，间歇性外斜视者一旦出现视疲劳或注意力不集中，可导致融合力下降及融合范围缩小，即出现斜视（图 14-1）。并且，间歇性斜视可随年龄的增长、调节力的下降及斜视角度数的增大而提高斜视发病率及严重程度，这也是此类型斜视的特点及危害性所在。

（二）诊断及鉴别诊断

1. 诊断　根据临床表现和症状即可诊断。间歇性外斜视由于患者尚存一定的融合和代偿能力，常被漏诊。值得注意的是，疾病、疲劳及充分破坏融合可使斜视度暴露充分。

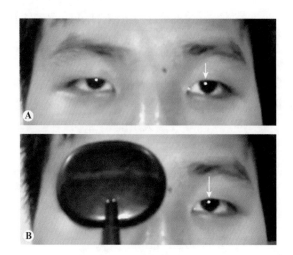

图 14-1 间歇性外斜视

A. 第一眼位遮盖前，箭头示遮盖前，左眼角膜映光点位于瞳孔中央偏鼻侧；B. 第一眼位遮盖后，箭头示遮盖右眼后，左眼角膜映光点回到瞳孔中央

2. 鉴别诊断　因间歇性外斜视常被漏诊，需与外隐斜相鉴别。

（1）外隐斜：外隐斜者眼位可被融合机制控制，遮盖去遮盖试验始终为阴性。而间歇性外斜视者可在一定条件下出现眼位偏斜表现，遮盖去遮盖试验在疲劳、破坏融合的条件下出现阳性结果。

（2）恒定性外斜视：指眼位恒定性的向外偏斜，不能被融合机制所控制。我国统计其发病率为 1%～2%。恒定性外斜视可能是间歇性外斜视发展的结果。常见的临床表现有以下几个方面：①外斜视较稳定，斜视角较大，先天性外斜视者多在 20°～40°；②集合功能常不足；③双眼视功能异常，多无同时视及融合视；④若双眼视力近似，则多是交替注视，否则多为单眼注视，单眼注视者都引起弱视。

主要鉴别点：①成年刚发病者可有明显眼疲劳及复视等症状，且多合并有一定程度的屈光问题；②斜视眼角膜映光点往往位于瞳孔中央鼻侧；③一眼或双眼遮盖去遮盖试验时始终为阳性。

（3）正 κ 角型假性外斜视：聚光灯注视时角膜映光点位于瞳孔中央鼻侧，造成一种外斜视的错觉，但遮盖去遮盖试验为阴性。值得注意的是，大 κ 角型假性外斜视者应注意关注屈光和眼底情况。

（三）航空医学考虑

间歇性外斜视在招飞体检中较常见。无论是间歇性外斜视还是恒定性外斜视，均可造成立体视觉的损害。飞行员立体视功能的下降将导致其不能很好地定位目标，无法完成精细飞行任务，严重者可威胁飞行安全。由于飞行常处于高空缺氧及精神高度紧张状态下，易出现混淆视和复视，引起目标注视困难，很大程度影响飞行能力和安全。此外，间歇性外斜视者需时刻调整和控制融象性辐辏，以控制散开作用的影响，不可避免地加剧飞行中的视觉疲劳。此外，随年龄的增长、调节力的下降及斜视角度数的增大可增高斜视发病率及视功能损害程度，将直接影响到飞行员的飞行寿命。

（四）体检方法

间歇性外斜视在招飞体检外眼检查中即可发现。首先询问病史及症状，有无视物疲劳、复视等。然后用聚光灯检查角膜映光、集合功能及眼球运动是否正常。分别行双眼遮盖去遮盖试验，若发现学员一眼或双眼遮盖去遮盖试验时而阳性、时而阴性，眼位由外向内移动，可考虑间歇性外斜视可能，应由另一名外眼检查者复查眼位。若 2 位检查者均不十分确定学员是否存在眼位偏斜，可用纱布遮盖可疑眼 0.5 小时以上，再次复查。值得注意的是，间歇性外斜视者由于存在一定的融合功能，检查时应尽量嘱其充分放松，纱布遮挡揭开后应及时遮挡另一眼，充分破坏融合，以使检查结果可靠。

二、共同性内斜视

（一）概述

共同性内斜视（concomitant esotropia）是指两眼视轴不互相平行，不能同时注视一个目标，以致一眼正位时，另一眼位向内偏斜。患者斜视度始终相同，无眼球运动障碍。共同性内斜视包括诸多的类型，调节性内斜视及非调节性内斜视在招飞体检中相对较为常见。

1. 调节性内斜视（accommodative esotropia）　调节因素是导致内斜视的主要成因，可分为屈光性调节性内斜视、部分调节性内斜视、非屈光调节性内斜视（高 AC/A 型）。

（1）屈光性调节性内斜视（refractive accommodative esotropia）的发病被认为与未矫正的远视和外展融合不足有关。内斜视者平均发病年龄约为 2 岁半，常因中度或高度的远视未矫正而视物模糊，从而需加强调节以改善视力，但过强的调节伴随过强的集合，融合机制尚可时则形成内隐斜，而一旦患者运动融合功能不足，则外展融合无法中和过强的集合张力，即出现内斜视。患者内斜角常有可变性，看近大于看远，若在间歇性内斜期间，常有视疲劳、周期性复视等症状。此类斜视不应手术治疗，有弱视者先治疗弱视，后全屈光度配镜并需每年重新验光以确定是否需要更换眼镜，但值得注意的是，患者长期戴镜后可出现外斜（图 14-2）。

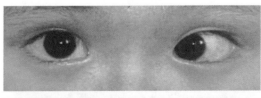
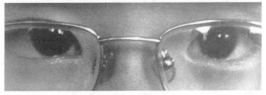

图 14-2　调节性内斜视

戴镜前左眼内斜明显，戴镜矫正后眼位基本正常

（2）部分调节性内斜视（partially accommodative esotropia）是指内斜成因有部分调节性成分，同时也有部分非调节性成分，其中非调节性成分大多数情况下为先天性因素，也有部分情况下为后天性因素（如内直肌、球结膜挛缩）所致。患者常有中度或高度远视性屈光不正，戴镜后斜视度数减少但不能矫正，可合并弱视。此类斜视调节性内斜部分可戴镜治疗，非调节性部分可考虑手术治疗。

（3）非屈光调节性内斜视（nonrefractive accommodative esotropia）（高 AC/A 型）的特点是斜视度看近大于看远（≥10△），看远时眼位可为正位，中度远视最常见，但本病的病因与屈光不正无关，而是由调节和调节性集合之间的异常联带运动造成的。通常需手术矫治。

2. 非调节性内斜视（nonaccommodative esotropia）　是指导致内斜视的成因没有或很少有调节因素，主要有基本型内斜视、急性共同性内斜、非调节性集合过强、周期性内斜视、感觉剥夺性内斜视。

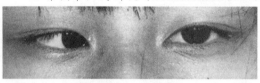
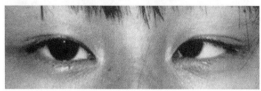

图 14-3　基本型内斜视
左眼注视时右眼内斜明显，右眼注视时左眼内斜明显

基本型内斜视（basic esotropia）是指出生 6 个月以后发病的内斜视，无调节因素，无有意义的屈光不正，看远看近斜视角相等。在全身麻醉下眼位可正，甚至呈分开位，牵拉试验阴性，说明此类斜视可能由神经支配异常所致。该类斜视应排除中枢神经系统的损害和畸形，常需手术矫正（图 14-3）。

（二）诊断及鉴别诊断

1. 诊断　根据病史和临床表现，眼位出现向内偏斜，不可被融合机制所控制，但任何一眼注视目标，斜视度都是相同的，无眼球运动障碍，即可诊断共转性内斜视。

2. 鉴别诊断

（1）负 κ 角型假性内斜视：聚光灯检查时角膜映光点位于瞳孔中央颞侧，给检查者一种内斜视的感觉，但遮盖去遮盖试验为阴性。

（2）内眦赘皮型假性内斜视：由于眼内眦赘皮遮盖了内眦部部分巩膜，以至于鼻侧巩膜暴露比颞侧少，加上鼻根过宽，从外观上给检查者一种内斜视的感觉。一般角膜映光点位于瞳孔中央，遮盖去遮盖试验为阴性。

（3）周期性内斜视：指内斜视呈周期性出现，一般为隔日斜视，常 3～4 岁发病。在不出现之日可能仅有轻度斜视或隐斜，但长期可形成恒定性斜视。在内斜视不存在时，患者可有正常的双眼视和较好的立体视。加强病史的询问也是诊断该病的关键。

（4）感觉剥夺性内斜视：指斜视是由原发性知觉缺陷导致的，最常见于屈光参差、外伤、角膜混浊等造成单眼视力障碍者。

（5）麻痹性内斜视：通常见于一条或两条外直肌麻痹或展神经麻痹；也可能是眼内侧壁骨折等引起的内直肌的损伤或 Duane 后退综合征。常有复视症状，伴眼球运动的受限。

（三）航空医学考虑

共同性内斜视在招飞体检中较少见。内斜视者可表现为立体视功能的下降甚至立体盲，将引起飞行员精准瞄准目标及自我定位的能力下降，无法较好地完成精密飞行操作，导致在飞行起降、躲避空中目标时造成偏差，影响飞行安全。内斜视者可有视疲劳、长时间注视困难，并可诱发复视和混淆视，这将给飞行员飞行过程中观察目标带来很大的干扰，加剧飞行疲劳，极大程度地影响飞行能力及安全。儿童期的内斜视可产生单眼抑制和视网膜异常对应，常合并屈光不正或中枢神经系统疾病，治疗时程长，预后不易判定，必然影响飞行员的双眼视觉功能。患有内斜视的飞行员眼位可出现恒定偏斜，一定程度上影响美观，并带来精神和思想上的负担。

（四）体检方法

共同性内斜视在招飞体检外眼检查中即可出现。首先询问病史及症状，如有无屈光不正病史，有无复视、视疲劳及视物模糊等症状。然后经聚光灯检查角膜映光、集合功能及眼球运动是否正常，分别行双眼遮盖去遮盖试验，若发现学员斜视眼遮盖去遮盖试验阳性，眼位由内向外移动，另一名外眼检查者复查眼位同样为阳性，第一斜视角与第二斜视角相等，无眼球运动障碍，可诊断为共同性内斜视。

（齐林嵩）

第四节　非共同性斜视

非共同性斜视在临床上主要有两种形式，一种为神经肌肉麻痹引起的麻痹性斜视，常见的原因为相关组织炎症、占位性病变、先天性异常、血管性病变、外伤等；另一种为限制因素引起的限制性斜视，常见原因为外伤后组织嵌顿、手术后粘连、肌肉变性等。

非共同性斜视约占所有斜视病例的 5%，其主要特点：①常有眼球运动受限，斜视角随注视方向的变化而变化；②第二斜视角（受累眼作为注视眼时的斜视角）大于第一斜视角（健眼作为注视眼时的斜视角）；③多数有代偿头位；④后天者及失代偿的先天性麻痹性斜视者常伴有复视。

一、麻痹性斜视

（一）概述

由支配眼球运动的神经核、神经及眼外肌本身麻痹所致的斜视，称为麻痹性斜视（paralytic strabismus），其典型特点是常伴有眼球运动的受限。引起斜视的肌肉可以是单根或多根麻痹，可以是部分或完全麻痹。麻痹性斜视可分为先天性麻痹性斜视或后天性麻痹性斜视两大类，病因各异，一般与年龄相关。

国外学者 Rucker 对 Mayo 诊疗所 1000 例麻痹眼的分析显示，展神经最易受累，其次是动眼神经和滑车神经，之后很多研究者也都证明了他的观点。在动眼神经麻痹中，上直肌最容易受累，下斜肌最少受累。麻痹性斜视不同于共同性斜视，其斜视角有一定的变化性，在临床上常呈一个动力学的过程。发病急骤者可立刻感觉复视，但在数日或数周之后，由于整个神经支配系统的平衡被打乱，可使相应的临床现象发生明显改变。

麻痹性斜视者可经历几个阶段。第一个阶段即最初表现为麻痹肌功能减退，进而导致直接拮抗肌功能亢进。在这个阶段斜视角最大是眼位处于麻痹肌作用方向，其眼球在这个方向上运动受限也最重。第二个阶段是直接拮抗肌亢进后，偏斜可扩散至半侧或整个注视方向，同时发生肌肉纤维的萎缩变性。第三个阶段是当偏斜扩散到所有的注视方向，最后可接近向共同性发展，即共同扩散。临床上偶可见直接拮抗肌不亢进者（原因不明），偏斜仅处于第一个阶段。但大多数麻痹性斜视在发病数周、数月或数年后常发生共同扩散。

代偿头位是麻痹性斜视的重要特征之一，目的是为了避免复视或获得双眼单视。首先，代偿头位应与先天性胸锁乳突肌造成的斜颈相鉴别，眼性斜颈时胸锁乳突肌不强硬，遮盖一眼时代偿头位即可消失。代偿头位主要体现在脸面、头颈及下颏 3 个方面：①水平肌麻痹时脸面转向麻痹肌的作用方向，这样相当于是眼球转向对侧，避开了麻痹肌的作用侧，以减少复视情况；②一般上转肌或下转肌麻痹时可出现下颏上抬或内收，以使注视时偏斜角减小；③若上斜肌或上直肌麻痹时，头部往往向健侧肩倾斜，下斜肌或下直肌麻痹时则多向患侧肩倾斜。值得注意的是，不是所有的患者都可通过代偿头位获得双眼单视，也有部分人将脸面或头转向相反的方向以加大复像之间的距离，用以减少复视干扰。

（二）诊断及鉴别诊断

1. 展神经麻痹　临床上常见，发病率为 11.3 /10 万，多由于外伤、肿瘤、炎症等原因导致的第Ⅵ对脑神经一侧或双侧同时受累。麻痹眼呈内斜视，脸面转向麻痹肌作用方向。本病应与眼球后退综合征相鉴别，后者展神经核缺损，可经 MRI 等影像学检查鉴别。还应与先天性内斜视相鉴别，后者无眼球运动障碍，各方向注视斜视角相同。

2. 上直肌麻痹　单根上直肌麻痹者较少见，多为先天性。眼球向上运动受限，同侧下直肌亢进并轻度外旋。原在位麻痹眼下斜视，无 Bell 现象，可有下颏上抬，头向健侧肩倾斜。

3. 下直肌麻痹　单根下直肌麻痹者很少见，多为先天性。眼球向下运动受限，上直肌的亢进可使眼球上转及内旋。当患者麻痹眼注视时，健眼上斜肌亢进而使该眼下转引起假性上睑下垂，应注意鉴别。

4. 内直肌麻痹　单根内直肌麻痹者先天性或后天性者均很少见。原在位眼球外斜，脸面偏向健侧，根据眼球运动有无受限及斜视角度数是否改变与外斜视相鉴别。

5. 下斜肌麻痹　在动眼神经支配的眼外肌中最少见，一般多为先天性。原在位时麻痹眼注视可能麻痹眼下斜或健眼注视则健眼上斜，患者试图上转时偏斜最大，脸面偏向健眼侧，头向麻痹侧肩倾斜。

本病需与上斜肌肌鞘综合征相鉴别，后者为上斜肌肌腱和滑车纤维粘连导致机械性限制眼球内上转，常在眼内转位时被动牵拉试验阳性，此点可与下斜肌麻痹相鉴别。

6. 滑车神经麻痹　在临床上，上斜肌麻痹较为多见，多为先天性，约占 39.6%，且有 25% 的患者为双侧。先天性者常主诉斜颈、视力疲劳等，后天性者突然垂直复视及影像倾斜。上斜肌麻痹者最明显的临床表现为头向健眼侧倾斜，下颌内收，脸面略转向健侧，双侧面颊常不对称，健眼注视时麻痹眼明显上斜，麻痹眼注视时健眼明显下斜并常伴有假性上睑下垂。

7. 双上转肌麻痹　为一眼的两根上转肌（上直肌和下斜肌）同时麻痹，多为先天性。患者麻痹眼向鼻颞侧上转均受限。向上注视时，麻痹眼眼位更低。斜视眼可能弱视。有下颌上抬的代偿头位。1/3 的患者会表现出 Marcus Gunn 颌动瞬目综合征。

8. 双下转肌麻痹　单纯双下转肌（下直肌和上斜肌）麻痹者很少见，原因不明。健眼注视时麻痹眼上转，麻痹眼注视时健眼下转，可伴有假性上睑下垂。同时，应除外阻止眼球下转的机械因素。

（三）航空医学考虑

麻痹性斜视在招飞体检中少见。麻痹性斜视者均可表现为立体视功能的下降，影响飞行中目标定位及精密操作。先天性者可有视疲劳、长时间注视困难、颈肌劳累等不适；后天性者多伴有复视。这将给飞行员的目标注视带来很大的困难，且易导致飞行疲劳，影响飞行能力及安全。此外，存在抑制、视网膜异常对应、中枢神经系统疾病者往往病程长，预后不易判定并可能导致双眼视觉功能的永久性损害。

（四）体检方法

麻痹性斜视在招飞体检时外眼检查可发现。首先询问相关病史，如有无外伤、视疲劳、复视及眼球运动困难等。然后经聚光灯检查角膜映光点位置有无异常，集合功能是否正常，有无代偿头位，眼球各方向运动是否正常，确定具体是哪只眼、哪个方向运动受限。可进行歪头试验和主动牵拉试验。必要时行复视像检查。

二、限制性斜视

（一）概述

限制性斜视（restricted strabismus）是一种非共同性斜视，由于眼外肌牵制的机械作用，限制了眼球向相反方向转动而产生的斜视。限制性斜视是一种特殊类型的非共同性斜视，发病率较低，仅占非共同性斜视的 10%。限制性斜视的病因较复杂，临床表现各异。

限制性斜视临床特征：①复视像分离最大方位和眼球运动受限最大方位相一致，但与限制肌肉的方位相背离。限制受累肌肉与斜视方向则相一致，是僵硬的肌肉将眼球沿着它的方向机械牵拉所致。②限制肌肉被动牵拉试验阳性，病理检查可证实受累眼外肌弹性减弱、萎缩或纤维化。

（二）诊断及鉴别诊断

限制性斜视的诊断首先是详细询问病史，包括引起症状的诱因、发作时间、与发病相关的全身疾病情况，从中寻找可能的病因。根据眼位偏斜、眼球运动受限等临床表现，被动牵拉试验阳性等可初步诊断，必要时可联合实验室检查及影像学检查等辅助措施协助诊断。

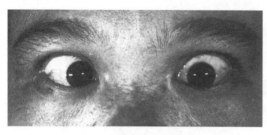

图 14-4　甲状腺相关眼病
双眼球突出，右眼外转运动受限

1. 甲状腺相关眼病（Graves 眼病）　主要为丘脑 - 垂体 - 甲状腺内分泌轴功能异常而出现的眼部病变。其主要临床表现为眼睑回缩和上睑迟落，眼球突出及眼球运动障碍等。实验室检查发现甲状腺相关激素水平异常。必要时行影像学检查（图 14-4）。

2. 炎性假瘤　属于眼眶非特异性炎症的范畴，患者可出现不同程度的眼球突出，眼球运动障碍、复视，眶区疼痛，部分患者上睑下垂；病变后期肌肉纤维化，眼球可固定在不同眼位。CT 可见眼外肌条状增粗，肌肉止点受侵，此特征可与甲状腺相关眼病相鉴别。

3. 眼眶壁爆裂性骨折　为外界暴力引起的间接性眶壁骨折。其可出现限制性眼球运动障碍，被动牵拉试验阳性，且患眼出现眼球内陷。眼眶 CT 检查可见相应部位骨折，典型的眶下壁骨折软组织疝入上颌窦时可见油滴样影像。

（三）航空医学考虑

限制性斜视在招飞体检中罕见。限制性斜视者多伴有复视、眼球运动受限，必然影响飞行过程中目标的观察，并易造成视疲劳或长时间的头痛。限制性斜视者往往无双眼单视且多合并全身系统的疾病，病程长，预后不良，可永久影响视力、视野、立体视等视觉功能，削弱飞行能力，威胁飞行安全。

（四）体检方法

限制性斜视在招飞体检外眼检查中可发现。首先询问相关病史，如有无外伤、复视、眼球运动困难及全身疾病史等。然后观察角膜映光点位置有无异常，检查眼球各方向运动是否受限，需确定具体是哪只眼哪个方向运动障碍，可行被动牵拉试验使其与麻痹性斜视相鉴别。必要时行影像学检查及实验室检查以辅助确诊。

（齐林嵩）

参考文献

包秀丽，艾育德，刘起 . 2005. 上睑下垂 [J]. 内蒙古医学杂志，37（10）：927-931.

鲍莉 . 2007. 1387 名城乡招飞学员隐性斜视初检与复检对比分析 [J]. 实用医药杂志，24（9）：1109-1110.

北京医学会眼科学分会 . 2014. 关于 24 小时眼压检测规范的探讨 [J]. 中华眼科杂志，（5）：384-385.DOI：10.3760/cma.j.issn.0412-4081.2014.05.023.

陈积中，魏文斌 . 2012. 眼底鉴别诊断学 [M]. 北京：人民卫生出版社，82-102，230-237，271-272.

陈慷，胡世兴 . 2005. 春季角膜结膜炎的免疫学发病机制研究 [J]. 眼科研究，23（5）：542-545.

陈鹏志，姚震宇，田世元，等 . 2016. 春季内蒙古通辽市眼科门诊患者眼病构成情况调查 [J]. 中国医科大学学报，45（1）：80-82.

陈晓丽 . 2005. 青光眼 [M].// 惠延年 . 眼科学 . 第 6 版 . 北京：人民卫生出版社，131.

陈有信 . 2010. 视网膜血管性疾病 [M]. 北京：科学出版社，563-575.

初宪华，李济华，梁惠英，等 . 2001. 155 例先天性上睑下垂遗传规律的探讨 [J]. 中国斜视与小儿眼科杂志，9（1）：23-24.

丁衍，许预，徐晓东 . 2010. 家族性腺瘤性息肉病患者中先天性视网膜色素上皮肥厚的 FFA 研究 [J]. 国际眼科杂志，10（6）：1157-1159.

冯越蹇，张海明，胡守舵，等 . 2007. 内眦赘皮的分类及相应治疗方法探讨 [J]. 中国美容医学，16（4）：512-514.

冯正勇，魏洁，郭长梅，等 . 2015. 成人麻痹性斜视病因分析及手术治疗 [J]. 国际眼科杂志，15（3）：418-420.

葛坚 . 2005. 眼科学 [M]. 北京：人民卫生出版社 .

葛坚 . 2010. 眼科学 [M]. 第 8 版 . 北京：人民卫生出版社 .

龚向明，钟兴武，杨晓 . 2012. 临床眼科彩色图谱 [M]. 广州：广东科技出版社 .

郭燕，王平 . 2012. 间歇性外斜视的研究进展 [J]. 国际眼科杂志，12（1）：83-86.

贺极苍 . 2010. 人眼空间图形视觉的评估及其临床应用 [J]. 中华眼视光学与视觉科学杂志，12（4）：241-244.

侯军军，闫爱珍，袁红，等 . 2012. 周边部视网膜格子样变性区的自身荧光特征 [J]. 中华眼底病杂志，28（4）：408-410.

胡广蕊，王澄澄，翁伟生，等 . 2012. 双眼视觉新认识及弱视治疗新角度 [J]. 中国斜视与小儿眼科杂志，20（4）：187-191.

胡新，庄曾渊 . 2008. 前巩膜炎的超声生物显微镜表现 [J]. 中国中医眼科杂志，18（1）：11-12.

黄江荣，黄亚铭 . 2015. 急性出血性结膜炎概况分析 [J]. 现代医药卫生，31（B06）：8-10.

黄旅珍，陈荣家 . 2006. 春季角结膜炎中角膜损害的研究进展 [J]. 中国眼耳鼻喉科杂志，6（4）：262-263.

惠延年 . 2004. 眼科学 [M]. 第 6 版 . 北京：人民卫生出版社，169-176.

黎晓新，赵家良，赵明威 . 2011. 视网膜 [M]. 第 2 卷（第 4 版）. 天津：天津科技翻译出版公司：1444-1447.

李凤鸣 . 1996. 眼科全书 [M]. 北京：人民卫生出版社 .

李凤鸣 . 2004. 中华眼科学 [M]. 第 2 版 . 北京：人民卫生出版社，178-189.

李凤鸣，谢立信 . 2014. 中华眼科学 [M]. 第 3 版 . 北京：人民卫生出版社，2008-2013，2178-2186.

李建 . 2012. 假性上睑下垂的诊断及疗效分析 [C]// 浙江省美容与整形学术年会暨私营美容机构行业论坛 .

李莉，赖迎利，修树民 . 1994. 飞行员飞行前后眼压的测定 [J]. 中华航空医学杂志，5（4）：227-229.

李美玉 . 2004. 原发性开角型青光眼 [M].// 李美玉 . 青光眼学 . 北京：人民卫生出版社，335.

李美玉 . 2005. 青光眼和低眼压 [M].// 刘家琦，李凤鸣 . 实用眼科学 . 第 2 版 . 北京：人民卫生出版社，434-435.

李新蓉，窦海英 . 2001. 1947 名飞行人员隐斜视调查分析 [J]. 航空军医，29（1）：16-17.

李秀梅，张家增，王劭晟 . 2005. 广州南沙区眼科门诊疾病构成比及动态变化 [J]. 广州医药，46（5）：50-53.

刘桂香，胡聪 . 2007. 共同性外斜视病因及发病机制研究进展 [J]. 中国斜视与小儿眼科杂志，15（1）：44-46.

刘家琦，李凤鸣 . 2010. 实用眼科学 [M]. 第 3 版 . 北京：人民卫生出版社 .

刘家琦，李凤鸣 . 2014. 实用眼科学 [M]. 北京：人民卫生出版社 .

刘洁梅，张良，熊志强，等 . 2007. 眼科门诊病人眼病构成情况调查 [J]. 广州医药，38（4）：71-73.

刘静，高原，曹利群，等 . 2009. 招飞体检 6382 名正常视力男青年隐斜视状况分析 [J]. 海军医学杂志，22（3）：172-173.

刘梅，于秀敏 . 2002. 上斜肌麻痹 [J]. 山东医大基础医学院学报，16（2）：126-127.

刘庆淮，方严 . 2015. 视盘病变 [M]. 北京：人民卫生出版社，33-78.

刘志恒，郑日忠 . 2013. 巩膜炎和表层巩膜炎临床特征与诊治分析 [J]. 中国实用眼科杂志，31（8）：1037-1035.

彭薇，李霞 . 2014. 过敏性结膜炎的诊疗进展 [J]. 中国实用眼科杂志，32（10）：1147-1150.

钱银侯，顾凤胜，李纯洁，等 . 1995. 隐斜检查在招飞体检中的意义 [J]. 航空军医，23（2）：90-91.

任晓霞，康宽夏，李光玲 . 2007. 先天性上睑下垂患者提上睑肌中异常细胞外物质的研究 [J]. 中国实用眼科杂志，25（7）：709-712.

任新民，王勤，韩兵，等 . 2000. 海军飞行员的隐斜视调查 [J]. 海军医学杂志，21（1）：50-51.

茹海霞，齐林嵩，邹志康，等 . 2016. 美军干眼症特许飞行标准及纳入我军招飞医学标准的可行性 [J]. 空军医学杂志，32（1）：

48-51.

施国荣，金汉珣．2009.青少年学生的隐性斜视对立体视觉的影响 [J]. 国际眼科杂志，9（10）：2016-2018.

石忠鑫，李冬育，岳向东．2002.眼科超声生物显微镜检查图谱 [M]. 天津：天津科学技术出版社．

宋国祥．2002.现代眼科影像学 [M]. 天津：天津科学技术出版社：17-21.

孙世珉，刘焕业，薛南平，等．1988.600 例内因性色素膜炎的临床分析 [J]. 中华眼科杂志，24（5）：261.

孙旭光．2015.睑缘炎与睑板腺功能障碍 [M]. 北京：人民卫生出版社，31-128.

田青，邵德望，王莺．2008.双胞胎姐妹先天性虹膜 - 脉络膜缺损合并小角膜外斜视 [J]. 中华眼底病杂志，24（4）：302-303.

王超廷，崔国义．1991.眼科大词典 [M]. 郑州：河南科学技术出版社：546-548.

王恩普，郑连山，姚婉英．1997.眼科停飞疾病 30 年回顾分析 [J]. 中华航空航天医学杂志，8（4）：243-244.

王鸽，刘向玲．2015.间歇性外斜视的研究进展 [J]. 中国斜视与小儿眼科杂志，23（3）：48，插页 7-8.

王广玲，曾丽．2008.限制性斜视的临床研究 [J]. 国际眼科杂志，8（12）：2539-2540.

王洪亮．2012.100 例结节性表层巩膜炎临床诊治分析 [J]. 当代医学，18（3）：78-79.

王丽，李志勇．2015.后天麻痹性斜视的中西医诊疗进展 [J]. 中国中医眼科杂志，25（1）：74-76.

王宁利．2009.百年同仁验光配镜实用技术 [M]. 第 2 版．北京：人民军医出版社．

王宁利．2016.重视青光眼诊疗的精细化管理 [J]. 中华眼科杂志，52（6）：401-403.

王益蓉，李佳圆．2010.名航飞行学生左、右眼隐斜检查的比较研究 [J]. 现代预防医学，37（13）：2412-2413，2418.

王雨生．2007.脉络膜新生血管性疾病 [M]. 北京：人民卫生出版社，609-613.

王育良，李凯．2008.眼视光学 [M]. 北京：人民军医出版社．

韦严，亢晓丽，赵堪兴．2011.间歇性外斜视的研究进展 [J]. 中华眼科杂志，47（11）：1043-1047.

魏文斌．2012.眼底病鉴别诊断学 [M]. 北京：人民卫生出版社，140-145.

魏文斌，杨丽红．2014.同仁荧光素眼底血管造影手册 [M]. 北京：人民卫生出版社．

邬海翔，孙建宁．2006.间歇性外斜视的研究进展 [J]. 东南大学学报，25（1）：66-69.

吴腾云，邹志康，田青，等．2016.中美空军飞行学员医学选拔对照实证研究——斜视 [J]. 军事医学，40（2）：92-94，98.

吴晓．2003.隐斜视与视疲劳 [J]. 中华眼科杂志，39（12）：763-765.

谢琰臣，许贤豪，张华．2004.上睑下垂的病因、诊断和鉴别诊断 [J]. 中国神经免疫学和神经病学杂志，11（2）：115-120.

熊壮，于雪冰，夏凤杰．2008.斜视的遗传学研究进展 [J]. 国际遗传学杂志，31（2）：151-154.

杨媚，赵延勇．2013.先天性上睑下垂发病机制的研究进展 [J]. 医学综述，19（15）：2772-2775.

杨培增，李少珍．1998.葡萄膜炎 [M]. 北京：人民卫生出版社．

杨培增，陈家祺，葛坚，等．2006.眼科学基础与临床 [M]. 北京：人民卫生出版社，637-646.

姚翠英，严玲玲，李芸，等．2014.点切缝合埋线法重睑术同期内眦开大术的应用 [J]. 中国美容医学，23（8）：624-626.

易贝茜，周炼红，罗琪，等．2015.限制性斜视的病因及分布特点 [J]. 临床眼科杂志，23（4）：352-354.

易昀敏，苏明山，王慧珍，等．2012.急性共同性内斜视的研究进展 [J]. 实用临床医学，13（3）：129-131，133.

张方华．1992.滑车神经麻痹 [J]. 国外医学眼科学分册，16（2）：69-75.

张丰菊，宋旭东，译．2012.眼科疾病的发病机制与治疗 [M]. 北京：北京大学医学出版社．

张玲玲，尹勇．2016.外展神经麻痹病因及治疗的研究进展 [J]. 中国民族民间医药，25（6）：49-50.

张卯年，黄厚斌．2013.图解眼底病 [M]. 北京：人民卫生出版社，88-90.

张作明．2005.航空航天临床医学 [M]. 西安：第四军医大学出版社，88-114.

张作明，李松林．2013.航空航天医学全书 - 航空航天临床医学 [M]. 西安：第四军医大学出版社，175-199.

赵堪兴，杨培增．2009.眼科学 [M]. 第 7 版．北京：人民卫生出版社．

赵柳宁，邓娟．2015.睑板腺囊肿的研究进展 [J]. 国际眼科纵览，39（3）：145-151.

赵蓉，刘兵，王恩普，等．2008.军事飞行员原发性青光眼的医学鉴定分析 [J]. 中华航空航天医学杂志，19（2）：107-110.

郑茜匀，余新平，陈洁．2011.视盘倾斜综合征临床特征初步观察 [J]. 中华眼底病杂志，27（3）：281-283.

钟世镇．2004.数字人和数字解剖学 [M]. 济南：山东科学技术出版社：410-411.

周行涛，董子献．2013.飞秒激光角膜屈光手术的意义和发展趋势 [J]. 中华眼视光学与视觉科学杂志，15（7）：388-391.

周玉梅，王智群，张阳，等．2014.表层巩膜炎及巩膜炎 90 例临床分析 [J]. 中华眼科杂志，50（4）：261-266.

朱超，宋跃．2006.视觉对比敏感度的临床应用 [J]. 眼科新进展，26（6）：466-469.

朱向明，谢明星，张新书．2012.临床超声测量指南 [M]. 南京：江苏科学技术出版社．

Abrahas IW，Jiang Y. 1986. Ophthalmolgy in China：endogenous uveitis in a Chinese ophthalmologic clinic[J]. Arch Ophthalmol，104：444.

Albert DM，Jakobiec FA. 2000. Principles and practice of ophthalmology[M]. 2nd ed. Philadelphia：WB Saunders.

Alio JL. 2004. What dose MICS require? The transition to microincision surgery[J]//Alio JL，Rodriguez-Prats JL，Galal A. MICS：Micro-Incision Cataract Surgery.Republic of Panama，Highlights of Ophthalmology International，79（4）：469-470.

Alio JL，Agdeppa MC，Pongo VC，et al. 2010.Microincision cataract surgery with toric intraocular lens implantation for correcting moderate and high astigmatism：pilot study[J].J Cataract Refract Surg，36：44-52.

Andreoli CM，Foster CS. 2006. Vogt-Koyanagi-Harada disease[J]. Int Ophthalmol Clin，46：111.

Asbell PA，Dualan I，Mindel J，et al. 2005.Age-related cataract[J].Lancet，365（9459）：599-609.

Ashkenazi I, Gutman I, Melamed S, et al. 1991. Vogt-Koyanagi-Harada syndrome in two siblings[J]. Metab Pediatr Syst Ophthalmol, 14（3-4）: 64.

Babel J. 1932. Syhdrome de Vogt-Koyanagi[J]. Schweiz Med Wochenschr, 44 : 1136.

Bach JF. 1995. Organ-specific autoimmunity[J]. Immunol Today, 16（7）: 353-355.

Baum H, Davies H, Peakman M. 1996. Molecular mimicry in the MHC : hidden clues to autoimmunity?[J] Immunol Today, 17（2）: 64.

Carlson MR, Kerman BM. 1977. Hemorrhagic macular detachment in the Vogt-Koyanagi-Harada syndrome[J]. Am J Ophthalmol, 84（5）: 632-635.

Chung YM, Yeh TS, Liu JH. 1988. Endogenous uveitis in Chinese : analysis of 240 cases in a uveitis clinic[J]. Jpn J Ophthalmol, 32 : 64.

Cleary PE, Gregor Z, Bird AC. 1976. Retinal vascular changes in congenital hypertrophy of the retinal pigment epithelium[J]. Brit. J.Ophthal, 60 : 499.

Dayan MR, Jayamanne D, AndrewsRM, et al. 1996. Flashes and floaters as predictors of vitreoretinal pathology is follow-up necessary for posterior vitreous detachment? Eye 122（6）: 456-458.

Easom HA, Zimmerman LE. 1964. Sympathetic ophthalmia and bilateral phacoanaphylaxis : a clinicopathologic correlation of the sympathetic and sympathizing eyes[J]. Arch Ophthalmol, 72 : 9.

Favre C, Tran TV, Herbort CP. 1994. Uveitis in the elderly[J]. Klin Monatsbl Augenheilkd, 204（5）: 319.

Feltkamp TE, Khan MA. 1996. The pathogenetic role of HLA-B27[J]. Immunol Today, 17（1）: 5.

Forrester JV. 1990. Endogenous posterior uveitis[J]. Br L Ophthalmol, 74（3）: 620-623.

Foster PJ, Johnson GJ. 2001.Glaucoma in China : how big is the problem?[J].Br J Ophthalmol, 85（11）: 1277-1282.

Friedman AH, Deutsch-Sokol RH. 1982. Sugiura's sign : perlimbal vitiligo in the Vogt-Kiyanagi-Harada syndrome[J]. Ophtthalmology, 88 : 1159.

Friedman AH,Henkind P,Gartner S. 1975. Drusen of the optic disc. A histopathological study[J]. Trans Ophthalmol Soc UK,95（1）:4-9.

G. ROMD. 1983. Factors Related to the Initiation and Recurrence of Uveitis : XL Edward Jackson Memonial Lecture[J]. Am J Ophthalmol, 96（5）: 577-599.

Gohdo T, Tsukahara S. 1996. Ultrasound biomicroscopy of shallow anterior chamber in Vogt-Koyanagi-Harada syndrome[J]. Am J Ophthalmol, 122（1）: 112.

Gunnar Høvding. 2008. Acute bacterial conjunctivitis[J]. Acta Ophthalmol, 86（1）: 5-17.

Harada T, Matsuzaki S, Okada H, et al. 1991. Occurrence of optic disk hemorrhage in the course of Vogt-Koyanagi- Harada syndrome[J]. Klin Monatsbl Augenheilkd, 199（3）: 206.

Harada Y. 1926. Beitrag zur klinischen von nichteitriger choroiditis（choroiditis diffusa acta）[J]. Acta Soc Ophthalmol Jpn, 30 : 356.

Hu DN. 1987. Prevalence and mode of inheritance of major genetic eye diseases in China [J]. J Med Genet, 24（10）: 584-588.

Ikeda M, Tsukagoshi H. 1992. Vogt-Koyanagi-Harada disease presenting meningoencephalitis. Report of a case with magnetic resonance imaging[J]. Eur Neurol, 32（2）: 83.

Iljin A, Zielinska A, Karasek M, et al. 2007. Structural abnormalities in the levator palpebrae superioris muscle in patients with congenitalblepharoptosis[J]. Ophthalmic Surg Lasers Imaging, 38（4）: 283-289.

Jabs DA, Nussenablatt RB, Rosenbaum JT, et al. 2005. Standadization of Uveitis Nomenclature（SUN）working group. Standartization of uveitis nomenclature for reporting clinical data. Results of the first international workshop[J]. Am J Ophthalmol, 140 : 509.

Jr BEP, Rosenberg LF, Gedde SJ, et al. 2016. Primary open-angle glaucoma preferred practice pattern guidelines[J].Ophthalmology, 123（1）: 41-111.DOI : 10.1016/j.ophtha.2015.10.053.

Katelaris CH. 2000. Allergic Rhinoconjunctivitis-An Overview. Acta Ophthalmol Scand Suppl Scand, 78（230）: 66-68.

Kimura R, Sakai M, Shoji K, et al. 1983. Swollen ciliary processes as an initial symptom in Vogt-Koyanagi-Harada syndrome[J]. Am J Ophthalmol, 95 : 402.

Koyanagi Y. 1929. Dysakusis, alopezie und poliosis bei schwerer Uveitis nicht traumatischen Ursprungs[J]. Klin Monatabl Augenheilkd, 82 : 194.

Lehto I, Ruusuvaara P, Setala K. 1990. Corneal endothelium in pigmentary glaucoma and pigment dispersion syndrome[J]. Acta Ophthalmol, 68 : 703.

Lightman S, Chan CC. 1990. Immune mechanisms in choroido-retinal inflammation in man[J]. Eye, 4（1）: 345-353.

Lubin JR, Loewenstein Ji, Frederick AR Jr. 1981. Vogt-Koyanagi-Harada syndrome with focal neurologic signs[J]. Am J Ophthal, 91（3）: 332-341.

Lubin R, Ni C, Albert DM. 1982. A clinical pathologic study of the Vogt-Koyanagi-Harada syndrome[J]. Int Ophthalmol Clin, 22 : 147.

Martin TM, Rosenbaum JT. 2005. Genetics in uveitis[J]. Int Ophthalmol Clin, 45 : 15.

Martinez JA, Lopez PF, Jr SP, et al. 1993. Vogt-Koyanagi-Harada syndrome in patients with Cherokee Indian ancestry[J]. Am J Ophthalmol, 114（5）: 615.

Mash AJ, Spivey BE. 1973. Genetic aspects of strabismus [J]. Doc Ophthalmol, 34（1）: 285-291.

Moorthy RS, Rajeev B, Smith RF, et al. 1994. Incidence and management of cataracts in Vogt-Koyanagi-Harada syndrome[J]. Am J Ophthal, 118（2）: 197.

Moorthy, RS, Chong LP, Smith RE, et al. 1993. Subretinal neovascular membranes in Vogt-Koyanagi-Harada syndrome[J]. Am J

Ophthal，116（2）：164.

Munch IC，Ek J，Kessel L，et al. 2010. Small，hard macular drusen and peripheral drusen：associations with AMD genotypes in the inter 99 eye study[J]. IOVS，51（5）：2317-2321.

Murakami S，Inaba Y，Mochizuki M，et al. 1994. A nation-wide survey on the occurence of Vogt-Koyanagi-Harada disease in Japan[J]. Nippon Ganka Gakkai Zasshi，98（4）：389.

Neil R. Miller，Nancy J. Newman，Valerier Biousse，等. 张晓君，魏文斌，译. 2009. Walsh and Hoyt 精编临床神经眼科学 [M]. 北京：科学出版社，77-156，129-156.

Nussenblatt RB. 2010. Elements of the immune system and concepts of intraocular inflammatory disease pathogenesis[J].Philadelphia. Uveitis，1-36.

Ober RR，Smith RE，Ryan SJ. 1983. Subretinal neovascularization in the Vogt-Koyanagi-Harada syndrome[J]. Int Ophtthalmol，6（3）：225-234.

Ohno SD. 1984. Vogt-Koyanagi-Harada's disease[M]. In//Saari KM（ed）：Uveitis Update. New York：Elsevier Science，401.

Oshima Y，Harino S，Hara Y，et al. 1996. Indocyanine green angiographic findings in Vogt-Koyanagi-Harada disease[J]. Am J Ophthal，122（1）：58.

Palmares J，Countinho MF，Castro-Correia J. 2009. Uveitis in northern Portugal[J]. Curr Eye Res，9（suppl）：31.

Pineles SL，Arnold AC. 2012. Fluorescein angiographic identification of optic disc drusen with and without optic disc edema[J]. J Neuroophthalmol，32（1）：17-22.

Quigley HA，Broman AT. 2006.The number of people with glaucoma worldwide in 2010 and 2020[J].Br J Ophthalmol，90（3）：262-267.

Rayman RB，Hastings JD，Kruger WB，et al. 2006. Clinical Aviation Medicine[M]. Professional Publishing Group：121.

Read RW，Holland GN，Ran NA，et al. 2001. Revised diagnostic criteria for Vogt-Koyanagi-Harada disease：report of an international committee on nomenclature[J]. Am J Ophthalmol，131：647.

Regan CD，Foster CS. 1986. Retinal vascular diseases：clinical presentation and diagnosis[J]. Int Ophthalmol Clin，26（2）：25-53.

Rodriquez A，Calonge M，Pedroza M，et al. 1996. Referral patterns of uveitis in a tertiary eye care center[J]. Arch Ophthalmol，114：593.

Rosen E. 1945. Uveitis with poliosis，vitiligo，alopecia，and dysacousia（Vogt-Koyanagi syndrome）[J]. Arch Ophthalmol，33：281.

Rosen E，Almog Y，Assia E. 2005. Optic disc drusen and acute vision loss[J]. Harefuah，144（11）：785-789，822.

Sainz DIMM，Molina N，Gonzalez-Gonzalez LA，et al. 2012. Clinical characteristics of a large cohort of patients with scleritis and episcleritis[J]. Ophthalmology，119（1）：43-50.

Satterfield D，Keltner JL，Morrison TL. 1993. Psychosocial aspects of strabismus study[J]. Arch Ophthalmol，111（8）：1100-1105.

Sugiura S. 1978. Vogt-Koyanagi-Harada disease[J]. Jpn J Ophtthalmol，22：9.

Synder DA，Tessler HH. 1980. Vogt-Koyanagi-Harada syndrome[J]. Am J Ophthalmol，90：69.

Tay-Kearney ML，Schwam BL，Lowder C，et al. 1996. Clinical features and associated systemic diseases of HLA-B27 uveitis[J]. Am J Ophthalmol，121：47.

The Multicenter Uveitis Steroid Treatment Trial Research Group. 2010. The multicenter uveitis steroid treatment trial：rationale，design and baseline characteristics[J]. Am J Ophthaomol，149：550-561.

Tredici TJ，Ivan DJ，Sprague CA. 1995. Glaucoma and ocular hypertension 20 year experience at USAFSAM and Armstrong laboratory[J]. Aviat Space Environ Med，66（5）：483.

Vadot E，Barth E，Billet P. 1984. Epidemiology of uveitis. Preliminary results of a prospective study in Savoy. In//Sarri KM，ed. Uveitis Updata. Amsterdam：Elsevier，13.

Vogt A. 1906. Frühzeitiges Ergrauen der Zilien und Bemerkungen über den sogenannten plötzlichen Eintritt dieser Veränderungen[J]. Klin Monatabl Augenheilkd，44：228.

Weiner A，Ben Ezra D. 1991. Clinical patterns and associated cinditions in chronic uveitis[J]. Am J Ophthalmol，112：151.

Wilczynski M，Supady E，Piotr L，et al. 2009. Comparison of surgically induced astigmatism after coaxial phacoemulsification through 1.8mm microincision and bimanual phacoemulsification through 1.7mm microincision[J]. J Cataract Refract Surg，35：1563-1569.

Wolfs RC，Borger PH，Ramrattan RS，et al. 2000. Changing views on open-angle glaucoma：definitions and prevalence the Rotterdam Study[J].Invest Ophthalmol Vis Sci，41（11）：3309-3321.

Wright ST，Ivan DJ，Clark PJ，et al. 2010. Corrective lens use and refractive error among United States Air Force aircrew[J]. Mil Med，175（3）：197-201.

Yanoff M，Duker JS. 2008. Ophthalmology[M]. 3rd ed. Edinburgh：Mosby，1482-1485.

Yuge T. 1957. The relation between Vogt-Koyanagi-Harada syndrome and Sympathetic ophthalmia. Report of a case of Vogt-Koyanagi syndrome[J]. Am J Ophthal，43（5）：735.

Zhang XY，Wang XM，Hu TS. 1992. Profiling human leukocyte antigens in Vogt-Koyanagi-Harada syndrome[J]. Am J Ophthalmol，113（5）：567.

Zhao M，Jiang Y，Abrahams IW. 1991. Association of HLA antigens with Vogt-Koyanagi-Harada syndrome in a Han Chinese population[J]. Arch Ophthalmol，109（3）：368.